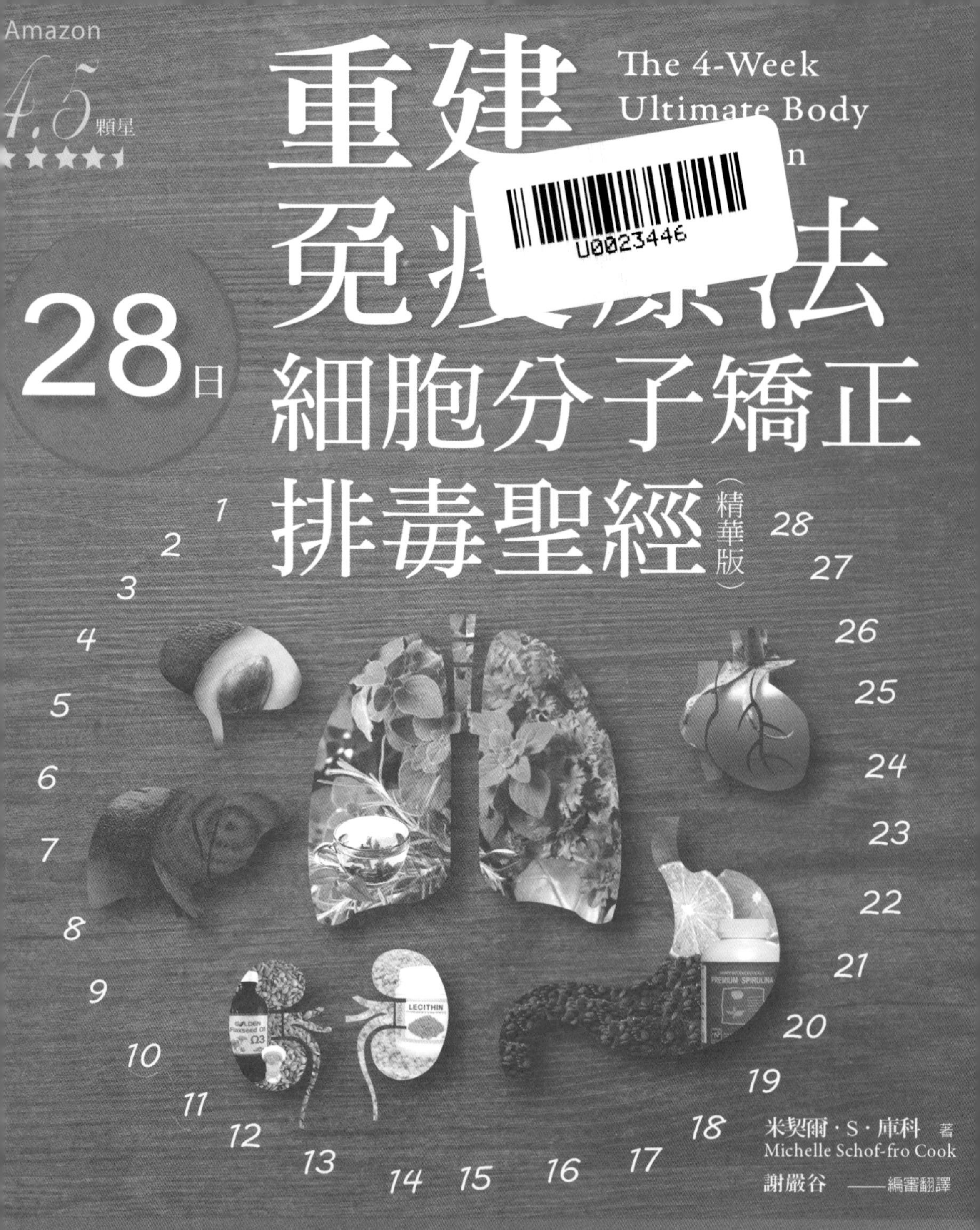

聯合推薦 醫界專業

拉法診所院長 **王修平** 醫師
承安耳鼻喉科診所院長 **吳奇宇** 醫師
常春藤診所院長 **林安之** 醫師
國泰診所院長 **林麗鳳** 醫師
資深耳鼻喉專科 **陳錚宇** 醫師
梁夫人整形外科診所院長 **梁貫宙** 醫師
欣安診所院長 **廖文評** 醫師
全民西醫院長 **蔡定成** 醫師
宏明眼科診所院長 **劉人傑** 醫師
謝旺穎親子診所院長 **謝旺穎** 醫師
裕仁診所院長 **謝琇芳** 醫師
瑞安耳鼻喉科診所院長 **羅明宏** 醫師

CONTENTS 目錄

CONTENTS 目錄

【前言】

排毒，生命危急存亡之際的關鍵解藥！

過去 200 年之間，地球生態已經被人為破壞殆盡，因此產生了劇烈的改變，使得我們暴露在有毒環境中而無法自保，人類的排毒能力也因此受到抑制。

不管是遭逢受傷、生病或嚴重創傷時，人體擁有著難以解釋的神奇力量，幾乎在休養生息後即可自然痊癒。如今，我們每天暴露在有毒環境中，身體根本無法應付與處理這麼多的毒素，導致癌症、過敏、糖尿病、呼吸疾病、心血管疾病，以及其他疾病層出不窮，令人應接不暇。

根據歷史考據資料指出，人類如今面臨了最嚴峻的生存環境，也是有史以來最嚴苛的挑戰，是過去未曾遭遇過的最大災難。這個號稱史上最大的敵人，不是恐怖組織，更不是第三次世界大戰來臨，而是人類已經嚴重破壞了上天賜予我們最寶貴的天然資源，導致生活環境，包括呼吸的空氣、飲用水源、食物，全部遭受前所未有的破壞。

因此，如何在污染嚴重的生活中進行自淨排毒——不論是個人或環境上，成了當前不得不面對，亦不容忽視的課題。

可怕橙劑，引發末梢神經性病變

我之所以會開始倡導排毒，其實也是情非得已。

在越戰期間，身處環境充斥「**橙劑**」——橙色落葉劑（Agent Orange），長期暴露於被公認為人類史上最毒的物質，使得我逐漸出現了**末梢神經性病變**，幾乎全身上下都受到了影響，導致不良於行，走起路來一拐一拐，連雙臂及雙手也都無法活動自如。

當時，我遵循了傳統的醫療方法來醫治我的病情，卻毫無起色，於是只好開始鑽研探究如何用最天然、無害的方法，清除**淋巴系統**與全身毒素，讓身體機能自我恢復健康，因而逐漸發現到**淋巴系統排毒**在**重建免疫力**時所扮演的重要角色。

根據研究報告，因橙劑所引發末梢神經性病變的患者中，我是目前最長壽的倖存者，對於有毒物質的研究與瞭解、搭配適當的飲食攝取與生活作息的調整，成功地沒有因為疾病的關係而失去健康，更保住了寶貴的生命。關於這一切的過程與方法，我把它記錄下來，收錄在《一個新的開始——朝向合適的生活》（Fit for Life）這本書當中，希望跟全世界數百萬名讀者，一同分享我的經驗。

28日細胞分子矯正排毒計劃，讓自己找回健康

米契爾．S．庫科（Michelle Schoffro Cook），以她的聰明睿智與悲天憫人的情懷撰寫本書，娓娓道出身體從疾病到復原的種種艱辛歷程，令我感同身受。

米契爾曾經因為身體累積過多的毒素，導致身體負荷不堪而變得異常虛弱，不過在努力不懈的鑽研之後，她終於找出一套可以讓自己身體恢復健康，回復正常生活的方法。

雖然本書談及的面向十分廣泛，但內容淺顯易懂，並不影響它的可讀性與重要性。特別的是，她將「28日細胞分子矯正排毒計劃」闡述得鉅細靡遺，涵蓋範圍包括腸道、肝臟、膀胱、腎臟、泌尿系統、淋巴系統、呼吸道、皮膚與血液系統等，同時還可減少身體脂肪的囤積，這裡面通常是身體累積最多毒素之所在。

本書結合了古今中外所有的醫學方法，將全世界最好的東西都介紹給讀者，包括營養的食物、潔淨的水源、清新的生活、平衡的身體狀態、穩定的情緒，與超然的精神層面等。

我們所處的世界充滿了各式各樣的有毒物質，日常生活隨處可

見，米契爾對於這種情況也有深刻的體認。當你用心研讀了這本書之後，並且親身去實踐書中詳細描述的簡單步驟後，相信絕對可以擁有一個健康的身體，活得長長久久。

——哈維．戴蒙（Harvey Diamond）

美國知名營養學家，教授的營養學課程，榮獲最高榮譽認證

Chapter

01

你中毒有多深？

當我 19 歲的時候，身體卻已經受到許多毒素的侵害了，總覺得生命灰暗無光，甚至虛弱到無法接起電話。

走向絕望的盡頭之前，不斷親身嘗試各種療法，終於發展出一種非常溫和，並且可以將身體不良反應降到最低程度的排毒方法，我將它命名為──「28 日細胞分子矯正排毒計劃」……

身體充滿毒素的 19 歲女孩

經歷這麼多年的臨床輔導和觀察，曾經看到許多人親身體驗排毒療程的神奇蛻變，我也受惠於這種療法。那時候的我才 19 歲而已，身體卻已經受到許多毒素的侵害了，總覺得生命灰暗無光，甚至虛弱到無法接起電話。

那段期間裡，我的生活可說一夕驟變，前一天還在全心享受世界的美好，像是悠閒地慢跑、開心打工、到學校擔任義工，但是隔天卻連下床的力氣都一點不剩……。我趕緊跑到醫院尋求醫治，結果顯示罹患了一種非常罕見的重症，醫生宣告這種病症完全無藥可治。

一時之間，似乎沒有其他更好的選擇了，只好按照醫生開立的診斷，服用大量的處方藥物，卻導致身體自然運作的機制被迫停止。至此，開始大病小病不斷，緊接著由於免疫系統受損，進而罹患「**慢性疲勞症候群**」（Chronic fatigue syndrome）。有一段期間，因為身體已經習慣依賴藥物，根本無法脫離藥物生活。由於免疫系統已經完全罷工，醫生表示隨時有可能因為傷風、感冒，甚至壓力而撒手人寰。

走向絕望的盡頭之前，我求助過無數醫生和專家，也開始大量服用各種藥草和營養補充品，雖然狀況略見起色，但是身體要消化這麼多的藥物，實在也是相當沉重的負擔。

過去曾經嘗試過自然療法、藥草療法、針灸療法，以及其他各式各樣的方法。這些療法對於身體都略有幫助，尤其是針灸幫助恢復了些許體力，讓我有能力思考如何擺脫病痛的糾纏。同時，開始研究起自己罹患的疾病，與體內累積毒素之間的關連性，竟然得到一個令我大為吃驚的結果——原來生活周遭居然存在著大量毒素，而且就分布在我們所呼吸的空氣、飲用的食物，和日常使用的物品當中。

自此以後，我把自己的身體當成實驗室，不斷試驗各種排毒方法。舉例來說，把生大蒜和檸檬用橄欖油攪拌之後，生吞下肚；

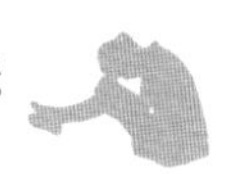

一連幾天除了葡萄柚之外，就不再吃進任何東西；使用藥草進行沐浴……。我也看遍市面上所有排毒相關書籍，試驗所有排毒食物、民間偏方、禁食療法，因而清楚哪些方法能夠奏效，哪些方法則徒勞無功。甚至還發現到，有些作者對於清潔身體的觀念充滿謬誤。此外，在親身體驗駭人的反應後，也了解到某些排毒方法過於激烈，並不適合運用在人體上。

28 日細胞分子矯正排毒計劃的神奇效果

經過一段時間的療法試驗，慢慢建立起我的排毒方式，進而認知——排毒並不需要經歷嚴苛的過程，劇烈作法和成效並不能劃上等號，唯有與身體自然痊癒機制合而為一，此法才真正行得通。

我也了解到，清除體內毒素時，如果肝臟依然感到疲弱不振，還是會造成全身疼痛和不適。此外，排毒必須全身同時並行，而非針對某個器官或某種症狀單獨執行。

經過多年不斷親身嘗試之後，終於發展出一種非常溫和，並且可以將身體不良反應降到最低程度的排毒方法，我將它命名為——「28 日細胞分子矯正排毒計劃」，主要使用簡單且可口的食物，搭配果汁一起進行排毒，費用並不會特別昂貴，而且準備起來並不費事，可以輕易在超級市場和有機食品店裡買到。

進行「28 日細胞分子矯正排毒計劃」之後，不但身體的狀況日見起色，整個人的情緒、精神也將會獲得完美的改善。舉例來說，人體就像一部製作精巧的機器，當你把一塊鐵片放到兩個齒輪的中間，機器隨即停止運轉，此時就算為機器添加潤滑油，對於問題本身根本毫無助益，除非從根本上來解決問題（移除齒輪中間的鐵片），否則機器絕對不會重新啟動。正如同鐵片（異物）會妨礙機器正常運轉一樣，身體細胞所累積的毒素，使得身體機能運作受阻，進而引發各種疾病和機能退化情況。

關於實施排毒後的結果，確實令人大感驚奇！當我開始進行

「28 日細胞分子矯正排毒計劃」後，身體不但逐漸開始走上復原之路，而且痊癒情況更勝於多年努力的總和，真是太讓人開心了。

過去的我，幾乎每天都飽受**偏頭痛**之苦，因此只能躺在陰暗的臥房裡自哀自憐。但如今，卻可以遠離疲憊不堪和頭痛現象，活力充沛地走出戶外，迎向陽光。此外，過去曾經日復一日困擾我的症狀，如今也都不復見了。

萬病之源──持續積累的毒素

疾病根源來自於體內毒素，但若僅僅依靠藥物控制身體的症狀，這種做法無疑只是掩蓋問題，甚至會繼續增加體內毒素，以往的惱人症狀依然會反覆出現，讓自己陷入長期服藥的惡性循環。

根據統計，**老年人**平均每日服用 8 種不同藥物。他們可能會服用一種止痛藥，但是**止痛藥卻會引發消化不良**，於是必須再行服用另一種藥物，以幫助消化；但是幫助消化的藥物，又會引發別的連鎖反應，於是必須再服用其他藥物來解決衍生性問題。這些林林總總的藥物遲早會失靈，於是必須尋求更為強效的藥物，演變到最後的結果就是，如果不吞下一大把藥，自己根本熬不過一整天的生活。

因此，**如果他們在疾病初始時期，就直接解決問題的根源，不但無須服用這麼多藥物，也不會引發種種不堪其擾的副作用。**

「28 日細胞分子矯正排毒計劃」建立在此理論基礎之下，唯有解決問題的根源，身體才有可能痊癒。醫生也許會說問題根源是荷爾蒙失調、關節炎，或是惡性腫瘤，這樣的判讀並沒有錯，只是並沒有說出問題的全貌。一旦體內毒素不斷累積，身體復原的機制便會相形減弱，導致身體無法對付這些自然出現的癌細胞、荷爾蒙失調或是發炎情況。

事實上，一般人經常長期暴露在有毒環境裡，因此各種毒素會在體內慢慢累積。當體內持續累積各種毒素之後，往往容易導致機能失調，造成疾病。

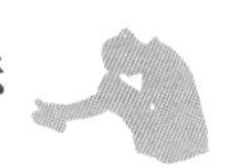

細胞分子矯正醫學──從細胞層面解決問題

毒素主要是在細胞層面影響身體的正常運作，因此大部份的人，在疾病初期並不會出現任何徵狀，不過沒有徵狀，並不等於身體處於健康狀態。

只有少數人會在中風或心臟病發之前，事先出現動脈阻塞的徵兆。**絕大部份的疾病都是毫無任何預兆**，一旦病情發作，就變得一發不可收拾。有些人則在感覺疼痛、疲倦，或是其他負面症狀後，經過檢查，才赫然發現已經罹患嚴重糖尿病、多發性硬化症、紅斑性狼瘡、纖維肌痛、慢性疲勞症候群等病。

一般人若是把身體的不適症狀，當成正常現象，正是一種可怕的誤解。最近有位中年婦女告訴我，她的身體非常健康，根本不必要清除體內毒素，不過她卻經常抱怨困擾已久的頭痛，以及月經不順和虛弱疲乏。聽起來也許非常普通，但是絕對不是一種正常現象，這些都是體內累積毒素的表現，身體正在藉由這些徵兆發出異常警訊，提醒我們要嚴加戒備、做出行動了。

如果繼續忽視這些疾病的警訊，無異是將身體暴露於險境之中，將自己的健康拱手讓人。

事實上，許多疾病症狀其實就是體內毒素的徵兆。**當體內清潔乾淨並恢復健康狀態時，許多疾病往往可以不藥而癒。**

身體1秒鐘可以同時處理數十億件事情，但是當我們把有害物質放進體內時，無論是吃進去的食物、呼吸進的空氣，還是皮膚吸收的毒素，將使人體的處理機制發生嚴重失誤。

身體具有不可思議的能力，可以自行療癒絕大多數的疾病和創傷。數百兆的細胞會以光速消除這些影響健康的發炎狀況和惱人問題，即便是流血的傷口、摔斷的骨頭，都能夠自行癒合。

雖然人體尚且可以忍受初期的小疏失、小病痛，最終卻有可能爆發出發炎、劇烈疼痛、退化、器官衰竭等形式不一的大問題。人們很快便會了解到，毒素持續累積的嚴重性，以及對於健康的威脅。

過去，每當發生重病的時候，總認為是身體遺棄了我，後來卻發現，其實是自己先遺棄了身體。身體天生就有療傷止痛、自行療癒的能力。如果你能好好善待自己的身體，身體也會好好的照顧你！

事實上，每隔 **28 天**，**皮膚**就會全部更新一次；每經過 **30 天**，就會有一顆全新的**心臟**；每走過 **70 天**，**肺部**就會完全恢復生機。因此，照理來說，無論罹患多麼嚴重的疾病，都應該在器官新生之後不藥而癒。但是這種情況卻並不常見，主要是因為身體有著特定的需求——**酵素（酶）、氧氣、營養、適當的酸鹼平衡、健康的消化和排泄系統、帶有電力的組織和細胞、健康的情緒、充滿愛的環境、明確的生活、豐富的生命**，以及其他許多事情（我將在其他章節裡逐步分享）。如果缺少這些元素，身體將落入生病的循環之中。

如果身體累積過多的**糖份、化學物質、酸敗油脂**，加上飲食中**缺乏相關營養和酵素**，身體自然無法發揮正常功能：假使連呼吸的空氣都充滿污染物質，身體當然無法製造健康細胞；若是將含有化學物質的保養品和洗髮精，使用並塗抹於肌膚和頭髮，身體自然無法發揮排毒功能；加上過度吸入含氯漂白水，以及其他林林總總家庭用品所散發出來的有毒氣息，身體無疑充斥著滿滿的毒素。

源自西方醫學對疾病的解釋，認為身體之所以出現症狀，完全出於自己罹患某些疾病的關係。例如說支氣管炎，就是肺部支氣管出現發炎現象，此時的西方醫生通常只會採取投藥治病，卻完全沒有考慮引致發炎的根本原因。

此外，西方醫生所使用的藥物都屬於化學所合成的藥品，因此在緩解身體不適症狀的同時，卻又為已經充滿毒物的身體，增添了更多毒素。

脂肪與毒素共生——減重困難的真正原因

對於毒素的容忍力，並非所有人都有相同感受，根據統計，**女**

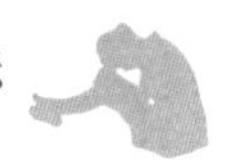

性通常比起男性更容易受到毒素的影響，原因不外乎有三點，第一，女人的身材比男人小、體重比男性輕，因此毒素較為容易累積至影響健康的程度。

其次，女人身體的**脂肪**比男人多，而**毒素**與**脂肪**的關連非常緊密，**當身體無法處理體內的大量毒素時，就會把多餘毒素儲存在脂肪中**，這也是**減肥之所以極其困難**的原因之一。其實，身體中的脂肪有著非常重要的功用——儲存毒素。然而，假使毒素並未儲存在脂肪裡，而是不斷地在血液和器官裡頭循環，將會對身體造成更嚴重的傷害。

第三，**女性比男性更容易受到荷爾蒙失調的影響**。由於許多毒素影響人體的型式與荷爾蒙相似，因此往往會造成女性體內的荷爾蒙失調。

此外，小孩比起大人更容易受到毒素的影響。由於毒素在嬌小的身體裡比較容易累積，再加上小孩的免疫系統尚未完全發育，因此多數孩童的身體缺乏處理毒素的能力。

毫不令人意外的是，生活型態也是至關重要的因素。倘若你在充滿化學物質的環境裡工作、或是經常吸入有毒氣體，自然比較容易被毒素影響。而當你所吃的食物缺乏營養成份，又添加許多糖份、氫化脂肪，那麼體內毒素的累積速度當然會快得多。

暴露在充滿人工化學物質的環境裡，也會讓身體容易累積毒素。每種化學物質都不相同，因此身體也會產生不同的反應。有些化學物質是水溶性的，有的則不然。有些化學物質很快就會分解，有些卻可能在身體組織裡停留許多年。所以同樣暴露在充滿化學物質的環境中，身體往往會因為不同種類的化學物質，而導致截然不同的影響和變化。

在 Chapter 2 和 Chapter 3 裡，將會詳細介紹許多日常生活中常見的有毒合成化學物質，這些**有毒的合成化學物質往往與癌症、呼吸困難、荷爾蒙失調、肺部發炎、肝臟受損、高血壓、心臟病、糖**

尿病，以及其他疾病脫不了關係。

危害身體健康的原因，並不僅止於體內毒素的累積。毒素主要分為體外的和體內的兩種形式：體外的毒素包括**噪音**、**輻射線**、**電磁波**、**天氣**、**紫外線**、**生活習慣**等；體內毒素則包括**情感創傷**、**壓力**所引發的**荷爾蒙失調**、生活不順導致**心情鬱悶**、**缺乏使命感**等。

細胞分子矯正醫學，恢復身體自癒力

人體的功能非常神奇，每秒鐘可以處理數百萬個工作。雖然身體擁有療癒問題的能力，不過卻需要你的配合。無論任何人，都會因為每年進行數次排毒而受益。罹患慢性疾病的人更應該每年多進行幾次排毒，或是延長每次進行排毒的時間。「28 日細胞分子矯正排毒計劃」可以輕易融入繁忙的生活裡，讓你能夠輕輕鬆鬆且隨時隨地進行排毒。

進行「28 日細胞分子矯正排毒計劃」的四個星期裡，你將使用最省力的方法達到「**排毒淨化**」的目標。排毒過程裡可能會出現一些輕微的身體反應，包括：**輕度的疲倦**、**稍感虛弱**、**頭暈作嘔**及**輕微的頭痛**等。在後面的章節，將會告訴你如何消除這些排毒過程中的不適感覺。

感謝老天賜給我們自我痊癒的能力，當你將身體裡的細胞、組織、淋巴腺，以及各種**器官**的毒素清除乾淨後，身體將重新恢復各種功能。接著，我將再教導如何消除精神、情緒和心靈上的髒污。

消除情緒和心靈髒污的過程，完全迥異於清潔體內化學毒素。在接下來的章節裡，我會教導你各種排毒的方法。無論身體反應的強度如何，排毒效果都會神奇的令人驚訝。

排除身體、精神、情緒、心靈的毒素之後，你會覺得獲益匪淺，並注意到困擾自己多年的症狀全部都一掃而空。你的**消化**情況會變佳、**靜脈竇曲張**會消失、**血壓**會恢復正常、**腸胃**蠕動會趨於規律、

荷爾蒙不再失調、活力變得非常充沛、慢性疾病得到顯著改善。

此外，**精神會變得更為敏銳、睡眠品質提升、情緒日漸穩定平和、免疫系統能力增加、皮膚狀況更佳、過敏的情況降低**。你會感覺面對生活得心應手，甚至生活變得更有意義，進而能夠把自己融入世界這個大群體之中。

排毒，刻不容緩！

不妨試想一下，每天早上起床之後，身體有沒有任何疼痛？經過長時間的工作，仍然不覺疲憊？晚上可以一夜好眠直到天明？這種情況可能真實發生嗎？

請再仔細想想看，當體內毒素不斷累積，整天感覺懶洋洋、身體到處痠痛不斷、情緒總是抑鬱寡歡、身材早已變形走樣——這種情況往往只會引發疾病，包括癌症、關節炎、糖尿病、過敏，以及其他許多重病。

不過，在消除體內各種毒素之後，保證你將會以愉快的心情迎接每天的生活。根據超過 15 年的研究和經驗，當其他排毒方法紛紛宣告失敗的同時，「28 日細胞分子矯正排毒計劃」卻大獲成功。這套計劃可以從根源上有效消除疲憊和疼痛，讓你重新體會輕鬆愉快的感覺。

此外，無論輕微的健康問題，或是嚴重的病症，舉凡是**癌症**、**多發性硬化症（Multiple sclerosis）**、**糖尿病**、**慢性疲勞症候群（Chronic fatigue syndrome）**、**纖維肌痛（Fibromyalgia）**、**憂鬱症和心臟病**——「28 日細胞分子矯正排毒計劃」都能夠展現驚人的成效，正因為這套方法直探問題的根源，也就是清除體內毒素。

所謂毒素，就是干擾人體正常健康狀態的物質。在我們每天所接觸的食物、空氣、水源、衣服、居家和工作場所裡，往往潛伏著多不勝數的毒素，和有害人體的合成化學物質。原本應該滋養我們身體或讓我們感覺舒服的事物，結果竟然成為引起疾病的根源。

這些有害人體的毒素經常以各種不同的樣貌出現，比方說食物、清潔劑、化妝品、個人清潔用品、食用油、食物添加物、農藥殺蟲劑、除草劑、工業排放的廢氣、負面情緒、糖，以及其他諸多型式。你可以從以下簡單的測驗裡，了解自己是否需要進行排毒。

排毒檢測

以下檢測將可以判斷出是否需要進行排毒。也許你會感到訝異，體內毒素原來與各種身體疾病密切相關。如果在過去 1 年裡，曾經出現以下的習慣或症狀，請在前面打勾，每個項目計分 1 分：

睡眠和活力

☐ 1. 一早醒來就感覺非常疲倦，或是即使一覺到天亮，白天時仍然會感覺疲憊不堪

☐ 2. 非常淺眠，往往會在半夜醒來

☐ 3. 白天時，即使正常的活動量，也會感到精疲力竭

☐ 4. 因迷惘而無法集中精神

☐ 5. 情緒激動或緊張

☐ 6. 毫無來由的焦慮或悲傷

☐ 7. 躁鬱

☐ 8. 情緒起伏不定

☐ 9. 沮喪憂鬱

☐ 10. 記憶力衰退

☐ 11. 躁動不安或疑神疑鬼

☐ 12. 很難理解新觀念

☐ 13. 整個人提不起勁

☐ 14. 思路遲緩

☐ 15. 舉棋不定，猶豫不決
☐ 16. 想法非常負面

眼睛、耳朵、嘴巴、鼻子

☐ 17. 耳朵癢
☐ 18. 鼻子過敏
☐ 19. 眼睛癢或容易流淚
☐ 20. 黑眼圈或眼袋明顯
☐ 21. 眼皮浮腫或紅腫
☐ 22. 眼睛充滿血絲
☐ 23. 眼睛畏光
☐ 24. 經常打噴嚏或咳嗽
☐ 25. 經常流鼻水或鼻子癢
☐ 26. 上顎發癢
☐ 27. 舌頭布滿舌苔
☐ 28. 說話出現障礙

皮膚

☐ 29. 皮膚發黑、蒼白、發灰或泛黃
☐ 30. 肌肉鬆弛
☐ 31. 皮膚頻生皺紋
☐ 32. 皮膚出現粉刺、痤瘡或其他瑕疵
☐ 33. 牛皮癬
☐ 34. 蕁麻疹
☐ 35. 脂肪瘤
☐ 36. 皮膚出現其他問題

消化系統

☐ 37. 感覺反胃或嘔吐

☐ 38. 腹瀉

☐ 39. 便祕

☐ 40. 經常打嗝或放屁，尤其是在進食之後

☐ 41. 因腸胃道不適而產生口臭

☐ 42. 腹部膨脹不適

☐ 43. 胃食道逆流或消化不良

☐ 44. 某些食物會導致腸胃不適

☐ 45. 經常出現腸胃不適的情況

☐ 46. 頻尿

☐ 47. 下腹部積水／水腫

進食習慣

☐ 48. 不斷想要吃東西

☐ 49. 常飲用含有酒精的飲料

☐ 50. 常吃速食或冷凍食品

☐ 51. 常喝咖啡或茶

☐ 52. 常吃甜食（包括任何添加糖分的食物：譬如果汁、碳酸飲料或是甜點等）

☐ 53. 常食用白麵粉所製作的食物（包括麵包、麵條蛋糕、餅乾等）

☐ 54. 常食用油炸過的食物或是人造奶油（反式脂肪 ）

關節和疼痛

☐ 55. 關節疼痛

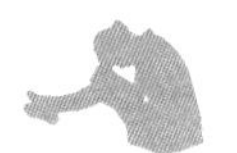

☐ 56. 關節僵硬

☐ 57. 頭痛或週期性偏頭痛

檢視自己健康狀態：

0 ～ 5：健康狀況良好

你的健康狀況非常良好。不過切記，雖然現在身體並無異狀，但是這種狀況不一定會持續下去。如果你已經開始進行排毒工作，繼續保持這種良好的習慣。如果你未曾進行任何排毒工作，不妨試著每年進行一次「28 日細胞分子矯正排毒計劃」，藉此常保身體健康。

6 ～ 10：健康狀況不錯

你需要進行排毒改善身體的健康。在進行「28 日細胞分子矯正排毒計劃」之後，身體暴露在毒素環境裡的機率已大大降低，你將會感覺到許多不適的症狀全部都煙消雲散。

11+：身體需要進行排毒

在進行完排毒計劃後，許多惱人的症狀都會出現明顯改善，你所付出的精神和努力將會獲得豐碩的回報。《重建免疫療法：28 日細胞分子矯正排毒聖經（精華版）》一書將會引領你邁向身體健康、活力充沛、高品質的人生路途。

排毒的豐碩成果，令人難以置信？

所謂排毒，即是一種藉由清除體內的有害物質，以恢復身體自然痊癒能力的方式。在排毒過程中，多種維生素與礦物質、藥草、食物、果汁、花精療法、運動、呼吸技巧和其他療法都必須交互搭配用。

由於在過程中，必須按照規定的食譜飲食，並且改變既有的生活型態，因此身體可以獲得短暫的休息。排毒時，身體內部會清除各種阻礙正常新陳代謝的廢棄物質，因此即使問題或是症狀並不明顯，還是有必要進行排毒計劃，藉此幫助身體大掃除一番。

讓我們打個比方，把身體排毒比擬為清潔家裡。你可以試著想像，如果沒有定期清潔浴缸的習慣，日復一日使用數十年後會有什麼景象？絕大部份的人，放任自己身體發生類似的骯髒情況，從不曾採取任何體內清潔的行動。

人體原本可以自行處理某些毒素，不過由於現今世界充斥各種毒素，早已超過人體所能負荷的程度。如果想要有效清潔身體，就必須從呼吸系統、肝臟、膽囊、腎臟、泌尿系統、皮膚、脂肪、淋巴系統以及其他排毒器官和系統清除毒素。如果想要降低體內累積的毒素，就必須盡量避免暴露在有毒環境中。

藉由「28日細胞分子矯正排毒計劃」來清除身體裡細胞、組織、器官以及器官系統內的毒素，你會訝異獲得的成果竟然如此美好豐贍。你將會親身體驗前所未見的充沛活力，全身上下輕鬆自在，各種疼痛離你遠去。

自己的情緒不再起伏不定、意志不再消沉，過度旺盛的食欲也不復見，皮膚狀況也有了明顯改善，細小的皺紋被撫平，呼吸和消化狀況變好，脂肪瘤逐漸縮小，最後甚至完全消失，一起感受身體所帶來的療癒奇蹟吧！

Chapter 02

病從口入

有毒食物與齒科毒素

自從工業革命之後，食物、水、土壤、空氣、家庭、工作場所，開始出現五花八門的化學物質和化學藥品，讓身體陷入無所適從的窘境。

身體雖然有能力承受一定程度的毒素，但是當日常生活隨處充滿各種有毒物時，體內所累積的毒素，已經遠遠超過身體所能負荷的上限了！

毒素破壞細胞——老化和疾病的元凶

無論喜歡與否，生命一定會走向老化的過程，老化是每個人必經的生命之路，但我們可以讓它走得慢一些。

不管你現在是年輕或年邁，每個人都在不斷地老化中，不過決定老化速度的最大因素，可能和身體暴露在毒素中的多寡程度，息息有關。

毒素在人體裡非常活躍，毒素分子會凝固、摧毀細胞組織和遺傳基因。舉凡**食物**、**飲料**、**空氣**、**化妝品**、**清潔用品**、**工作場所**、**汽車**，以及壓力和**情緒**等，都會讓我們接觸到各種毒素。一旦我們暴露在充滿毒素的環境裡，身體各方面自然會受到影響。

毒素通常是來自我們接觸的環境、食物、飲料或是自身體內製造出來的。毒素的來源包括**輻射線**、**空氣污染**、**殺菌劑**、**農藥**、**殺蟲劑**、**麻醉藥**、**藥物**、**石化製品**、**紫外線**、**油炸食物**、**炭烤食物**、**酒精**、**咖啡**、**糖份**、**傢俱上的化學溶劑**、**地毯**、**油漆**、**辦公設備**，以及**緊張情緒所分泌出的荷爾蒙**。

毒素對於人體的影響甚鉅，當毒素損壞細胞內物質後，人們比較容易罹患心臟病和中風；在毒素破壞細胞功能後，有可能會損傷人體的基因，提高罹癌的可能性；**毒素會讓身體免疫功能下降**，進而增加病毒感染、**癌症**和**風濕性關節炎**的風險；毒素也會加快老化的速度，摧毀皮膚的蛋白質，導致皮膚組織失去彈性，讓**皺紋**日漸增多。

一般說來，我們每天都暴露在許多不同的毒素之中，例如大部份的日常飲食都充滿糖份、合成化學物質和氫化脂肪（**反式脂肪**）。攝取過量的氫化植物油和動物性蛋白質，往往只會傷害腎臟；而**肥皂**、**皮膚保養品**、**洗髮精**、**香水**和**古龍水**裡，通常都含有大量的有毒化學物質，這些毒素會經由皮膚或肺部進入體內。

如果經常感覺壓力沈重，那麼體內分泌的荷爾蒙會讓身體不堪負荷。假使經常**服用藥物**，藥物中的**化學物質、重金屬**，以及其他物質，必會增加身體的排毒負擔。有些人的生活或工作型態，也會增加毒素累積，譬如家庭清潔用品、建築物和**傢俱裝潢的材質、抽菸、吸食毒品**，以及**過度飲酒**等。

經過數千年的演化，人體已經發展出非常精密的排毒機制，可以消除絕大部份自然界所產生的毒素。但是自從工業革命之後，食物、水、土壤、空氣、家庭、工作場所，開始出現五花八門的化學物質和化學藥品，讓身體陷入無所適從的窘境。

人體實在無法處理這群龐雜混亂的化學物質，身體雖然有能力承受一定程度的毒素，但是當日常生活隨處充滿各種有毒物時，體內所累積的毒素，已經遠遠超過身體所能負荷的上限了！

學習分辨有毒「食物」

如果以汽車作為比喻，當你買了一輛外型拉風的跑車，但是卻使用混摻雜質的低劣汽油，隔了一段時間以後，這輛曾經引以為傲的新車，將會愈跑愈慢，引擎開始出現抖動的情況，最後甚至拋錨故障。

人體的情況亦復如是，**唯有高品質的燃料才能確保功能正常。人體內的高品質燃料，即是豐富的維他命、礦物質、纖維、酵素，**以及其他有益健康的天然食物。整體來說，這些有益健康的物質就是我們所稱的「營養」。

當我們準備討論什麼是人體高品質的燃料之前，先要看看都市人的日常飲食——確切地說是「**垃圾食物**」。一般而言，都市人的飲食有著非常普遍，卻不正常的現象，即是習慣性地攝取大量的脂肪、動物性蛋白質、糖份、熟食、速食等。

為了加速正確了解其中的含義，我們得先來仔細分析這種飲食中的過與不及，同時告訴你哪裡隱藏著可怕的致命毒素。

十大食物毒性排行榜

一、白糖——政府合法的毒藥

糖份嚐起來甜滋滋，讓人有著幸福的錯覺，但是它的背後卻隱藏著可怕的實情——更遑論大量攝取糖份的狀況。根據統計，**每位北美洲人平均每年要吃下 67.5 公斤的糖**。不妨想想看，當廚房堆滿 3 麻袋糖時，你還會有空間做事嗎？

「我可沒有，」你可能會急著辯解：「我絕對沒有吃那麼多糖！」或許你並沒有說謊，但這未必就是真相。

也許你平常並不喜歡吃甜點，但飲食中還是會偷偷隱藏許多糖份。許多飲食明顯含有大量的糖，譬如冰淇淋、蛋糕、餅乾，以及不含酒精的飲料（根據統計，每位北美洲人飲用可樂的量，平均每年達到 **75 公斤**之多，而**每罐可樂中都含有 8 塊方糖**）。

暢銷書作者南希・艾普頓（Nancy Appleton）曾經在《戰勝糖癮》(Lick the Sugar Habit）一書裡，明確指出許多隱藏的糖份來源。令人吃驚的是，平常所吃的漢堡裡也有糖，因為在漢堡肉中加入適當糖份，可以**防止肉片縮水**。而許多肉品批發商在屠宰之前，也都會給動物們**餵食糖份**，理由是「改善」肉品的味道和顏色。

研究還指出，大部份市售的果汁飲料，裡頭根本沒有任何一滴新鮮果汁，而是藉著大量糖份、色素、人工香料，所調製出類似「天然」果汁的顏色和味道。此外，大部份麵包粉都含有糖份，甚至鮭魚在裝罐之前都會先塗上一層糖水。

無論是正式餐會的肉食、煙燻的肉品，或是罐裝肉類，往往都會在處理過程中使用糖；甚至湯裡的肉塊，或是乾燥的堅果，也含有糖份。花生醬、玉米片（無論是否標榜有益健康）也都含有糖份，更驚人的是，某些鹽裡面也含有糖！大部份調味品（譬如番茄醬）半數以上的卡路里都來自於糖份。

「**精緻糖**」是我們最常攝取的糖份，卻是身體裡最不好的毒素。**糖份會干擾身體免疫系統長達 4 至 6 小時**，換言之，**這段期間身體會受到數千種病毒、細菌，以及傳染性疾病侵襲**。我們往往把一切問題歸咎於惱人的病原體，卻很少有人反省自己吃的巧克力蛋糕或冰淇淋聖代，畢竟，有誰會去責怪那些美味誘人的甜點呢？

根據研究指出，如果想要保持健康的免疫系統，白血球就必須發揮正常功能，然而，當人體攝取糖和酒精時，白血球活動都會遭到抑制。**一罐飲料中所含有的糖份，將會在 30 分鐘以內讓白血球停止活動，而且在 4 至 5 小時以內都不會恢復正常**。在攝取甜食之後，由於白血球無法保持正常功能，以抵禦外來的侵略者，因此人體將比較容易受到細菌和病毒感染。

人們對於糖份的耽溺，往往會對有害健康，例如**癌症**、**荷爾蒙失調**、**關節炎**、**骨質疏鬆症**、**白內障**，以及其他許多退化性疾病，都與糖份脫不了關係。

曾有專家以老鼠作為試驗，他們餵食老鼠大量精製的白糖，其中一部份老鼠的食物中則額外添加鈣質。結果顯示，不論食物中有無添加鈣質，實驗中的老鼠都逐漸罹患**骨質疏鬆症**。研究人員認為，**老鼠罹患骨質疏鬆症的主因，竟是攝取大量的糖**。

另一方面，糖份會讓身體的酸鹼值變成**強酸**。研究顯示，身體呈現酸性反應與疾病之間的關係非常密切。許多疾病都發生在酸性體質的人身上，以骨質疏鬆症為例。因此，一旦身體察覺出血液呈現**酸性**時，便會**自動釋放骨骼中的鈣質**，以平衡酸鹼值。這種機制雖然可以在短時間內有效平衡身體的酸鹼值，但長期下來，卻會引發**骨質疏鬆症**。

酸性血液也會損害**動脈**、**器官**和**中樞神經系統**。唯有當身體酸鹼值恢復正常後，這些疾病也才會不藥而癒。

當我們把形體粗壯、充滿纖維、黑褐色的甘蔗，提煉成為結晶狀的白糖，也**一併把糖變成了含有 60 餘種合成化學物質的產物**。

雖然在白糖的包裝袋上，並未註明漂白劑、除臭劑，以及其他的毒素，但是如果把糖拿到實驗室裡進行成份分析，絕對可以化驗出這些物質。

此外，根據政府法規規定，若欲以「蔗糖」的名稱販售，那麼白糖中必須完全剔除內含的維他命和礦物質。事實上，這些糖份中「廢棄」的營養和纖維，原本可以幫助我們在消化糖份時，令血糖不至於出現過多的波動變化。

二、科學怪糖——比白糖更糟的毒物

至於代糖、糖精，以及其他無數人工甘味劑，要比精製糖更為等而下之。

研究顯示，這些人工化學糖份會對健康造成嚴重傷害。根據人工代糖業者所主導的研究結果，化學糖精與疾病之間毫無任何關連。不過獨立機構所進行的研究卻指出，人工糖精與許多嚴重的健康問題關係密切，包括**出生性缺陷**、**腦瘤**、**月經不順**、**經前症候群**、**偏頭痛**、**頭痛**、**癲癇**、**精神錯亂**、**失明**，甚至**死亡**。對於以上兩種截然不同的研究結果，你認為何者的可信度比較高？【編審註】

人工代糖屬於人體必須分解的化學產物，但是身體根本無法分解這種化學物質。代糖製造商當然非常清楚這種情況，但是他們卻狡猾地運用行銷手法誤導消費者，讓消費者誤以為——既然身體無法消化代糖，也就不會增加任何卡路里，所以食用代糖有許多益處。

根據代糖製造商的說法，當食物是使用這些化學物質變甜後，消費者可以無憂無慮地盡情享用甜食。但是這種觀念實在錯得離譜。

無論代糖製造商的廣告多麼誘人，你一定要牢記，天底下沒有白吃的午餐。人體在被創生之時，已經設計好可以消化許多種類的食物，各種器官都會與攝取的食物發生相互影響。每種器官在分解人體攝取的食物後，會將其去蕪存菁。假使你所攝取的東西無法被分解 身體將會徒然浪費許多工作精力。這些化學物質不但干擾人體的排毒機制，同時也讓自然的排毒機制變得效果不彰。

舉例來說，廚房水槽的排水管原本只是設計用來處理流水，但如果每天把培根的脂肪倒進排水孔裡，時日一久，排水管勢必發生堵塞，排水管所要處理的流水也將無法順利通過。人體也是一樣的道理，絕非設計用來處理加工食物中的合成化學物質。但是在我們**每天所吃的食物裡，總共有3000多種添加物和防腐劑，包括人工色素、人工香料、人工調味劑、漂白劑、組織構成劑、調節劑、酸鹼平衡劑生長激素、石蠟、固化劑、營養添加劑、防腐劑、重金屬等，各式各樣的人工化學物質**，可以說多得讓人瞠目結舌。

編審註

糖是合法的毒藥！根據研究發現：人類基因是在每人一年最多消耗2公斤蜂蜜（非精緻糖）的條件下生成；到了1830年，人類對精緻糖的消耗量為平均每年**5公斤**；迄於2000年，人們對精緻糖消耗量則增加到驚人的一年**70公斤**！過多糖份（精緻糖）的攝取會**影響白血球的巨噬能力**，會讓**腸道念珠菌增生**，形成導致**過敏**的腸漏症及婦科的黴菌感染，並使身體免疫力下降，是造成身體發炎的最主要原因之一，助長癌細胞迅速擴散。根據研究顯示：兒童的過動症（ADHD）、糖尿病、肥胖、皮膚皺紋、心血管的老化、焦慮，乃至身體各式的慢性發炎、蛀牙，無不與糖份的上癮直接相關。

低熱量的陷阱：遠離食品工業中最常添加的三種科學怪糖

1、**高果糖玉米糖漿**（High-fructose corn syrup、簡稱HFCS）：高果糖玉米糖漿是目前各類飲食產品中最常被添加的甜味劑，由於分子較小，無須經過分解就會直接被人體吸收，因此容易形成脂肪肝並導致糖尿病與肥胖。研究顯示：**腸黏膜的嚴重缺損**所造成的**各類過敏**症狀，其實與食用精製糖和玉米高果糖漿關聯重大，而高果糖玉米糖漿在製造過程中極易受到**汞**污染，對身體十分不利。

2、**蔗糖素**（Sucralose）：其甜味為蔗糖的**600倍**，食用之後容易發生腹瀉及肝腎腫大，造成大腦及神經系統失調、偏頭痛、癌症、免疫力下降及生殖系統損害造成胎兒體重減輕。

3、**阿斯巴甜**（Aspartame）：阿斯巴甜當中的**甲醇**，進入人體之後會轉變為**甲醛**（formaldehyde），而**甲醛帶有毒性。每天飲用2罐以上健怡汽水的女性，腎功能在十年內即會下降30%**，是腎小球過濾功能快速退化的元兇。食用阿斯巴甜的副作用包括喪失記憶、破壞神經細胞、偏頭痛、生殖系統失調、神經錯亂、大腦受損、失明、關節痛、阿滋海默症、腫脹、神經系統紊亂、脫髮、對食物上癮、體重增加、嬰兒出生缺陷、纖維肌痛、紅斑狼瘡、多發性硬化症以及糖尿病等。

即使是完全沒有處理過的食物，往往也含有農藥除草劑、殺菌劑，這些物質都嚴重影響了人體健康。

三、農業相關毒物——各種致命的殘留物

「一天一蘋果，醫生遠離我！」這句話似乎只適用於食品工業化之前。

根據美國藥物管理局農業部門（United States Drug Administration Agricultural Marketing Service，USDA）研究，我們所吃的蘋果其實含有許多殘餘的有毒化學物質，包括有機磷酸酯殺蟲劑在內的神經毒素。醫學研究已經證實，神經毒素會損傷人類的頭腦和神經系統，這樣你還想要「一天一蘋果」嗎？

你也許會想：「偶爾吃一點殺蟲劑，應該無妨吧？」不過，收成前的蘋果，平均要噴灑 17 次農藥，你可要想清楚啊。美國環境保護局（United States Environmental Protection Agency，EPA）研究證實，總計 **55 種殘留**在食物上的殺蟲劑有致癌風險。根據天然資源保護協會（Natural Resource Defense Council）調查，自從 1940 年代迄今，全球農藥的使用量已經成長 **10 倍之多**，光是在美國境內，每年農藥用量已經超過 12 億磅。

根據農藥行動聯盟（Pesticide Action Network）研究調查，1988 年加州農地所使用的**殺菌劑、除草劑、殺蟲劑、土壤燻蒸劑**（注射或混入土壤，藉此控制土生病菌或害蟲的化學物質），加起來共有 **5500 萬磅**——而每年被傾倒在農地、森林、草地和田野裡的**農藥**，竟然高達 **25 億磅**！

農藥為避免被雨水沖刷，都是油溶性，換言之，蘋果或其他**食物上的農藥很難被洗掉**。同理可證，當我們把農藥吞下肚之後，身體也很難將其排除乾淨。油性農藥會累積在身體脂肪裡，如果你並不胖，身上沒有什麼多餘脂肪，此時身體就會開始**囤積脂肪、包覆毒素**，藉此防止毒素隨著血液四處亂竄。

由於毒素隨著血液流動，將會損害身體健康，因此身體會把這些毒素附著在體內脂肪上，使體重增加，而且非常難以減輕。最糟糕的情況是，這些危險的神經毒素有時候會侵襲身體組織、**頭腦**和**神經系統**。

雖然早在30年前，美國和加拿大已經全面禁止使用**DDT**農藥，但是時至今日，DDT仍然繼續被生產，並且銷售至全球各國，因此進口食品依然含有殘餘的DDT。

費茲葛瑞博士（Dr. Patricia Fitzgerald）表示：「每年美國環境保護局都會針對人體脂肪組織內的化學物質進行抽樣檢查，然而每年的檢查結果都顯示：DDT在脂肪組織的出現頻率仍舊高達百分之百。」

克洛普博士（Dr. Jozef Krop）曾在著作中質疑：「如果我們所吃的食物都是生長在貧瘠的土壤裡、吸收天上的**酸雨**、噴灑無數的**農藥**，再加上許多人工添加劑；假使飲用的水源和呼吸的空氣同樣也受到污染，也難怪人體的血液和脂肪組織裡存有許多化學物質。」

現在吃蘋果不僅無法常保健康，反而會損害身體！事實上，所有使用商業耕種技術，而非有機方式培植的食物，全部都包含許多神經毒素。

至於冷凍蘋果派和速食店裡的蘋果派，雖然外表看起來很像「食物」，但卻沒有任何營養價值，甚至還充滿許多有毒物質，因為在不同的加工階段裡，蘋果餡就已經添加了許多化學物質。

你是否注意到，食物過敏發生的頻率似乎愈來愈高？我想這完全肇因於食物在生長和處理過程中，使用數千種化學物質所致。當然有些人的確會對食物本身過敏，不過如果你知道每個人平均每年要吃下**56公斤**（124磅）的食物添加劑，應該就不會否認，有毒化學物質對健康造成的不良影響。

農藥——院子裡的有毒物質

如果家中草地或花園經常使用殺蟲劑、除草劑等，千萬要留意這些產品可能會造成家人得到**阿茲海默症**、**癌症**、**出生性缺陷**等疾病。我曾經在《渥太華市民報》（Ottawa Citizen）上，發表文章描述這些花園裡的危險化學物質。

一項最新研究顯示，殺蟲劑影響人體健康的速度，恐怕比你說出：「DDT」這個詞彙還快！羅契斯特大學（The University of Rochester）醫學院曾經針對普通除草劑、百草枯、殺蟲劑進行研究，結果顯示當老鼠接觸這些化學物質後，頭腦所受到的損害情況與**帕金森氏症**竟然如出一轍。帕金森氏症是一種逐步演變的腦部疾病，剛開始時患者會全身發抖，最後惡化到全身癱瘓，包括影星米高福克斯、拳王阿里、教宗若望保祿二世等名人都深受其苦。

加拿大兒童健康學會（Canadian Institute of Child Health）研究發現，即使接觸到非常少量類似殺蟲劑的化學物質，也會對**孩童的發育造成不良影響**。

其他的研究則是指出，**乳癌**與**殺蟲劑**和**化學肥料**關係密切。根據統計，美國乳癌出現比率最高地區為紐約長島，因為那裡曾經大量噴灑過 DDT，而曾經暴露在有毒環境裡的女工，罹患乳癌的機率比起一般的女性大眾更高出許多。

另外一項針對 229 名紐約婦女所進行的研究顯示，罹患**乳癌**的婦女，其體脂肪中的**多氯聯苯**和其他**殺蟲劑**含量，要比沒有罹患乳癌的婦女高。

除了殺蟲劑，化學肥料同樣會損害身體健康。根據大眾權益研究組織（Public Interest Research Groups，PIRG）的研究顯示：「由業廢棄物所製成的肥料已經污染了農田、花園、草地，最後勢必會污染食物和人類。各種有毒物質的容許上限，包括會導致內分泌失調的**砷和鉛**，甚至比垃圾掩埋場還高。」

雖然每隔一陣子就會有研究宣稱，農藥和殺蟲劑並不會對人體造成傷害。但是那些宣稱絕大部份都未考慮長期累積的影響，畢竟我們終其一生都必須暴露在農業和其他化學物質之下。事實上，有些人的免疫系統已經受到傷害，至於處於發育成長階段的兒童，更容易受到殺蟲劑和化學肥料的影響。

四、養殖業相關毒素——致癌物質多氯聯苯

人工養殖的魚類（尤其是鮭魚）含有一種毒性非常強烈的化學物質——**多氯聯苯**（PCBs，polychlorinated biphenyls），也許曾經看過相關報導，但是鮭魚絕對不是特殊個案。

在其他的**魚類**、**雞肉**、**牛肉**、**豬肉**、**雞蛋**，甚至在**牛奶**當中，都包含多氯聯苯這種有害健康的化學物質。

根據研究顯示，**多氯聯苯是一種威力強大的致癌物質**，因此美國和加拿大早在1970年就公告禁用。

有些政府機構認為，微量的多氯聯苯並不會影響健康，不過有些機構則持相反意見。美國食品藥物管理局和加拿大衛生局認為，食物中的多氯聯苯含量低於10億分之2000（2000ppb）時，對身體健康無虞。不過美國環境保護局卻認為，當食物中的多氯聯苯達到**10億分之50**（50ppb）時，就會增加人體**罹患癌症**的機率。

唉！如果連專家都眾說紛紜，無法得出一致的結論，那我們又該如何是好呢？所以最好的因應辦法，還是盡量減少攝取肉類食品，以及人工養殖的魚類。

五、食品人工添加物——穿透大腦的毒素

根據最新研究顯示，**食物色素**往往可以**穿過血腦屏障（BBB，blood-brain barrier）**——是人類頭腦裡一種允許有益物質進入頭腦，並且防止有害的物質侵襲頭腦的鎖鑰機制。不過，有些化學物質（如食物色素）往往可以騙過這種機制，堂而皇之地進入頭腦，進而傷害人體中最靈敏的器官——**大腦**。

味精（MSG，monosodium glutamate）是一種非常普通的食物添加劑，許多人經常仰賴味精增添食物的鮮美——特別是在中國菜裡更為常見。雖然在包裝上並未載明，不過許多東西其實都暗藏有味精，包括：

- 酵母（autolyzed yeast）
- 乾酪素鈣（calcium caseinate ）
- 凝膠（gelatin ）
- 穀氨酸鹽（glutamate ）
- 麩氨酸（glutamic acid）
- 水解蛋白（hydrolyzed protein ）
- 水解黃豆蛋白（hydrolyzed soy protein）
- 穀氨酸鉀（monopotassium glutamate）
- 酪蛋白鈉（sodium caseinate）
- 酵母萃取物（yeast extract）
- 酵母食品（yeast food ）

許多人在攝取味精 48 小時後身體才會出現反應，因此有時候實在很難判斷到底是什麼原因導致不舒服。當我們食用味精之後，身體可能會出現許多不適症狀，像是**頭痛**、**頭暈**、**作嘔**、**腹瀉**、**皮膚灼熱**、**心跳速度改變**和**呼吸困難**等。

費茲葛瑞博士認為：「長年攝取味精，也會增加罹患**帕金森氏症**和**阿茲海默症**的機率。」

◆一杯香醇咖啡中的危險因子

香醇的咖啡讓人難以拒絕，但教人不敢置信的是，咖啡裡也含有毒素。

有些排毒課程認為「咖啡有益人體」，事實上，這個結論的前提是咖啡豆必須採用有機方式栽培生長，收割、儲存、烘培、浸透的方法也需要非常恰當。不過就一般來說，大部份所喝的咖啡經常含有許多**農藥**。

咖啡通常生長在第三世界國家，而那些國家並未禁用含有毒素的農藥（譬如 DDT）。通常阿拉比卡咖啡（coffea arabica）大多來自中、南美洲，羅布斯塔咖啡（coffea robusta）則來自印尼和非洲。費茲葛瑞博士曾經指出：「非有機咖啡的種植方式，已經急速改變整個生態系統，尤其是熱帶雨林的生態系統。」

咖啡是**咖啡因**的主要來源之一，當身體攝取大量的咖啡因後，往往會引發**心血管疾病**、**乳房纖維囊腫**、**癌症**，以及行為問題。此外，咖啡因與**胃潰瘍**、**灼熱**也有著密切關係，對比較敏感的人而言，咖啡因甚至會引發精神自律神經失調。

一般來說，服用口服避孕藥的婦女，清除體內咖啡因的能力較弱，因此不論喝多少咖啡都容易受到咖啡因的影響。

相較之下，身體比較不敏感的人，每天飲用一至兩杯有機咖啡，並不會對身體造成任何傷害。

烹煮咖啡時使用的濾紙也存在不少問題。無數研究顯示，漂白過的咖啡濾紙，上頭殘留的**戴奧辛**會影響人體的免疫功能、減少體內的維他命 A、D 和 K、引發嬰兒內出血。此外，對於**甲狀腺**也會產生負面影響，也有**致癌**的可能性。

至於宣稱無咖啡因的咖啡，在去除咖啡因的過程裡，則會使用**三氯乙烯**、**三氯乙烷**、**醋酸乙酯**、**二氯甲烷**等化學物質。唯一的例外是，瑞士有一種經由水處理過的無咖啡因咖啡，如果你想品嚐無咖啡因咖啡，這種咖啡將是最佳選擇。

六、酒精飲料——干擾免疫功能、加重身體負荷

進入人體內的酒精必須經過肝臟處理，因此**喝酒會加重身體排毒系統的負荷**，進而影響肝臟其他許多功能的表現。飲酒過量時，多餘的酒精會先儲存在肝臟裡，倘若毫無節制的狂飲有可能引發**肝硬化**和**肝炎**。根據研究顯示，口腔癌、食道癌、肝癌和乳癌等疾病，都與酒精密不可分。

即使是小酌幾杯，肝功能只受到些微影響，還是有可能會降低肝臟的解毒功能，原因是**酒精會抑制白血球活動**，進而干擾身體的免疫系統，因此，還是要盡量避免。

七、婦科危機：食物中的塑膠（環境荷爾蒙）——反式脂肪

令人困惑的是，原來在塑膠和塑膠包裝袋裡的毒素，經常出現在我們的食物裡。一旦食物裡出現**塑膠**毒素，就有可能像**雌性激素**一般引發**乳癌、男性不孕症**，和其他與**荷爾蒙相關**的疾病。

克勞芙德（Leslie Crawford）2004 年 2 月在《另類醫學》（Alternative Medicine）發表的文章指出：「**當我們使用塑膠包裝食物或是將飲料裝在塑膠瓶裡時，可能會導致癌症、改變荷爾蒙的分泌、引起各種過敏反應。此外，愈來愈多證據顯示，這些塑膠裡的有毒化學物質，往往會直接轉移到我們的食物裡。**」

目前比較積極的團體（譬如綠色和平組織）或是政府機構（譬如美國農業部 USDA、美國疾病管制中心 CDC），已經著手嚴密監控這些化學物質。不幸的是，儘管塑膠是最普遍的包裝材質，但目前為止還沒有任何團體，針對塑膠對於人體的影響進行長期研究。

包裝食物時使用的塑膠類物質，通常包括聚氫乙烯樹脂塑化劑（plasticizers，較軟的硬塑膠）、聚氯乙烯（polyvinyl chloride，PVC，即硬塑膠）以及其他種類的塑膠。

近幾年來，數項研究均一致顯示，聚氯乙烯樹脂塑化劑會危害懷孕的老鼠以及初生寶寶的健康；尤其是塑膠中的丙二酚（bisphenol-A，BPA）可能導致基因染色體發生異常。根據克勞芙德（Leslie Crawford）的研究報告顯示：「**當老鼠暴露在這種化學物質下，不但體內的荷爾蒙會失調，還會降低公鼠的精蟲數量，提高母鼠自然流產的機率，母鼠也會出現提早發育現象。**」雖然老鼠的情況並不能直套用在人類身上，不過這種現象仍然不可輕忽。

根據美國消費者聯盟（Consumers Union）科學家葛洛斯（Ned Groth）研究，當塑膠暴露在高溫中、經過用力洗刷，或是長時間反覆使用後，便會開始退化，因而可能滲透到我們所吃的食物當中。

克勞芙德（Leslie Crawford）也明確指出，以下幾種塑膠應該特別留意：乙烯基（vinyl）或聚氯乙烯聚苯乙烯（poly-（**PVC**）、styrene，PS）、聚碳酸酯（polycarbonate，PC）——通常生活中包裝熟食、盛裝食用油及礦泉水，都是使用聚氯乙烯（PVC）所製造的塑膠容器。根據研究，聚氯乙烯（PVC）中的物質可能會致癌和引發荷爾蒙失調。通常拋棄式塑膠食器和不透明的塑膠餐具，製造材質都是聚苯乙烯（PS），這種材質遇熱50℃～60℃即會揮發毒氣，又不耐酸，且可能會致癌和引發荷爾蒙失調，是最劣等的材質。至於嬰兒所使用的塑膠透明奶瓶、塑膠透明餐具，則是由聚碳酸酯（**PC**，機上飲料杯）製造而成。[編審註]許多這些種類的塑膠製品，由於含有一些不知名的塑膠成份，因此經常造成**荷爾蒙失調**。

有些專家透露，所有認為塑膠包裝食物非常安全的研究，背後其實都是由塑膠製造業者所主導。因此如果心存疑慮，那就和我一樣，一起改用玻璃容器吧！

編審註

PS、PC容器目前最佳取代品為玉米澱粉所製成的PLA，可於48天自然分解，作為廚餘利用。

除此之外，反式脂肪（**氫化植物油**）也就是塑膠！也許你並不了解什麼是氫化植物油，這個名詞聽起來讓人聯想起科幻電影裡的失敗實驗，似乎像是邪惡科學家三更半夜在試管裡製造實驗性質的食物，希望能夠藉由這種食物攻擊無辜的人類。事實上，這種幻想情節與真實的情況相距不遠。

所謂氫化（hydrogenation），是指使用高溫改變油脂的分子結構，讓油脂從液體轉變成為固體的過程。氫化後的油脂沒有腐壞、變臭的疑慮，因此這種違反自然的加工過程極受食品業者的愛戴。由於食品業者不斷宣傳「**使用氫化植物油的食品可以保存更久**」，因此一般人對於這種產品反應相當良好。但是大家並不知道，自己的健康因此得付出龐大的代價？

脂肪酸有時候也稱之為必須脂肪酸（essential fatty acids），可以促進人體進行有益健康的脂肪新陳代謝，同時對於保持頭腦、神經系統、免疫系統、身體器官、身體組織、身體細胞的良好運作。

然而，氫化過程會將健康的脂肪酸（cis-fatty acids）轉變成為有害人體的反式脂肪酸（trans-fatty acids）。

八、苯并比——高溫烹調的毒性

由於烤肉時並不需要添加任何烹調油，因此炭烤似乎比油炸更加健康？可惜事實並非如此。

「烤肉時從雞肉、牛肉或魚滴下的油脂，濺到炙熱的煤炭上時，會產生**苯并比**（benzopyrene）這種**致癌物質**，並且經由煙霧滲透進食物裡。」

此外，烤肉過程中的高溫往往會讓食物變質——尤其是當食物被烤成焦炭時，「變質」後的食物與**癌症**、**出生缺陷**都有密不可分的關連。費茲葛瑞博士指出，許多研究均顯示，當老鼠吃下突變的食物（PhIp，經過高溫烹煮的肉類所產生的物質）會長出**胸腺腫瘤**。德國曾經針對 900 名婦女進行一項研究，結果顯示：「經常食用炭烤肉類的婦女，罹患**乳癌**的機率居然是少接觸炭烤肉類婦女的 **2 倍**。」

當油脂經過化學變化轉變成為反式脂肪酸後，原本油脂對於人體健康的各種好處也將失去功效。身體將不再把油脂視為食物，而是將反式脂肪酸視為毒素，並且傾倒在體內的脂肪裡。在某些案例裡，身體會將**反式脂肪酸**傾倒在**肝臟**之中，但是肝臟並沒有能力長時間過濾所有毒素。此外，反式脂肪酸會阻礙肝臟的正常功能，防止身體從健康食物中吸收脂肪酸。

根據研究，**人造奶油**（margarines，即乳瑪琳）和大部份熟食中反式脂肪酸的熔點為 46℃，因此這些油脂在正常體溫（37℃）下，並不會融化或是分解。

人造奶油裡有 **30%** 成份都是**反式脂肪酸**，在酥油這種有害健康的油脂中甚至高達 **50%**。

事實上，大部份的食用油都含有反式脂肪酸，主要是因為在製造食用油的過程中，必須經由高溫才能從堅果或種子中榨取油脂。

普遍而言，食用油經過高溫烹煮後，原本有益健康的油脂會轉變成為反式脂肪酸。因此大部份的**油炸食物、洋芋片、沙拉醬、烘烤食品、糖果、麵包、餅乾和巧克力，都含有 30% ～ 50% 的反式脂肪酸**。當你檢查這些食品的成份標示時，經常可以看見下列名詞：「**部份氫化植物油**」（partially hydrogenated vegetable 011）、「**氫化植物油**」（hydrogenated vegetable oil）、「**植物酥油**」（vegetable oil shortening），這些成份其實全都代表反式脂肪酸。

在烹飪時，最好使用**冷壓油**（cold-pressed oils），或是特級初榨純橄欖油（extra-virgin olive 011），而不要使用商業食用油、**人造奶油**和**酥油**。

九、氯——飲用水中的致癌物

當你閱讀英國浪漫詩人山謬・泰勒・柯立芝（Samuel Taylor Coleridge）的詩句：「水啊，水啊，你無處不在，我卻一滴都不能入喉——」千萬別以為他曾經穿越時光隧道，從 18 世紀跑來現代世界進行觀察。時至今日，人類的水源已經被各種物質嚴重污染，而且短期內完全沒有任何改善的跡象。

費茲葛瑞博士表示：「環境工作組織（Environmental Working Group）和天然資源會議（Natural Resources Council）一致認為，大約 1／5 美國人飲用的自來水中含有鉛、糞便、廢棄的毒素和其他污染物質。」

另一方面，多達 100 多項研究顯示，儘管自來水已經經過水廠的淨水處理，但水中殘留的藥物仍然令人吃驚。**全球各國自來水裡含有的藥物包括：降膽固醇藥、止痛藥、化學療法藥物、抗生素、β 阻斷劑、百憂解、抗痙攣藥物。**

自來水的主要物質之一為「**氯**」，而氯其實並不如所想的那般安全無虞。我們經常可以聽到自來水以氯進行消毒，久而久之，大家似乎都習以為常了。不過根據哈佛大學和威斯康辛醫學院聯手進行的研究顯示，**15% 的直腸癌**和 **9% 的膀胱癌**，都與攝取**含氯的水**有著密切關係。

即便使用淨水器過濾飲用水，人體還是有可能透過**皮膚吸收到水中的氯**。根據麻薩諸塞州能源部（Massachusetts Department of Energy）在《美國大眾健康期刊》（American Journal of Public Health）所發表的報告，**成年人體內的水污染物質，高達 5 成至 7 成都是透過皮膚途徑吸收。**

換言之，當你在**淋浴**或**沐浴**時，身體會透過皮膚吸收水中的污染物質。費茲葛瑞博士還指出，沐浴後幾個小時之內，**呼吸進入肺部**的**氯仿**（chloroform，二氯甲烷）會高出平常許多，尤有甚者，「**人體在沐浴時經由蒸氣所吸收的氯仿成份，要比喝下處理過的飲用水**

高出多達6倍。」

還記得每次**游泳**時熟悉的**漂白水氣味**嗎？在加氯的水中游泳，當然也會讓我們透過皮膚吸收有毒物質。因此，假使家中有游泳池，最好採用**臭氧**（ozone）淨化游泳池的水質，而不要採用有毒的化學物質。

如果你所住的房子很舊，水管仍然是使用**鉛管**，水管中的鉛也會溶解到飲用水裡。葉摩亞尼斯博士（John Yiamouyiannis，Ph. D.）曾經做過一項知名研究，比較美國境內全面在水中加入氟化物的城市，和完全不在水中加入氟化物的城市，兩者之間的癌症死亡率。1953年時，尚未實施在水中加入**氟化物**之前，兩種城市的癌症死亡率不相上下，但是自從在水中加入氟化物之後，**癌症死亡率**立刻顯著攀升。

國家癌症學會（National Cancer Institute）研究人員也發現，氟化物往往要比其他任何化學物質更容易導致癌症死亡。在1995年，因氟化物而罹癌致死者，預估高達6萬1000人。科學家則警告，當水中已經添加氟化物時，如果再加上其他的**氟化物**（譬如**牙膏**、**漱口水**、**農藥**等），水中氟化物的含量將會達到有毒的程度，進而使得**牙齒和骨骼變得更加脆弱。**」

1996年，總計至少4500萬磅化學物質被排放到水裡，其中包括供給飲用水的湖泊和河川。2000年，排放到水裡的化學物質，總量上升至2億6000萬磅，短短幾年之內居然成長了6倍！而這種驚人的水污染情況仍在持續發生，已經**嚴重威脅人類的水源**。此外，千萬不要期望政府的淨水過濾系統，可以消除這些有毒的廢棄物質。由於水中包含數千種完全不同的化學物質，因此**絕大部份城市的淨水過濾系統，都無法將這些有毒物質過濾乾淨。**

根據美國化學協會（American Chemical Society）進行的研究顯示，**人們在沐浴時所吸入的化學物質，要比飲水時所受到的污染高出100倍之多**。在後面的章節裡，將繼續介紹**沐浴時危害人體**的各種毒素，不單只有吸進體內的化學物質而已。

十、醫源性毒素——藥你生病

如果你經常服用**止痛藥**，以後最好三思而行。由於各種藥物都是由合成化學物質製成，因此藥物一定會經過**肝臟**、**腎臟**和其他排毒器官過濾，並且迫使身體將重要的養分都耗費在排毒工作。基本上，**藥物一定會增加體內毒素，並且降低身體的排毒能力**。我並不是建議停止服用所有醫生開給你的藥物。不過如果你經常因為一點小毛病就隨便服藥，我會建議你最好多加斟酌。

經常服用藥物，不但會讓排毒器官衰竭，也會降低身體的排毒能力。藥物並不能治本，藥物僅僅是**掩蓋**身體不適的情況，**疾病的根源在藥物掩蓋之下，或許會在別處形成更麻煩的問題。**

哈維．戴蒙（Harvey Diamond）曾經在暢銷書《一個新的開始——朝向合適的生活》（Fit for Life）中表示：「當藥物壓抑身體原有的清潔能力時，人體內的毒素會開始增加，雖然身體器官遲早會恢復功能，但是此時毒素已經存在於體內……而且藥物還會帶給人體更多的毒素。」

根據2013年《美國醫學協會期刊》JAMA（The Journal of the American Medical Association）報導：「**在美國，每年因為服用醫生開立的處方藥物，而『致死』的重病者超過200萬人，失去生命者高達10萬6000人。**」研究顯示，這些人的死因全部都是因為正確服用處方藥物，並非不正確的混合服用藥物，或是服用不當藥物。

換言之，1990年代至少有**100萬**美國人，因為正確服用處方藥物而身亡。根據統計，**藥物副作用是美國人的第三大死因**。數百萬民眾經常服用的**止痛藥**、**消炎藥**，以及其他藥物，不但副作用層出不窮，同時還會傷害許多人的性命。

根據估計，每年約有**6000**人因為服用「普通」**非類固醇消炎藥**（non-steroidal anti-inflammatory drugs，NSAIDs）而**身亡**。這類藥物的副作用包括引發**充血性心臟衰竭**、**腎臟病**、**自殺傾向的憂鬱症**、**白內障**、**潰瘍黃斑病變**、**聽力喪失**、**耳鳴**、**記憶力喪失**、**疲倦**

和**肝臟疾病**。

往後，當你想要吞服止痛藥之前，請再多考慮一下吧！

根據統計，**65 歲以上**的**老年人**，平均每年要服用 **13 種處方藥物**。試想看看：剛開始他們先服用一種藥物治療某個問題，然後服用另一種藥物治療第一種藥物的副作用，這種情況會沒完沒了地不斷出現。此外，上述的統計數字還未包括平常在藥局所購買的成藥。不過，研究並未評估一次服用這麼多有毒藥物，會對身體造成哪些不良影響。

藥物會耗損身體在排毒時所需要使用的維他命和礦物質。平常生活中隨手可得的止痛藥，譬如**阿斯匹林**、**普拿疼**（Tylenol、Advil、Aleve，以及他為數眾多的**止痛藥**）**會耗損體內的維他命 C**、**葉酸**、**B 群維生素**、**鐵**、**鋅**和其他許多營養，這些營養都是身體在進行排毒工作、製造健康細胞和血液時不可或缺的原料。【編審註】

無論任何藥物，在進入人體後，都會經過體內排毒系統過濾。先前提過的各種毒素，已造成人體排毒系統的沉重負荷，如果此時各種器官又缺乏運作所需的維他命和礦物質，結果會如何呢？體內累積的毒素勢必會超過人體負荷的上限。那麼，疲憊、充滿毒素的身體又該如何是好？

唯一的解決之道，就是立刻進行一次「28 日細胞分子矯正排毒計劃」。

編審註

其他重大醫源性毒素，包括：

- **齒科毒素**：填汞毒牙與根管治療感染死牙（詳情參考博思智庫出版《牙醫絕口否認的真相：**致命的毒牙感染**》書中內文）。
- **核醫檢查輻射毒素**：電腦斷層、核磁共振、血管照影、正子掃描、乳房攝影等核醫檢查都有嚴重輻射污染的問題，**顯影劑**的施打，更是**腎功能損傷**最大的元凶，應盡量避免。

Chapter
03

呼吸、思想和日常用品中的致病毒素

當你開始相信生命是美好的，並相信自己可以讓生命出現重大轉變——無論是健康、精力、免疫系統，或是對於生命的觀感。

改變腦海中的想法，就可以改變自己的生命；沉浸在正面的情緒裡，就可以扭轉自己的生活。

思想和情緒的力量

大多數人都曉得，新鮮的水果和蔬菜充滿各種神奇的化合物，喜歡吃蔬果的人往往因此獲得健康的身體。

大家也都明白，常吃垃圾食物不但會導致身材變形，還會**阻塞動脈**、**引發癌症**，和其他**退化性疾病**。

不知道你是否曾經留意過，科學家在水果和蔬菜中所發現的神奇化合物和營養，從未在熟食、速食、牛奶、牛肉，或是豬肉中出現？所以多吃水果和蔬菜，絕對有益健康。但是，自身的思想和行為對於整個人而言，又會產生什麼樣的影響呢？如果你跟大多數人一樣，應該從沒考慮過這方面的問題。

法國哲學家笛卡爾（René Descartes）曾說：「我思，故我在！」每天所思所想的是什麼事情？曾經感覺自己疲憊無力嗎？是否覺得生活沉悶、了無生趣？是否覺得生活十分艱困？注意力是否經常集中在身體疼痛，或是不滿的情緒上？也許認為腦海裡的念頭無傷大雅，但是這些念頭卻會妨礙我們的身體、精神和心靈，將會逐漸成為自己腦海裡思考事情的模樣。

普林斯頓電機系研究員強恩（Robert Jahn）和唐妮（Brenda Dunne）在研究中發現，許多受測者即使隔著一段距離，仍然能夠影響細微的自然情況，包括影響電腦隨機數字產生器的結果。

在影響數字「隨機」產生的過程裡，受測者唯一派得上用場的工具，就是自己的想法。測試結果顯示，**受測者只需集中自己的精神和想法，就能夠讓情況「朝向」特定的方向發展。**

這項研究的結果意義非凡，研究認為，所謂的隨機、偶然或巧合，其實是可以被我們的思想所影響的。更令人驚訝的是，人們的思想居然可以影響電腦系統。雖然絕大部份的人認為，思想應該無法影響沒有生命的事物（譬如電腦），但是這項研究的結果推翻了人們先前的定見。

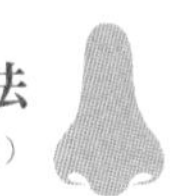

根據這項研究顯示，**一個人的想法和期望，往往可以影響事情的結果（心想事成，唯心所現）**。你重視過自己的想法嗎？感覺自己勞累不堪嗎？總是覺得沒有足夠的時間、精力和金錢嗎？經常感覺身體疼痛嗎？覺得生活壓力太大嗎？這些想法都會一點一滴形塑自己的未來。

事實上，影響生活中的事情，要比影響電腦容易許多。假使每天早晨一睜開眼睛，腦海裡就充斥著生活非常艱難、困苦的念頭，無疑是在無形之中強化悲觀的信念。

相反地，當你**開始相信生命是美好的，並相信自己可以讓生命出現重大轉變──無論是健康、精力、免疫系統**，或是對於**生命的觀感**。改變腦海中的想法，就可以**改變自己的生命**；沉浸在正面的情緒裡，就可以扭轉自己的生活。

加州巨石溪（Boulder Creek，California）心術學會（Institute of Heart Math）生物學家葛蘭．瑞恩（Glen Rein），曾經研究一群心中充滿**感激**和**大愛**情懷的人，結果發現這群人竟然可以**改變遺傳基因**的狀態。無論這些受測者手中是否握著裝有遺傳基因的試管，都能夠憑藉著心中的正面想法和愛意時，影響試管中遺傳基因的狀態！

當這些**人心中充滿款款深情時，心律也會非常協調**。我們可以根據精密的心電圖分析得知，每當受測者心中散發愛意和感激之情時，心電圖也會立刻反映出和諧一致的韻律節奏。

這種獨特的協調韻律節奏，即使在心術學會外圍的樹木中，都可以被測量出來。人類的思想可以影響樹木的生長，雖然聽起來似乎像是科幻小說的情節，卻有愈來愈多科學家、**量子物理**學家、馳名全球的學者們，透過各種研究進一步證實，人類的思想和感覺的影響力，確實超乎我們的想像。

如果願意敞開心胸，接受科學家的研究結果，並且運用這種方式，改善自己的健康，將會發現**思想和意志的力量無比強大！**

這類以人類思想和情緒力量為主題的研究，可說方興未艾。

當超覺靜坐（或稱超自然冥想，Transcendental Meditation，TM）老師在非洲大力推廣靜坐冥想課程時，研究人員曾經針對課程開始前、進行期間、課程結束後，廣泛統計非洲各大城市的犯罪率。結果發現在超覺靜坐團體出現之前，非洲各大城市的犯罪率居高不下，不過在靜坐冥想推廣期間，**犯罪率竟然顯著下降**；但是當超覺靜坐團體離開後，犯罪率又回升到原先的數值。

正如同靜坐冥想時的思想都可以影響犯罪率，我們的想法也可以影響自己的生活和身體。

現在，你也許會希望透過正念思考，或者靜坐冥想，進一步改善情緒，或是生活中的壞習慣，別擔心，我將在 Chapter 11 詳細討論靜坐的方法。

馳名全球的心臟病權威——迪恩．奧尼希醫生（Dr. Dean Ornish）發現，嚴格的飲食和規律的生活型態，可以幫助某些人克服心臟病，但是有些人由於「**生命中的缺憾**」，以至於病情幾乎毫無進展。

不過，這個困境自從他開始探究病患沈悶的情緒後，獲得顯著的改善。在《愛與生存》（Love and Survival）這本書裡，歐尼許醫生寫道：「我從未發現過任何比**愛**和**關懷**更強大的治癒能力。無論是**節食**、**戒菸**、**運動**、**降低壓力**、**遺傳基因**、**服用藥物**、進行**手術**，都遠遠不及**愛**和**關懷**對於健康的影響。」

愛和穩定的情緒，對於治療身體問題和改善生活品質而言，都是不可或缺的要素，我將在 Chapter 11 裡詳細介紹**轉換思想和情緒的方法**。普魯斯特（Proust）曾經表示：「**真正的發現之旅，不在於尋找新大陸，而是以嶄新的眼光去看待萬事萬物。**」整個「28 日細胞分子矯正排毒計劃」裡，將會不斷要求你張開新的眼睛，跳脫過往的成見。我也將不斷要求你敞開自己的心靈、擴展自己的視野，以全新的方式面對生活。

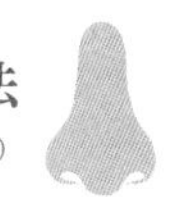

你必須改變所有負面的觀念和想法，藉此清除所有情緒和身體上的污穢。你必須扭轉飲食和生活型態，以積極的態度向過去告別。假使抱持著心不甘、情不願的心情嘗試排毒計劃，負面情緒所引發的荷爾蒙，將會影響排毒成效。

要是你從未進行過身體排毒，這將是你發掘自己身體、精神和心靈的無比潛能，此一絕妙的大好時機；倘若你也曾經嘗試其他排毒計劃，現在將會體驗前所未見、更深層、更為徹底的身體清潔自淨，進而感受到全新風貌的驚人成果。

吸入的毒素

身體往往會受到我們的所作所為、周遭的環境、各類清潔用品、化妝用品、呼吸的空氣品質等影響。對於大多數人來說，呼吸是無意識的動作，每天 24 小時、隨時隨地都在進行。

由於人類必須透過呼吸維持身體正常功能，因此我們往往把呼吸視為理所當然。然而，如今空氣污染已經改變世界許多面貌，即便只是單純的呼吸，也可能對身體健康造成巨大的危害。

一、空氣汙染——飄散微塵中的工業化學物質

空氣污染有許多不同來源，自然產生的包括**森林大火的煙霧**、**土壤的灰塵**、**火山的灰燼**天然的氣體、**松烯**（terpene，植物裡的一種不飽和碳氫化合物）、生物分解的阿摩尼亞。

人為造成的危害，則有來自公車、汽車、飛機、卡車等運輸工具所產生的石化污染；工廠、提煉廠、電廠燃燒的**燃料**；工廠大量排放出來的**有毒化學物質**；各種廢棄處理過程中製造的**空氣污染**；農地噴灑的**農藥**、**電磁波**和電波、廢棄的**化學物質**等。這些林林總總的人造污染，成了現今空氣污染的主因。

在 **1996** 年時，至少有 **4 億 1800 萬磅**化學物質傾倒至土壤裡，至少有 10 億磅化學物質瀰漫在空氣之中。到了 **2000 年**時，傾倒

至土壤裡的化學物質至少有 **40 億磅**，瀰漫在空氣之中的化學物質將近有 **20 億磅**。我們的地球——更不用說，我們的身體根本無法應付如此嚴重的污染。

根據國家研究會議（National Research Council）調查，目前市面上商用的化學物質，80%都隱藏其毒性資訊，95%都沒有經過實驗測試，長期使用可能會對人體健康造成影響。這種亂象的產生其來有自。

首先，目前商業上至少使用 7000 餘種不同的化學物質。其次，根據專家估計，光是針對一種化學物質，進行單一長期性的動物實驗，就需要耗時2至3年時間，並且需要投入150萬美元的實驗經費。

研究過人體中農藥和溶劑含量的科學家大多認為，這些化學物質會經由血液流經全身，最後貯存在身體的脂肪裡。換言之，當一個人體重愈來愈重、脂肪愈來愈多，絕對和體內增加的化學物質關係密切。

人工化學物質已經污染地球的每個角落，即使是遙遠偏僻的地區也無法倖免。

迄今為止，人類總共使用8萬餘種人工化學物質，其中只有7%經過嚴格的毒素測試，檢驗其中的化學物質對於人體健康有什麼影響。

不過，這些檢驗依然無法確定，化學物質對於發育中的孩童、老年人、或者免疫系統，長期累積的影響性，或是不同化學物質混合後的結果。

透過空氣、用水、食物生長的土壤，工業化學物質會在不知不覺間進入人體。費茲葛瑞博士認為：「過去 20 年裡，人體中的有毒物質與地球污染的情況一樣嚴重，這 20 年來累積的有毒物質甚至要比整個地球的歷史還要可觀。」

根據克洛普博士的研究顯示，西方國家婦女母乳遭受污染的程

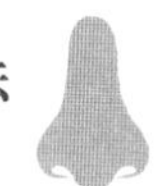

度，已嚴重到甚至無法通過美國食品和藥物管理局的檢驗標準。他說：「在美國東岸和西南方這些高度工業化的地區，醫生並不建議這些地區的母親哺乳時間超過6個月，否則，嬰兒身體細胞裡的致癌物質將會達到高峰。」

克洛普博士同時指出，根據最近的研究報告，僅僅在多倫多一個城市，每年產生的有毒的空氣就會引發1000個早產兒死亡、5000個早產兒必須住院治療。不佳的空氣品質，與**心臟病發作、心血管疾病、哮喘、肺癌**關係密切，並且還會引發其他許多疾病。美國癌症學會估計，多達3／4的癌症都是因為環境中的有毒物質而發病。

費茲葛瑞博士則表示：「光是1992年，美國環境保護局就收到來自各公司的正式通知，總共有2億7300萬磅有毒廢棄物被倒入水中。這讓我們不禁懷疑，到底還有多少沒有報告的有毒物質偷偷排放到水裡？同一年，另外還有3億3800萬磅有毒廢棄物被傾倒在土地上，7億2600百萬磅有毒廢棄物被掩埋至地下。」

費茲葛瑞博士指出：「美國政府在1999年針對洛杉磯空氣污染所進行的研究顯示，居住在洛杉磯的民眾罹患癌症的機率，要1990年聯邦空氣清淨法（Federal Clean Air Act）所訂訂的健康標準，高出426倍。」根據費茲葛瑞博士研究：「洛杉磯的空氣污染主要來源為汽車，其中又以使用柴油引擎的卡車和巴士所排放出來的廢氣影響最為嚴重。」

克洛普博士認為，某些研究估計每個人每天在呼吸時，平均會吸進2湯匙份量的微粒。如果是在空氣污染比較嚴重的市中心或工業區，那麼吸進肺部的微粒還會更多。

在加拿大，一般人通常依賴加拿大環保局所公布的空氣品質指數，判斷自己所呼吸的空氣是否安全。雖然空氣中充滿數千種排放出來的化學物質，但是空氣品質指數（Air Quality Index，AQI）在判斷空氣品質時，卻只有測量城市空氣污染中常見的6種物質。

這 6 種物質，分別是：

- 氯化碳（carbon monoxide）
- 二氧化氮（nitrogen dioxide）
- 臭氧（ozone）
- 縣懸浮微粒（suspended particles）
- 還原硫化物（otal reduced sulphur）
- 二氧化硫（sulphur dioxide）

二、香菸

如果不是住在深山裡與世隔絕的人，應該會注意到抽菸是件危險的事。

根據美國癌症學會（American Cancer Institute）調查，**美國境內平均每 5 個人就有 1 人是死於抽菸**。這不難理解，畢竟除了尼古丁之外，香菸至少還含有 4000 餘種有毒物質。

加拿大亞伯達省長勞夫克萊恩（Ralph Klein）是位個性直率的老菸槍，而他最近表示：「抽菸的人實在愚不可及。」我認為，比起抽菸的人，抽菸的行為才是真的愚蠢至極。各種研究不斷顯示，香菸中的有毒物質會危害生命，**抽菸根本是一種慢性自殺行為**。諷刺的是，保險公司並不賠償蓄意自殺，但卻會賠償因為抽菸而身亡的案例。

如果你重視自己的生命，卻又菸不離手，那就趕緊戒菸吧！許多戒菸課程都非常有效，不過最有效的方法還是自律。戒菸能否成功，最關鍵的因素還是你自己，只有你自己才能將它送到嘴裡，並決定是否要點燃，只有你才能決定要不要重視自己寶貴的生命和健康。

如果你並不重視自己的健康或是沒有自律能力戒菸，至少請不要在其他人面前或大樓門口抽菸，以免所有人都被迫吸入你所製造的空氣污染。每當我看見父母親在自己小孩身旁抽菸時，心中總會燃起一股憤怒和衝動。

我認為會在小孩身旁抽菸的父母，根本是不及格的父母。社會上的兒童團體應該介入這種情況保護孩童，因為小孩要比成人更容易受到二手菸的影響和傷害。

三、吸食毒品——嚴重傷害腦細胞

吸食大麻同樣也會損害身體健康。研究顯示，大麻與肺病、癌症關係密切。當毒品讓人進入恍惚的狀態時，同時也正在嚴重傷害**腦細胞**。

此外，古柯鹼、安非他命、鎮靜劑、迷幻藥，無一不會讓身體陷於極端緊張的狀態，並且在體內製造許多毒素。

由皮膚進入的毒素

選擇肥皂、洗髮精、體香劑等各類個人清潔用品時，你的選擇有可能會影響身體健康。

不幸的是，我們對於美麗的追求，經常反過來傷害自己的身體。每當我們洗澡、保養皮膚、塗抹化妝品，或是頭髮用品時，其實都是在使用許多人工化學物質，而其中許多成份又含有毒性。諷刺的是，雖然**皮膚是身體最大的排毒器官**，可是我們不但妨礙皮膚進行排毒工作，甚至還在身體上增添許多化學物質。

絕大部份廣受歡迎的化妝品，其實都充滿著人工顏料、人造香味、石化製品、乳化劑、防腐劑和溶劑，加起來大約含有850餘種有毒化學物質。根據費茲葛瑞博士研究，化妝品裡有兩種化學物質特別強烈：**二乙醇胺（diethanolamine，DEA）和三乙醇胺（triethanolamine，TEA）**，當這兩種化學物質和其他化學物質結合後，就會產生致癌物質**亞硝基胺**（nitrosamine）。根據美國食品和藥物管理局（The United States Food and Drug Administration）的測試，多達37%的化妝品裡都含有亞硝基胺。

一般來說，在化妝品和個人清潔用品裡，最常見的**防腐劑**就是**咪坐丁尿素**（imidazolidinyl urea）和**尿素醛**（diazolidinyl urea），但這兩種化學物質不但都有毒性，容易引起皮膚發炎，甚至在溫度10℃以上時，還會釋放出**甲醛**（formaldehyde）這種**致癌物質**。

無論你相信與否，皮膚保養品和化妝品大量使用石化產品，早已是不爭的事實。因此會讓皮膚產生**光過敏**反應，並且影響身體自然的保濕機制，進而導致皮膚乾燥和粗糙——這也就是使用皮膚保養品的目的。在**髮膠、燙髮產品**以及其他化妝品裡，經常可以發現一種特殊石化產品——**異量分子聚合物定型劑**（PVP / VA copolymer），這種有毒物質可能會讓體質敏感的人覺得肺部中有異物微粒。

烷基硫酸鹽（sodium lauryl sulfate）是一種常見的**界面活性劑**，許多**洗髮精和肥皂**都使用這種人工物質來製造泡沫，不過這種物質卻會刺激眼睛、引起皮膚發疹、頭髮脫落、過敏反應等。眾所周知，烷基硫酸鹽也是種誘導有機體突變的物質，意思是它會改變身體細胞的遺傳基因，進而引發疾病。

許多**潤髮乳和保濕產品**，則經常使用另一種有毒化學物質：**硬脂氯化物**（stearalkonium chloride）。這種物質最初是由布料工廠當作布料纖維柔軟劑使用，不過由於其價格要比蛋白質和天然原料便宜，因此保養品廠商開始使用這種化學物質。不幸的是，這種有毒物質同樣會引起許多過敏反應。

此外，許多可以把人染得更「美麗」的人工顏料，也都是致癌物質，大家應該盡量避免使用。當化妝品中含有這些化學物質時，產品上會標示**沈澱顏料**（FD&C）或**色素**（D&C）然後再加上顏色名稱和數字，譬如FD&C紅色6號或D&C綠色6號。根據美國聯邦藥物管理局國家毒物研究中心（United States Federal Drug Administration's National Center for Toxicological Research）實驗，FD&C紅色2號會明顯增加母老鼠的罹癌機率。當**皮膚下方注射FD&C藍色2號，老鼠就會產生惡性腫瘤**。

由此可知，最好不要購買含有人工顏料的化妝品。

一、人工香水、芳香劑

化妝品中的人工香味，同樣有危害健康的疑慮。

一般來說，單一的「香味」就可能含有400多種不同的原料，其中絕大部份都是石化製品。根據醫生分析觀察，暴露在這些人工香味裡，可能會傷害中樞神經系統，並引發**沮喪**、**過動**、**過敏**、**無力**、**頭痛**、**頭昏眼花**、**發疹**、**色素沈著**、**咳嗽**、**嘔吐**和**皮膚發炎**等症狀。

至於香水和古龍水，則像是披著羊皮的狼。早期的香水和古龍水都是由花朵、樹木、水果或是其他純天然物質提煉出來的精油製造而成，但現今市面上的香水則不然。根據茱莉亞．坎達兒的研究（Julia Kendall，相關資料請參閱 www.ehnca.org），現今香水中常見的化學物質包括乙醇、苯甲醛、乙酸酯、α-派烯、丙酮、苯甲醇、乙酸乙酯、α-帖品烯、亞甲基氯、α-松油醇、樟腦和檸檬精油。

這些化學物質有些並不會直接危害身體健康，不過絕大部份原料都會引起**過敏**、**精神茫然**、**肌肉疼痛**、**哮喘**、**關節疼痛**、**靜脈竇疼痛**、**身體疲憊**、**喉嚨疼痛**、**眼睛發炎**、**腸胃問題**、**喉炎**、**頭痛**、**頭昏眼花**、**淋巴腫脹**、**咳嗽**、**皮膚癢**或**皮膚發炎**。原本以為會讓自己聞起來更吸引人的香水或古龍水，沒想到卻成為傷害身體健康的凶手。

「香水和古龍水所使用的化學物質，其中高達95%都是來自石化製品！」我經常向人解釋，這些石化工業的副產品，由於無法使用在運輸工具上，因此只好用來當作「美容」產品。

我鼓勵所有人暫時遠離所有芳香產品。每當人們遠離芳香產品幾個月後，我還沒有看過任何人會再次著迷於這些香味。大部份的人都會覺得自己過去深愛的香水，如今聞起來卻像殺蟲劑或防蚊液。由於我已經多年未曾使用任何芳香產品，因此每當我聞到別人身上的香水或古龍水時，總會覺得那等於是把殺蟲劑噴到身上一般可怕。

有些人誤以為只有毒性的人工化學物質，才能有效驅趕害蟲。事實正好相反，根據愛荷華州立大學（Iowa State University）研究顯示，貓薄荷藥草（herb catnip）**精油的防蚊效果要比 DEET 防蚊液好上 10 倍**。印度瘧疾學會（Malaria Institute）研究人員也發現，自由樹籽油（neem seed oil）中的一種成份要比DEET防蚊液更加有效。此外，無論是美國國家研究學會（United States National Research Council）或是《美國蚊蟲控制協會期刊》（Journal of the American Mosquito Control Association）也都證實上述的發現確實可信。

許多人則是喜歡使用嬰兒用品，他們認為嬰兒用品應該比較天然、溫和、更適合敏感肌膚。但是最近研究發現，在嬰兒用品的洗髮精和潤髮乳裡，其實含有大量的 1,4- 二氧陸圜。對於動物來說，這種化學物質具有致癌性，因此也有可能會威脅人體健康。

染髮用品中的染色劑通常含有**煤焦油**成份，這種物質與癌症關係密切，包括**非何杰金氏淋巴癌**（non-Hodgkin's lymphoma）——不過我並不是說絕對不能染髮，而是最好選擇散沫花染劑和其他天然產品。根據國家癌症學會研究，**淋巴癌**病例中，有 **20%**都與染髮產品中的**人工染色劑**有關。即使是知名品牌的**牙膏**，也充滿大量人工化學物質，包括**糖精**、FD&C **藍色 1 號**、**聚山梨醇酯 80** 等致癌物質。至於牙膏中所添加的**氟化物**，也有提高罹癌機率的風險。

此外，婦女用品中的**衛生棉**和衛生護墊，由於全部都經過**漂白**，因此也有殘餘的毒素，這些毒素會導致**免疫系統失調**、**子宮內膜異位**、生殖系統罹患**癌症**。

乙醇是家庭清潔用品中常見的石化產品，可能引起**中樞神經系統遲緩**、**四肢麻痺**、**運動協調能力遲緩**、**視覺出現雙重影像**、**頭昏眼花**、**臉部泛紅**、**嘔吐**、**疲憊嗜睡**、**精神恍惚**、**昏迷**、**瞳孔放大**、**驚恐**、**體溫過低**，最嚴重者甚至造成**死亡**。

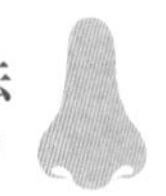

家裡最常見的兩種含有乙醇的用品為消毒水和芳香劑。沒錯，空氣芳香劑含有有害人體的石化製品。英國自然療法和按摩治療師——邁克爾·史特拉騰（Michael Van Straten）表示：「有些空氣芳香劑是藉由干擾人的嗅覺、侵襲鼻孔中細微毛髮來達到止臭目的。」

美國國家大眾健康中心（The United States National Public Health Service，隸屬於環境保護局）發現，所有受測者的脂肪裡，全都含有芳香劑中的**二氯苯**，這種人工化學物質會刺激皮膚和黏膜表層。此外，芳香劑和化妝品中的「香味」，含有多達400餘種不同的成份，這些「香味」絕大多數都是石化製品。醫生認為這種「香味」會**損害中樞神經系統**，讓人意志沮喪消沉、行為變得異常亢奮、情緒暴躁易怒、感覺無能為力等。

在溫暖的家裡，也隱藏著各種有毒化學物質的來源：廁所清潔用品、漂白水、地毯清潔劑、銀器清潔劑、玻璃清潔劑、烤箱清潔劑、去污粉、洗衣精、水槽清潔劑、衣物柔軟精、洗碗精、地板清潔劑、傢俱亮光劑。這些物品全部都充滿人工香味、甲醛、氯、石化製品、四氯乙烯、人工顏料、噴霧推進劑、阿摩尼亞、甲酚、乙醇以及其他許多化學物質。

洗衣精看似無害，事實上卻是**家裡最毒的物質之一**。當身體接觸洗衣精的毒素後，會引起許多皮膚問題、哮喘、類似感冒的症狀以及其他健康問題。

芳香劑和殺蟲劑含有另一種有害的物質：**甲醛**。我們在前面討論化妝品時，已經稍微提過一點甲醛的害處。甲醛除了可能是致癌物質外，也和先天性缺陷及基因突變有關。當人體吸進甲醛後，會引起**咳嗽、喉嚨腫脹、眼睛流淚、呼吸問題、喉嚨發炎、頭痛、發疹疲倦、異常口渴、作嘔、流鼻血、失眠、暈頭轉向、哮喘**等症狀。

傳統的地毯清潔劑含有會刺激呼吸系統的毒素，當清潔劑乾燥以後，殘餘的毒素會散布在空氣之中。水槽清潔劑、烤箱清潔劑、含有石化成份聚氨酯的地板和家具亮光劑等，全都含有強烈的毒性，並且會污染空氣。

在加拿大，法律並未規定清潔用品必須明白標示產品的所有成份，所以當消費者無意間購買和使用摻有毒性化學物質的清潔用品時，從不知道此舉已經危及自己的身體健康。

二、化妝品中的防腐劑

化妝品工業最常使用的防腐劑，除了殺菌劑（paraben）外，首推咪坐丁尿素（imidazolidinyl trea）和尿素醛（diazolidinyl trea）——它們已被美國皮膚學院（The American Academy of Dermatology）證實是引起皮膚發炎的主要原因。另有兩種化學防腐劑，分別為 Germall II 和 Germall 115，它們的殺菌能力都不是非常好，因此必須與其他防腐劑混合使用。這兩種化學物質都有毒性，其中 Germall 115 在溫度超過 37℃ 時會釋放甲醛。

◆甲基（methyl）、丙基（propyl）、苯甲酸乙酯（ethyl paraben）

主要是用來抑制微生物成長，延長產品的保存期限。雖然這幾種原料被化妝品業者廣泛使用，但它們具有強烈毒素，並會引起過敏反應。

◆礦脂（petrolatum）

一種礦物油，使用在皮膚上時往往會引發許多問題。礦脂會讓皮膚比較容易被太陽曬傷，干擾身體的自然保濕機制，並且導致皮膚乾燥粗糙。使用含有礦脂成份的化妝品，通常效果適得其反。化妝品業者之所以使用礦脂，是因為這種原料非常便宜。

◆丙二醇（propylene glycol）

原本是一種非常理想的物質，由植物甘油（vegetable glycerin）和穀物酒精（grain alcohol）天然物質混合而成。不過，現今丙二醇大多是人工石化製品，在化妝品中擔任乳化劑的角色，容易引起過敏和毒性反應。

◆ PVP / VA 異量分子聚合物（PVP / VA copolymer）

石油分解出來的化學物質，通常是使用在髮膠、燙髮和其他化妝用品裡。這種物質不但含有毒性，其中的微粒甚至可能會積存在肺部裡。

◆ 烷基硫酸鹽（sodium lauryl sulfate）

是一種用來製造泡沫的人工界面活性劑。這種物質會刺激眼睛、引起皮膚發疹、頭髮脫落、過敏反應等。有些化妝品經常喜歡將這項成份標示為「來自椰子」，以謊稱產品原料來自天然。

◆ 硬脂氯化物（stearalkonium chloride）

一種會引起過敏反應的化學物質，常見於潤髮乳和乳液中。這種原料最初是布料工廠裡的布料纖維柔軟劑，由於價格比蛋白質和天然藥草便宜，所以經常使用在潤髮乳裡，可是這種物質卻帶有毒性。

◆ 人工顏料

各種可以讓人變得更「美麗」的人工顏料都應該盡量避免使用。通常人工顏料在產品上會標示為沉澱顏料（FD&C）或色素（D&C），然後再加上顏色名稱和數字，譬如 FD&C 紅色 6 號或 D&C 綠色 6 號。研究證實，人工顏料會引發癌症。

◆ 人工香味

化妝品中所使用的人工香味，總共多達 400 餘種成份。但化妝品上只會籠統標示「香味」一詞，讓人完全無從得知其中的化學成份。這些化學物質會引起諸多問題，包括頭痛、頭昏眼花、發疹、色素沉澱、劇烈咳嗽、皮膚發炎。當化妝品並未明白標示原料成份而僅僅註明「香味」時，產品內通常都會含有人工香味，對於這種化妝品最好敬而遠之。

◆三乙醇胺（triethanolamine）

化妝品廠商經常使用三乙醇胺（triethanolamine）平衡產品的酸鹼值（pH）。許多廠商也會使用三乙醇胺，將脂肪酸（fatty acid）的酸性轉換為硬脂酸鹽（stearate），藉此作為清潔用品的基本原料。不過，三乙醇胺會引發眼睛、頭髮和皮膚的許多過敏反應。此外，長時間吸收三乙醇胺，體內會因此而產生毒素。

三、揮發性毒素——危險的家庭清潔劑

溫暖的家是每個人的天堂，在辛勤工作一天之後，回到家裡終於可以放鬆自己，並且重新儲備明天的精力。

但是對某些人來說，溫暖的家卻是疾病的淵藪。廚房的清潔用品、廁所的清潔劑、客廳的芳香劑，不斷散發各種有毒化學物質，使得身體在不知不覺中吸入許多毒素。

根據估計，加拿大家庭每年使用的全效清潔劑，合計高達5億4000公噸，相當於137架加滿油的波音747客機重量。使用清潔劑不但會影響人體的健康、飲用水和地下水的水質，同時也會危及野生動物和魚類的健康。當然，公司企業使用的清潔劑份量，比家庭更加可觀。

許多研究一致顯示，家庭清潔用品中的化學物質，往往會引發許多健康問題，包括**氣喘**和其他**呼吸疾病**、**先天性的缺陷**、**心臟病**和**癌症**。家庭清潔用品裡，總共含有8000餘種人工化學物質，但是其中僅有7%化學物質接受過對於人體影響的毒性試驗。而且這些試驗，並未徹底研究家庭清潔用品對於孩童、懷孕的婦女、老年人、免疫系統不健全的人的影響力。

此外，完全沒有任何實驗研究過，家庭清潔用品中的化學物質，經年累月下來對於健康的影響力。譬如，從來沒有任何研究人員探索過，廁所清潔用品中的化學物質與疾病之間的關連。

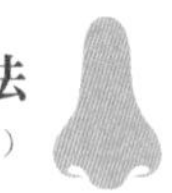

一項15年前的研究顯示，家庭主婦的癌症死亡率，要比職業婦女高出54%。研究人員推測，家庭主婦癌症死亡率之所以偏高，主要是因為經常暴露在危險的家庭清潔用品裡。經常暴露在含有毒性的化學物質中，死亡率難免會上升。

譬如說，**氯**是清潔用品中最常見的化學成份，同時也是最毒的化學物質之一。氯會造成**嘴巴**、**喉嚨**、**胃部疼痛**和**發炎**、**侵蝕黏膜表層**、**嘔吐**、**血液循環不良**、**神志不清**、**精神狂亂**、**昏迷**、**呼吸道嚴重刺激**、**肺氣腫**、**皮膚發疹**。**氯同時也與高血壓**、**貧血**、**糖尿病**、**心臟病**、**腸胃癌**等，都脫不了關係。普遍而言，漂白水、去污粉、消毒水、洗碗精裡，都含有氯這種成份。

多數清潔用品的氣體都是有毒的，然而大部份的人認為，若要適當的消毒家裡，避免細菌、病毒、黴菌或是其他病原體侵害，就必須使用危險的化學物品。這種觀念不但完全錯誤，並會對人體造成非常嚴重的影響。

切記，絕大部份的化學清潔用品，相對來說都算是新產品——人類直到1940年代才開始出現化學工業，以人類歷史而言，這段時間非常短暫，很難斷定每天暴露在化學物質裡是否安全。

另一方面，大部份的人都會認為，既然各級政府都允許使用化學物質，可見含有這些成份的用品一定非常安全。這又是另一個迷思。目前人們經常使用的化學物質，絕大多數都沒有經過研究證實其安全性。就算有些化學物質曾經接受過檢驗研究，其範圍也很少延伸到長期影響、隔代影響、或是人們經常接觸的數千種化學物質混合之後的影響。

政府制訂產品安全管理辦法的法律，通常需要費時許多年，新的法律須經過冗長的諮詢過程（業者必須確定法律通過後，他們仍然能保有利益），然後經由律師研究分析，政府才能立法並且實施。

此外，沒有任何法律可以要求產品廠商，詳細註明使用產品對於健康的「正常」影響或是長期影響。

1970 年以前，許多房子使用的油漆都含有**鉛**。鉛會**損害心臟**、**腎臟**、**腸胃**，並且導致**頭腦受損**。

許多研究均指出，二手菸對於人體的傷害更甚於抽菸。香菸中的許多有毒化學物質，往往會殘留在地毯裡，即使清潔後依然無法消除。

大部份新地毯中都含有甲醛，和刺激呼吸道的物質，這些物質會引發氣喘和過敏。甲醛同時還會引起噴嚏、刺激眼睛，導致呼吸急促等症狀。

家庭毒物檢測

以下的家庭檢測，可以幫助你了解目前自己的實際狀況。

回答下列的題目，當你的答案為「是」時，得到該題的分數；若你的答案為「不是」，或者你是使用在天然有機食品店購買的產品時，則該題得到 0 分。此外，如果你所使用的產品註明「有利於環境保護」，並不代表這項產品不會危及身體健康，因此該題還是要計算全部的分數。

□曾經使用過水槽清潔劑嗎？（3 分）

□家裡的地毯或傢俱使用過清潔劑嗎？（每使用過一種產品就得 2 分）

□家裡曾經請專人來清潔過地毯或傢俱嗎？（近兩年來每請過一次就得 3 分）

□使用含有化學成份的廁所清潔用品嗎？（2 分）

□清潔家裡或洗衣服時，會使用漂白水嗎？（2 分）

□洗衣服時，會使用衣物柔軟精，或烘衣服時會使用柔軟紙嗎？（3 分）

□曾經使用過烤箱清潔劑嗎？（3 分）

□使用洗碗精嗎？（1 分）

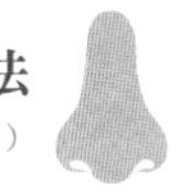

□使用家具亮光劑嗎？（1分）
□使用銀器擦拭劑或不鏽鋼清潔劑嗎？（3分）
□使用霉菌清潔劑嗎？（2分）
□使用去污粉嗎？（1分 ）
□使用玻璃清潔用品嗎？（1分）
□使用地板清潔劑嗎？（1分）
□使用全效清潔劑嗎？（2分）
□使用洗衣精嗎？（2分）
□在洗衣服時，會使用強力去漬劑嗎？（2分）
□會把衣服送去乾洗嗎？（3分）

檢視毒素得分

◆ 21以上：

你和你的家人，都已經暴露在充滿有毒化學物質的環境中，這種情況很可能已經危及身體健康和活力。你必須趕緊改用天然成份的家庭用品。

◆ 11～20：

你已經吸進許多有毒化學物質，這種情況很可能已經影響身體健康和活力，或是遲早會影響身體健康和活力。千萬不要再繼續使用化學成份的清潔用品，及早改用天然成份的清潔用品。

◆ 1～10：

你努力降低家庭裡有毒化學物質，而且表現不錯，不過仍然有改進的空間。不妨考慮將其餘幾項有毒化學用品改為天然用品。

◆ 0：

如果你的答案都非常誠實，那麼恭喜你，你已經成功把家庭裡的有毒物質降到最低點。

家庭裡清潔用品中的有毒化學物質

清潔用品	危險物質
空氣芳香劑	萘（naphthalene） 酚（phenol） 甲酚（cresol） 乙醇（ethanol） 二甲苯（xylene） 甲醛（formaldehyde）
全效清潔劑	阿摩尼亞（ammonia） 清潔精（detergents） 人工香味（artificial fragrances） 噴霧推進劑（aerosol propellants）
阿摩尼亞危險物質	阿摩尼亞（ammonia）
臉盆、浴缸、磁磚清潔劑危險物質	清潔精（detergents） 人工香味（artificial fragrances） 噴霧推進劑（aerosol propellants） 氯（chlorine）
漂白水危險物質	氯（chlorine）

地毯清潔劑危險物質	四氯乙烯（perchlorethylene） 萘（naphthalene） 乙醇（ethanol） 阿摩尼亞（ammonia） 清潔精（detergents） 人工香味（artificial fragrances）
洗碗粉危險物質	氯（chlorine）
洗碗精危險物質	清潔精（detergents ） 人工香味（artificial fragrances） 人工顏料（artificial colour） 阿摩尼亞（ammonia）
消毒劑危險物質	甲酚（cresol） 酚（phenol） 乙醇（ethanol） 甲醛（formaldehyde） 阿摩尼亞（ammonia） 氯（chlorine）
水槽清潔劑危險物質	鹼液（lye） 阿摩尼亞（ammonia） 石化製品（petroleum distillates）
衣物柔軟精危險物質	人工香味（artificial fragrances）

地板／家具亮光劑危險物質	酚（phenol） 硝基苯（nitrobenzene） 丙烯（acrylonitrile） 阿摩尼亞（ammonia） 清潔精（detergents） 人工香味（artificial fragrances ） 萘（naphthalene） 石化製品（petroleum distillates） 噴霧推進劑（aerosol propellants）
洗衣精危險物質	清潔精（detergents） 漂白水（bleaches） 人工香味（artificial fragrances ）
霉菌清潔劑危險物質	酚（phenol） 煤油（kerosene） 五氯酚（pentachlorophenol ） 甲醛（formaldehyde）
烤箱清潔劑危險物質	鹼液（lye） 阿摩尼亞（ammonia） 噴霧推進劑（aerosol propellants ）
去污粉危險物質	氯（chlorine） 清潔精（detergents）
銀器擦拭劑危險物質	阿摩尼亞（ammonia） 石化製品（petroleum distillates）
洗衣強力去漬劑危險物質	四氯乙烯（perchloroethylene）
玻璃清潔劑危險物質	阿摩尼亞（ammonia） 人工顏料（artificial colour ） 噴霧推進劑（aerosol propellants）

清潔用品中前20名有毒成份

成份	危險有毒的原因
丙烯（acrylonitrile）	有致癌風險。會引起呼吸困難、嘔吐、腹瀉、作嘔、虛弱、頭痛、疲憊。
烷基苯酚聚氧乙（alkylphenol ethoxylate，APE）	一大群會引起內分泌失調的化學物質，可能與人體腫瘤、癌症、畸形有所關連。
噴霧推進劑（aerosol propellants）	會引起心臟問題、先天性缺陷、肺癌、頭痛、作嘔、頭昏眼花、呼吸急促、刺激眼睛和喉嚨、皮膚發疹、皮膚灼傷、肺部發炎、肝臟受損。
阿摩尼亞（ammonia）	會引起眼睛和呼吸道發炎、結膜炎、咽喉炎、氣管炎、肺氣腫、肺炎、皮膚灼傷。
苯（benzene）	不僅是致癌物質，同時也會引起類似酒醉的行為、頭暈目眩、疲倦、沒有食欲。
氯（chlorine）	會引起嘴巴、咽喉、胃部疼痛和發炎。侵蝕黏膜表層、嘔吐、血液循環不良、神志不清、精神錯亂、昏迷、呼吸道嚴重發炎、肺氣腫、皮膚發疹，並且與高血壓、貧血、糖尿病、心臟病、腸胃癌有所關連。
清潔精（detergents）	比其他家庭用品含有更多有毒物質，會引起皮膚問題、類似感冒的症狀、哮瑞的情況、嚴重損害眼睛。如果誤食會嚴重傷害上食道。

乙醇 （ethanol）	會引起中樞神經系統遲緩、四肢麻木、非常亢奮、異常多話、運動協調能力受損、視覺出現疊影、頭昏眼花、臉部泛紅、嘔吐、疲倦嗜睡、精神恍惚、昏迷、瞳孔放大、驚恐、體溫過低和甚至死亡。
甲醛 （formaldehyde）	可能是致癌物質。與先天性缺陷和基因突變有關，吸入體內後會引起的症狀包括咳嗽、喉嚨腫脹、眼睛流淚、呼吸道問題、喉嚨發炎、頭痛、發疹、疲倦異常口渴、作嘔、流鼻血、失眠、頭昏眼花、哮喘。
煤油 （kerosene）	會引起中毒、耳鳴、胸口灼熱、頭痛、作嘔、虛弱、身體不協調、焦慮身體不協調、焦慮、神志不清、痙攣、昏迷、嘴巴灼熱、嘔吐腹瀉、嗜睡、呼吸急促、心跳加速、發燒、死亡。
萘 （naphthalene）	可能是致癌物質，會引起刺激皮膚、頭痛、神志不清、嘔吐、大量流汗、尿道發炎。暴露過量時有可能會造成死亡。
硝基苯 （nitrobenzene）	會引起皮膚發青、呼吸微弱、嘔吐、死亡。
五氯酚 （pentachlorophenol）	致癌物質。還會引起中樞神經系統遲緩、頭暈目眩、嗜睡、作嘔、發抖、沒有食欲、神志不清、肝臟功能受損。
四氯乙烯 （perchloroethylene）	吸入後會引起癌症、肝臟功能受損、中樞神經系統遲緩、頭暈目眩、嗜睡、作嘔、沒有食欲、神志不清。

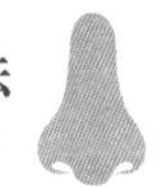

石化製品 （petroleum distillates）	一群含有不同毒素的化學物質，可能對腎臟、神經系統、呼吸道、皮膚都會有害。
酚 （phenol）	可能是致癌物質，會引起皮膚發疹、脫皮、膿包、蕁麻疹、灼熱、壞疽、嘔吐、血液循環不良、麻痺癱瘓、痙攣、冒冷汗、昏迷、死亡。
鹼液 （lye）	具有強勁侵蝕力的物質，可以直接腐蝕皮膚。即使是一小塊乾燥的結晶體碰到潮濕的皮膚，也會造成傷害。不過當鹼液與油脂混合做成肥皂時，就不會傷害皮膚。
烷基硫酸鹽 （sodium lauryl sulfate）	會傷害小孩的眼睛，引起掉髮問題，當烷基硫酸鹽與 DEA 二乙醇胺、MEA 乙醇胺、TEA 三乙醇胺混合一起時（經常在同一項產品內發現），就會產生致癌物質亞硝基胺。
三氯乙烯 （trichloroethylene）	可能是致癌物質，同時還會引起基因突變。引起的症狀包括腸胃不適、中樞神經遲緩、心臟和肝臟發生問題、麻痺攤瘓、作嘔、頭昏眼花、疲倦精神異常。
二甲苯 （xylene）	會引起作嘔、嘔吐、不斷分泌唾液、咳嗽、聲音沙啞、陶醉的感覺、頭痛、暈眩、頭昏眼花、耳鳴、神志不清、昏迷、死亡。

如何選擇清潔用品

你也可以採用天然產品自製清潔用品，譬如紅醋、小蘇打、蘇打水等。

小蘇打是一種非常好的擦拭粉、磨光粉和清潔劑，既可以吸收異味臭氣，又可發揮殺菌效果。芳香精油——譬如柑橘精油、茶樹精酒——不但具有絕佳的殺菌和抗菌功效，同時還可使家中氣味清新芬芳。當你在天然清潔用品裡加入天然芳香精油後，同樣可讓家裡達到氣味清新芬芳。檸檬汁則能除去衣服上的墨漬。

盡量避免使用所謂的空氣芳香劑，這種用品裡含有大量的有毒化學物質。

同時減少使用狀似「天然」的燃燒式精油燈，這些產品不但充滿人工化學物質，而且在使用時並不安全。當你想要清新室內空氣時，一定要使用純天然芳香精油，可以在天然清潔用品裡加進一滴精油，或是使用陶瓷精油薰香容器的加溫精油。

Chapter
04

28 日細胞分子矯正排毒原理

排毒是清除體內有毒物質的過程，藉此重新恢復身體自然痊癒的能力。

「28 日細胞分子矯正排毒計劃」針對整個消化系統、肝臟、膽囊、皮膚、腎臟、泌尿系統、脂肪、淋巴系統血液循環系統、心臟血管系統，設計出一套排毒方法，徹底實行之後，使整個人有如煥然一新。

日常生活中忽略的毒素危機

戴安就如同時下許多婦女一樣，每天不知不覺暴露在許多自己難以想像的有毒物質裡。早上起床後，她都會先洗個澡，這時身體便開始接觸氯和水中其他的污染物質。

接著，在身體抹上顏色與香味都十分迷人的**沐浴精**，其中充滿著人工顏料、人工香精、發泡劑和其他化學物質；她會用**洗髮精**和**潤髮乳**清洗頭髮，接觸更多的化學物質。然後，她會在身體塗上充滿人工化學物質的乳液，一整套流程下來，身體最大的排毒器官——皮膚，不斷地吸收這些毒素。

緊接著，戴安會使用含有重金屬鋁成份和其他有毒物質的**腋下體香劑**。然後再噴上充滿有害成份的**香水**，讓皮膚和呼吸器官整天都吸收這些有害成份。在吹乾頭髮之後，她會噴上充滿化學物質的**髮膠**，這些化學物質會經由皮膚和呼吸器官進入身體。戴安喜歡穿著美麗的衣服，但是她並不知道衣服裡，其實隱藏著許多有害人體的**洗衣精**、**衣物柔軟精**，以及**乾洗**時所使用的化學物質。

每當談到自己「健康的飲食習慣」時，戴安總是顯得非常驕傲，並且鼓勵自己孩子依樣畫葫蘆。每天早上，她都吃全穀玉米片加牛奶或是全麥麵包，但是她並不知道玉米片裡含有**防腐劑**和大量的**糖**，**牛奶**裡含有飼養乳牛時使用的成長**荷爾蒙**、**雌性激素**、**抗生素**，以及其他藥物。她又喝了一杯**柳橙汁**，不過這杯果汁裡同樣含有大量的**糖份**、殘餘的**農藥**、**除草劑**、**化學肥料**，和其他化學物質。緊接著，她拿起一顆蘋果準備在上班路上吃，並且喃喃自語：「每天吃一顆蘋果可以常保身體健康（An apple a day keeps the doctor away）。」

在開車上班的途中，戴安呼吸的**廢氣**中含有許多有毒物質，包括石化製品中的毒素、工廠、**香菸**以及數千種化學物質。在抵達辦公室後，她又開始呼吸新的辦公桌椅，和家具所散發出來的**甲醛**。

戴安工作的大樓屋齡只有 1 年，建造時所使用的許多裝潢建材

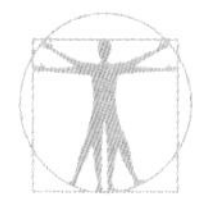

溶劑仍然**揮發化學氣體**，因此當她呼吸時，會在不知不覺間吸進許多毒素。緊接著，她又走到雷射印表機旁，拿起剛剛印出來的文件，然後用**影印機**影印許多副本。這段期間，她已經從墨水和**碳粉**裡吸進許多化學物質。

此時，珍妮絲剛好從旁邊經過，戴安立刻羨慕地聞出她擦了新的香水——這樣一來，便吸進更多的人工化學物質。不過戴安仍舊可以聞到對方身上的菸味，珍妮絲想用香水掩蓋菸味，可惜效果實在不佳。

在下班開車回家的路途上，一臉倦容的戴安，忽然間看見速食店的霓虹燈，她的內心開始天人交戰：今天晚上自己是否還有力氣煮晚餐？最後她決定停下來，走進速食店：「偶爾吃一次**炸雞**應該沒有什麼關係。」離開之前，她又拿了 1 袋麵包和 4 瓶**可樂**。「今天晚上孩子一定會非常驚訝。」如果戴安知道這一餐裡含有**人工香料**、**人工色素**、**益麵劑**、**糖份**、**人工糖精**、**荷爾蒙**，和**其他化學物質**，她也一樣會非常驚訝。

晚餐後，戴安已經累得快洗不動衣服，一邊使用充滿許多化學物質的洗衣精和衣物柔軟精，一邊喃喃自語：「還好天從外面買晚餐回來，我才有力氣洗衣服。」

戴安在這一天裡，總共接觸數千種有毒化學。事實上，不止是戴安而已，大部份人的生活都是如此。

毒素累積──肥胖的元凶

當毒素進入體內後會發生什麼情況？身體會經由腸胃蠕動排除某些廢棄物質，**肝臟**和**腎臟**會過濾其他的毒素，多餘的毒素會透過**皮膚**排到體外，**肺部**會清除部份毒素，**淋巴系統**掃除其他的有毒物質，血液也會帶走某些毒素。

不過，當身體無法應付我們所暴露的大量毒素時，又會發生什麼樣的情況？排毒器官會盡全力工作，有些器官甚至會毫不休息地工作，直到工作效率變得遲緩為止。

《身體復原計劃》（The Body Restoration Plan）一書作者寶拉·貝利·漢米爾頓博士（Dr. Paula Baillie - Hamilton）表示：「**大部份身體無法清除的化學物質，最後都會儲存在脂肪組織，主要是因為這些化學物質大多可以在脂肪中溶解。當這些化學物質儲存在脂肪中，並不代表它們不會傷害身體，損害脂肪的新陳代謝就是其中一項。**」

沒錯！**毒素會讓人變胖**，讓身體的脂肪愈來愈多，而且還讓減肥變得愈來愈難。不過毒素的害處絕對不僅止於此，毒素經常與許多疾病和身體失調有所關連。

毒素與疾病的關連

我認為，毒素與人類所有疾病和身體失調幾乎都有關連，包括各種**自體免疫疾病**（autoimmune disease），像是**關節炎、狼瘡、多發性硬化症、慢性疲勞症候群、纖維肌痛症**；荷爾蒙失調引起的疾病，像是**經前症候群、更年期症候群**等；心理層面的問題，像是**情緒沮喪、躁鬱症、精神分裂症、心情不穩定、過敏、消化不良、新陳代謝不佳、癌症**；腦部疾病，像是**阿茲海默症、帕金森氏症**。

我們始終認為各種疾病的原凶，應該是父母親傳給自己的不好基因。我們是整個大環境的受害者。事實上，基因也許是疾病的原因之一，不過其實影響力相當有限。

我們也許會責怪肉眼無法看見的病毒或細菌，對自己的身體產生如此龐大的影響。事實上，在疾病中病毒和細菌所扮演的角色，並不如我們所想的嚴重，而且正常健康的免疫系統還會隨時監控這些病原體。

我們也許會將疾病歸咎於年齡增長，畢竟老年人似乎總是病痛不斷。事實上，有不少老年人可以完全拒絕病痛。曾經在健康雜誌上看見一名 80 歲婦女的照片，她是一名彼拉提斯健身教練，能做出大部份 20 歲年輕人望而卻步的動作。

基因、病原體、年齡老化都會影響身體健康，但是毒素所扮演的角色更為重要。當毒素累積的速度比身體清除的速度快時，就會引發疾病——雖然不一定會馬上出現，不過遲早一定會發生。當我們感覺疲倦、身體疼痛、虛弱或是頭痛時，就是體內累積的毒素已經超過身體負擔的症狀。

情況聽起來似乎很嚴重，不過如果我們能夠適時清除體內大量毒素，事情還是有轉機。在接下來的章節裡，將會了解如何降低體內的毒素，改善身體的排毒能力。

缺乏運動，造成毒素累積

運動，或者應該說缺乏運動，也會讓毒素影響身體。運動能夠幫助身體細胞吸收更多的**氧氣**，可以讓細胞變得更純淨，可以幫助淋巴系統和血液循環系統清除損害組織和血液的毒素。

人在流汗的時候，身體可以經由皮膚排除毒素。如果你是從來不運動的人，毒素將會在體內不斷累積；如果你是偶爾運動的人，在運動量不足的情況下，健康狀況也很難有顯著起色。

運動對於我們的益處，包括：

- 增加活力
- 減低壓力
- 燃燒脂肪
- 加速新陳代謝
- 增加身體組織和器官的氧氣
- 強壯肌肉
- 改善姿勢
- 加強肺部功能
- 增加柔軟度

- 強化關節平衡
- 脊椎和臀部
- 加強身體的反應
- 平衡頭腦
- 穩定情緒放鬆心情
- 增加自信
- 幫助減輕體重或增加體重

如果缺乏適當的運動，也許會感覺疲倦、壓力沉重、體重過重、新陳代謝緩慢、骨骼質量很低、身體組織和器官無法獲得充足的氧氣、肌肉狀況和身體姿勢不佳、肺部功能不強、關節僵硬、脊椎和臀部不平衡、身體反應遲緩、腦部的左半邊和右半邊無法平衡、情緒無法放鬆，以及缺乏自信。

大部份的人都會表示：「是啊，是啊，我知道運動非常好，不過就是討厭運動呀！」無論是否喜歡運動，在「28日細胞分子矯正排毒計劃」裡，運動是不可或缺的一環。

你也許會相當驚訝，要如何在排毒過程裡進行運動？其實一點也不困難和麻煩，相反地，這些運動往往比想像的還要容易有趣多了。排毒過程中，主要的運動之一就是「走路」。

走路是一種非常美妙的運動！走路可以降低罹患癌症、心臟病、中風的機率，而且走路讓人受傷的機率非常低，同時能改善身體運用胰島素的能力，進而降低糖尿病的危險性，也可以強化骨骼，防止骨質疏鬆症，幫助減肥、改善睡眠品質、減輕壓力和沮喪、緩和經前症候群和更年期的症狀等。根據最新研究顯示，走路甚至可以降低膽固醇。

另一項研究顯示，每天走路45分鐘的婦女在罹患感冒後，痊癒的速度要比不運動的婦女快2倍。鹽湖城醫學中心研究發現，飯後走路的話，食物通過腸胃的速度會比較快，因為可以幫助消除輕微的消化不良症狀。《柏克萊大學健康刊物》（The Berkeley Wellness Letter）則指出，走路是保持背部健康最完美的運動。

麻薩諸塞大學健康中心（Center for Health and Fitness at the University of Massachusetts）研究人員發現，只要快步走路 40 分鐘，便能讓焦慮的情緒降低 14%。

除了以上種種好處，走路還可以改善人際關係。根據加州大學聖地牙哥分校人類實驗室（Physiology and Human Performance Laboratory at the University of California）研究顯示，年齡在 35 歲至 65 歲之間的健康男子，規律運動的人要比不運動的人更常擁抱和親吻妻子，魚水之歡的次數也比較頻繁，甚至持久力會更為增強，更容易達到激情高潮。

此外，走路還可以**降低血壓、降低腸癌的機率、提高免疫系統能力、刺激淋巴系統**。因此在「28 日細胞分子矯正排毒計劃」裡，你每天都必須走路。

事實上，有些排毒計劃確實認為運動與排毒沒有必然的關係，不過這種說法完全錯誤，他們如果不是在欺騙你，就一定是想要討好你，實在不可盡信。

身體需要許多營養才能進行排毒過程。如果缺乏適當的營養，毒素累積的速度會比消除的速度還快。

「28 日細胞分子矯正排毒計劃」並不採取只喝水的禁食法，你在進行這項排毒計劃期間絕對不會飢餓難耐。你也不會連續數天只吃蘋果而拒絕正餐，反之，還可以享用各種美味的食物和可口的飲料，讓你完全忘記自己正在進行排毒計劃。

全身排毒，自我療癒第一步

排毒真的有效嗎？讓我解開迷思，告訴你答案：是的，排毒真的有效！

在接受「28日細胞分子矯正排毒計劃」之後，我個人的生命從此獲得新生，許多接受此排毒療法的人，也有如獲至寶的感覺。

1個月之內，困擾羅妮長達6年的慢性背痛就此消失；諾姆罹患的嚴重纖維肌痛，也在1個月之內減輕許多；珍妮在清除體內毒素幾個月後，心情已經出現明顯改善，因此可以停止服用抗憂鬱藥；康莉的纖維肌痛在1個月之內完全消失；寇克的鼻子經常因為季節變換而過敏，沒想到這多年來的夢魘，竟在清除體內毒素1個月後不藥而癒；達拉的高血壓在排毒2個月後恢復正常。其他接受排毒計劃的人，都曾經體驗過體重減輕、活力增加、關節炎病情趨緩等。

根據研究顯示，排毒確實成效卓著，儘管各種排毒方式有所出入，但都有驚人的成效。

美國加州潘格洛夫市傳統療法中心（Center for Conservative Therapy in Penngrove，California）曾經進行一項研究，讓174名高血壓患者接受為期11天的禁食治療。禁食結束後，90%參與者血壓指數都可以達到140／90，進步非常顯著。高血壓愈嚴重的人，往往血壓改善的幅度也愈大。許多人甚至可以停止服用高血壓藥，有42名患在研究結束後，血壓依然持續出現明顯改善的情況。

挪威的研究人員發現，禁食似乎可以減輕風濕性節炎的症狀。27名關節炎患者，接受為期28天的飲食全素排毒課程，1年後這些患者病情出現明顯改善。關節比較不疼痛、不僵硬、不腫脹，而且身體也比從前健康有活力。

科學家研究發現，短期排毒甚至還可以延長人類的壽命。

日本福岡九州大學（Kyushu University in Fukuoka . Japan）研究人員發現，**每隔2週就連續禁食4天的老鼠，往往比正常飲食的老鼠更加長壽。**

國家老化學會（National Institute on Aging）發現，排毒與嚴格

限制飲食的熱量，都可以大幅增加人類的壽命。有時候，排毒的效果甚至更加明顯。

許多研究則是顯示，定期的短時間**禁食**可以**降低低密度脂蛋白膽固醇**（LDL cholesterol，也就是不好的膽固醇）、**增加胰島素的敏銳度**、**刺激生長激素分泌**、**降低病毒感染機率**、**保護頭腦避免受到刺激性毒素**（excitotox-in，一種人工食物原料，具有數種危險氨基酸結合之後的特徵，會過度刺激人體的神經系統，刺激性毒素包括**味精** MSG 和**阿斯巴甜代糖** aspartame）影響。

因此，定期的短時間禁食可以改善睡眠品質、增加精神專注力、保持更充沛的活力、以及維持更穩定的情緒。

上述只是證明排毒有效研究的其中一小部份，雖然仍需要更多的研究，進一步證明排毒無窮的功效，不過我想對於親身嘗試過排毒的人來說，他們完全無須實驗證明自己切身的感受。

在「28 日細胞分子矯正排毒計劃」幫助下，清潔身體排毒器官的成果，保證會讓你驚豔不已。

人體的自我排毒機制

身體內許多器官的主要功能都是清除廢棄物：有時候是清除身體內部製造出來的廢棄物，譬如因為壓力分泌出來的荷爾蒙（內毒素，endotoxin）；有時候則是消除來自食物、空氣、藥物、生活習性、環境中的廢棄物（外毒素，exotoxin）。人體擁有為數眾多的排毒系統，可以針對不同種類的毒素進行排毒工作。

這些排毒系統包括：**消化系統**，尤其是**腸**、**肝臟和膽囊**、**腎臟**和**泌尿系統**、**淋巴系統**、**皮膚**、**肺**和**呼吸系統**、**血液循環**和**心血管系統**、**脂肪儲存**（脂肪儲存其實並非人體的排毒系統，不過一旦體內累積的毒素已經嚴重造成其他系統過多的負擔時，身體自然會利用脂肪儲存這種機制來化解毒素）。

大部份排毒系統都需要依靠許多器官共同合作，整個排毒系統才能順暢發揮正常功能。

消化系統──胃、小腸、大腸、肝臟和膽囊

消化系統包含許多器官，主要是胃、小腸、大腸、肝臟和膽囊。雖然在教科書裡，通常消化系統並不包含牙齒，不過我認為牙齒、唾腺和嘴巴，應該也屬於消化系統的一部份。

當你開始進食時，消化過程也立刻展開。先由牙齒打頭陣，把食物磨成其他消化器官可以處理的細小微粒，接著唾腺分泌有助於消化食物的液體，這種液體中充滿所謂的酵素（enzyme）物質，可以把食物分解成澱粉和糖。

家長通常會告誡孩子吃東西要細嚼慢嚥，這些叮嚀完全正確。如果你吃東西時狼吞虎嚥，身體等於跳過消化過程中的第一個步驟。當你把食物嚥下後，食物會經過食道，然後往下抵達胃部。胃會分泌胃酸（hydrochloric acid），藉此分解蛋白質食物。

腸道──進入循環全身的血液中

緊接著，食物會進入小腸。此時，食物中的養分和毒素，都會被腸壁所吸收，然後進入循環全身的血液之中。進食之後，如果腸子缺乏正常的蠕動，毒素就會在腸壁上累積，進而被腸壁吸收進入血液。倘若情況嚴重，甚至有可能會阻礙身體吸收營養。

肝臟會產生一種名為膽汁的綠色物質，並儲存在膽囊中，視情況需要再加以分泌。膽囊會釋出膽汁藉此幫助脂肪分解，並且刺激腸子收縮將廢棄物推出。其後，剩餘的廢棄物會被向下推至大腸。人體的消化道總長約為 10.7 公尺，除了分解食物，還可以吸收養分和清除剩餘的廢棄物。

消化道的面積要比皮膚大上整整 100 倍，其中含有大量的微生

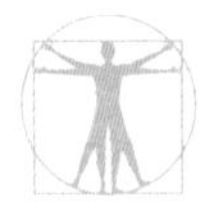

物，藉此幫助分解食物、養分吸收和清除廢物。事實上，消化道裡的微生物數量，甚至比身體上的細胞數量還多。

一般來說，這些微生物往往製造出對身體非常重要的養分，經由腸壁吸收後進入循環全身的血液。但是，有時候這些微生物也會因為不健康的生活型態（譬如攝取過多糖份、有害的脂肪、人工化學物質，因為壓力而分泌的荷爾蒙及其他因素等）而生長過盛。當這些微生物生長過盛時，有些會產生危害人體的毒素，並且同樣會經由腸壁吸收進入血液。

當腸子無法不斷「沖刷」毒素的殘渣時，這些渣滓中的毒素和細菌往往會被再次吸收，最後進入血液並且流經全身。由於食物中的維他命和礦物質，已經先行被腸壁吸收進入血液，因此腸道中如果還有剩餘殘渣，腸壁和血液只能吸收其中的毒素。此時身體不但無法吸收營養，甚至還有可能因此而中毒。

當腸子不斷累積毒素時，血液循環會導致全身充滿毒素，而無法吸收食物和補品中的營養，這兩種情況足以引發各種危害人體健康的問題。沒錯，如果你的腸道充滿有毒殘渣，無論你服用多少保健食品，對於健康都將毫無助益。就算你吞下整罐的鈣片、維他命C或是礦物質補充品，身體仍然完全無法吸收任何養分。

肝臟和膽囊──吸收、儲存養份、清除廢棄物

肝臟在身體右側、胸腔下方，是身體裡相當大的器官。肝臟擁有多達500餘種功能，比人體其他任何器官負擔更多工作。一般而言，肝臟能否保持正常功能，對於人體健康影響甚鉅。

肝臟可以新陳代謝人體中每天所產生的荷爾蒙、外來化學物質和廢棄物。此外，它還負責生產膽汁和淋巴液，後面會再來深入討論這兩種情況。肝臟能夠生產凝血因子，幫助吸收、儲存脂溶性維他命、碳水化合物和礦物質。

另一方面，肝臟還可以儲存多餘的血糖，藉此調整人體血糖的高低。當身體血糖過高時，肝臟先把多餘的血糖儲存為糖原（glycogen）。當身體需要精力時，肝臟再將糖原釋放出來，並且轉換成為活動所需的葡萄糖。

膽囊是一個非常小的器官，在胃、腸中間的區域與肝臟相連，有點像是藏在肝臟底下的一個小袋子。主要功能為收集肝臟產生的膽汁，然後將膽汁送進腸道膽汁為綠黃色的液體，不但可以幫助腸子清除廢棄物，同時也助於分解脂肪。

腎臟和泌尿系統──維持身體平衡

腎臟是腹腔裡的兩個小器官，主要功能包括：維持身體均衡，尤其是體內液體和鈉的均衡；將體內毒素排泄到尿液中；藉由產生荷爾蒙調整血壓高低。腎臟會分泌增加血壓的荷爾蒙，在血液源源不斷流進腎臟的情況下，它才可以發揮正常的過濾功能。身體逐漸擺脫毒素負擔後，血壓也會恢復正常。

腎臟會讓絕大部份的物質進入尿液，然後過濾尿液、再次吸收身體所需要的物質。這些物質包括在血液全身循環之後，仍未被身體吸收的葡萄糖（身體維持正常功能所需要的糖份）、氨基酸和礦物質。

人體中的許多毒素，都是身體正常新陳代謝下的副產品，這些毒素會經由腎臟排至尿液裡。

此外，腎臟還可以調節人體內的液體含量：假若你飲用許多液體，就會頻頻上廁所；如果你很少飲水，排尿量也會降低。腎臟的這個功能，可以防止身體發生脫水或是含水量過高的情況。同時，腎臟還可以監測身體的鹽分含量。大部份的人所攝取的鈉，遠遠超過身體所需，這種情況會帶給腎臟相當程度的負擔和壓力。

某些研究顯示，**鈉在石器時代相當稀有珍貴**，但是當時人們的食物中卻含有**大量的鉀**。因此**腎臟逐漸形成一種比較容易儲存鈉、**

輕易排泄鉀的運作機制，但是這種情況正好與現代人的飲食狀況完全相反。由於過量的鈉會帶給腎臟額外的負擔，因此腎臟必須工作得更辛苦，才能維持體內礦物質的平衡。

在「28 日細胞分子矯正排毒計劃」裡，我們會排除飲食中過多的鈉，如此腎臟才能有更多的精力去清除身體的毒素。

同時，腎臟還會保持身體的酸鹼平衡。由於現代人的飲食裡，經常包含大量的酸性食物，因此維持身體的酸鹼平衡，對於腎臟來說是一項相當不容易的工作。在食物中含有大量酸性的情況下腎臟必須加倍努力才能完成工作，長期下來，功能便會愈來愈差。

如果要腎臟發揮所有的功能，就需要適當補充液體。換言之，如果你飲水不足，腎臟就無法發揮正常功能，身體細胞將會逐漸開始脫水，進而導身體各方面的功能也逐漸失靈。大部份的人，所飲用的水分都不夠，在細胞無法浸在液體中的情況下，身體各方面的功能也就無從正常運作。如果這種情況一直不想辦法改善，身體遲早會出現問題。

皮膚──保護身體的前哨站

皮膚是人體最大的器官。皮膚可以保護身體，避免受到周遭環境侵襲（有時候甚至因此而被拍打），幫助身體進行排毒 ，保護組織和器官免於傷害。此外，皮膚還可以反映出身體的深層情況，也就是人體內在的健康情形。

有時候皮膚會暴露出體內毒素過多、壓力太大、荷爾蒙失調或是營養不足等問題，因此，從身體內部來解決皮膚問題，效果往往會比塗抹乳霜或是藥膏來得有效。

當皮膚發生問題時，通常表示身體其他的排毒器官負荷過重，因此皮膚得被迫處理超過能力範圍的毒素，於是難免就會出現**紅疹**、**蕁麻疹**、**痤瘡**、**粉刺**、**牛皮癬**或**濕疹**等問題。

根據中醫的說法，皮膚發生問題通常是顯示肺臟壓力沉重、或是負荷過多的毒素。傳統中醫的診斷方法，與西方醫學截然不同。中醫認為，身體有許多不同的途徑，可以將精力輸送到所有器官、組織和細胞，而皮膚問題正好就是肺臟經脈受到阻礙的徵兆。我將會在 Chapter 10 裡，再來深入討論這方面的問題。

肺和呼吸系統──輸送氧氣至全身

長期不斷咳嗽、流鼻水、支氣管發炎、氣喘、鼻竇炎，往往是呼吸系統負荷過多毒素、急需進行清理的徵兆。人類能夠呼吸，完全是倚賴呼吸系統，包括鼻子、靜脈竇、咽頭、咽下部、喉頭、聲帶、氣管以及肺部。雖然以上所有部位均缺一不可，不過在此，我們主要是討論生命最重要的器官之一──肺部。

空氣在進入上呼吸道之後，會在胸腔後方分開進入兩個支氣管，然後再進入更小的細支氣管，最後抵達數百萬個極為微小的肺泡氣囊，血液就是在此獲得氧氣。當氧氣與紅血球結合後，再經由血液將氧氣輸送至全身各個部位。

每次呼氣時，肺部就會釋放出二氧化碳。肺部非常容易受到空氣污染的影響，包含微生物、人工化學物質、灰塵、污染物等，因為這一切都需要經由肺部過濾才會進入人體。

淋巴系統──排毒的關鍵

大部份的人從未聽過淋巴系統，這可是人體最主要的排毒系統之一。事實上，只有當身體能夠有效率地進行排毒時，一個人才有可能生氣蓬勃。

《一個新的開始──朝向合適的生活》的作者哈維．戴蒙（Harvey Diamond）認為，淋巴系統是「保持身體健康最重要的因素」，我完全同意這種說法。可是當你健康發生問題時，是否有任何醫生告訴過你是淋巴系統負荷過重？是否有醫生、護理師、老師、政府衛生官員，向你解釋過何謂淋巴系統？因此我想有必要在此向大家介紹一下這個「保持身體健康最重要的因素」。

淋巴系統是一種由充滿液體的**淋巴結**（node）、**淋巴腺**（gland）、**淋巴管**（tube）所組成非常複雜的網狀系統，在浸濕身體細胞、帶走組織的廢棄物後，讓身體重新恢復正常狀態。

換言之，淋巴系統就像全身組織的**清掃系統**。首先，由淋巴系統的淋巴液懸浮毒素，接著，身體再拾起累積在每個細胞裡的廢棄物，最後在分解之後清除這些毒素。

一般來說，**身體中淋巴液的含量，要比血液多出整整3倍**。血液是靠著心臟跳動來流動，淋巴液則是仰賴身體的活動來流動。因此，如果你**缺乏適度運動**、或是喜歡賴在沙發上看電視，淋巴系統無法完全發揮應有的功能，**無法有效完全清除身體組織中累積的毒素**——包括新陳代謝過程中產生的廢棄物、脂肪顆粒、化學物質等，身體當然會發生很多問題。

當淋巴系統無法完全發揮正常功能時，往往會出現以下的情況：**體重增加、身體疼痛、纖維肌痛、全身無力**，以及其他生病的徵狀。當你愈少活動身體時，就會有愈多的毒素鬱積在淋巴系統裡，進而發生淋巴系統**腫脹**的情況。

淋巴系統能否發揮正常功能，壓力也是其中一項非常關鍵的因素。暢銷書《甩掉頑固脂肪全計劃》（The Fat Flush Plan）作者安·吉圖曼（Ann Louise Gittleman）指出：「呼吸時所牽動的肌肉和動作，是身體推動淋巴液最主要的方式。然而當人處於壓力當中時，呼吸卻會變得非常淺薄。」安·吉圖曼表示：「**許多案例顯示，腫脹的身體組織往往會讓人膨脹。許多專家認為，遲緩的淋巴系統直接關係到脂肪團的形成，因為當淋巴液流動遲緩時會『黏在脂肪細胞上』。**」

此外，膨脹的身體組織會妨礙細胞正常地吸收氧氣和養分。因此，處於飢餓狀態下的細胞，當然就無法展現最佳功能。

血液循環和心血管系統──攜帶含氧的血液循環全身

日常生活中擦傷膝蓋和割傷手指的等事情在所難免，因此大家對「血」應該都不陌生。但很少人清楚了解，循環至全身的血液，到底是如何幫助身體排毒。首先，血管攜帶充滿**氧氣**的新鮮血液循環全身，讓身體細胞、組織、器官都能浸潤在氧氣裡，進而完全發揮所有的功能。

緊接著，淋巴系統開始清掃體內毒素，然後將毒素傾倒在血液中，再由血液把這些毒素帶至腎臟、肝臟或其他排毒系統。

血液把氧氣帶到身體各處、並且把體內毒素帶走，心臟則是幫助血液循環全身的泵浦。因此，假使沒有養成規律運動，增加心跳、促進血液循環，身體細胞將無法獲得充分的氧氣，體內毒素也就無從清除。

脂肪儲存毒素──可怕的肥胖元凶

雖然脂肪並不能算是器官，也算不上是排毒系統，但是**當體內毒素無法被分解或清除，尤其當淋巴系統無法發揮正常功能時，毒素便會儲存在脂肪之中**。

不妨仔細觀察一下，許多女人──甚至包括身材健美的女人或是女性運動員，身上都還是有脂肪團。無論你如何努力運動，脂肪團終究不會消失，這種情況主要是因為**淋巴系統無法完全清除體內大量毒素，因此只能將多餘的毒素儲存在身體脂肪或脂肪團中**。

如果能盡量減低暴露在毒素中的機會，盡可能清除體內多餘的毒素，就愈有機會消除身體多餘的脂肪和脂肪團。在後面章節中，將會進一步詳細介紹以上這些器官和系統。

「28 日細胞分子矯正排毒計劃」針對不同的器官系統，使用各種藥草、食物、果汁和療法，讓所有排毒器官和系統變得更有效率。

排毒速度，因人而異

每個人的排毒速度都不一樣，因此即使暴露在相同的有毒環境裡，卻可能出現完全迥然不同的影響——譬如，有些人可能會感覺自己已經走到鬼門關前，有些人卻根本沒有任何症狀徵兆。1987 年 12 月，《發現雜誌》（Discover Magazine）報導，美國華盛頓特區有一對 10 個月大的異卵雙胞胎女嬰，雖然兩人血液中的含鉛量一樣高，但是其中一名女嬰卻完全沒有任何症狀，另一名女嬰則是出現失眠、任性古怪以及便祕等鉛中毒的徵兆。

雖然嬰兒剛出生時，體內就充滿可以排毒的酵素，不過由於嬰兒體重非常輕，相對來說，呼吸就變得格外沈重，再加上嬰兒排毒的速度比成年人慢，因此**嬰兒比較容易受到各種毒素的影響**。

根據研究顯示，亞洲人新陳代謝的效率往往比歐洲人出色，可見某些人在排毒過程裡，似乎先天上就有基因方面的缺陷，因此這些人比較容易受到毒素影響。一般來說，排毒的效率和速度，關乎排毒過程裡所運用的酵素數量和能力。

酵素存在於所有生物當中，是一種形式非常特殊的蛋白質，可以加速化學過程的速度。人體中所有功能都需要酵素幫助——包括消化、清潔、排毒。

如果沒有酵素，生物根本無法存活，消化、清潔、排毒等工作也不可能完成。我會在後面的章節裡，繼續介紹食物裡的各種酵素。

營養狀況，是影響身體能否有效排毒的另一個關鍵。由於身體需要特定的維生素、礦物質以及其他營養，才能製造酵素以推動各種器官發揮正常功能。因此，假使一個人的飲食中缺乏這些營養，酵素就會逐漸停頓、遲緩、無法在排毒過程中完成特定工作，身體也就更容易受到毒素的影響，譬如說，Chapter 2 裡曾經談過一個例子，無法分解並且將殺蟲劑排出體外的人，往往比較容易罹患阿茲海默症。

體內累積毒素的多寡，會影響到排毒過程需要多久才能恢復正常功能。這種情況有點像是衣服上不小心灑到一點葡萄柚汁，假如立刻處理，污點會比較容易去除，但是倘若一個星期後才去清洗，恐怕很難恢復衣服原貌。

如果經常處於非常緊張的狀態，身體各種功能都無法發揮最佳功效。這是因為身體必須清除由緊張，而產生的荷爾蒙所製造的毒素，於是增加過濾其他物質的負擔。

此外，有些來自身體之外的人工化學物質，身體可能無法有效、甚至根本沒有任何方法可以將其清除。根據美國環境保護局（United States Environmental Protection Agency，EPA）調查顯示，目前人類約使用了 50 萬種化學物質，而且每年還繼續增加 5000 種新的化學物質，難怪有些化學物質身體根本無法應付。

當身體發現某些化學物質難以清除時，就會將它吸收並且轉換成為脂肪組織的一部份，因此這些化學物質會長時間停留在體內。當身體必須消除脂肪中的囤積物時，勢必會明顯降低身體排毒的速度。

當身體各種排毒方法效率不一致時，也會降低排毒的速度。讓我以淤積的河流作比喻，一條原本流速湍急的河流，在經過淤積的河段時，流速不但會減緩，有時河水還會泛濫成災。

人體內的毒素就有如流經淤積處的河水般，排毒過程必須在平衡狀態下進行，如此所有器官在完成自身的工作後，才能順利將毒素送到下一個器官。如果毒素不斷在體內蓄積或是傾瀉而出，人體就會感覺不適，並且出現某些負面症狀，甚至生病。

儲備後勤，支援排毒需要的營養

根據最新研究顯示，許多維生素、礦物質以及其他營養，有助於身體排毒發揮最佳功效。

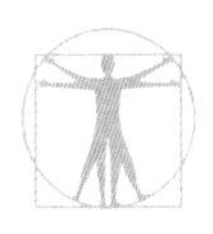

這些維生素包括**胡蘿蔔素**（beta carotene，可以轉換成為維生素A）、葉酸（folic acid，可以轉換成為維生素 B_9）、**菸鹼酸**（niacin，可以轉換成為維生素 B_3）、**泛酸** pantothenic acid，可以轉換成為維生素 B_5）、核黃素（riboflavin，可以轉換成為維生素 B_2）、硫胺素（thiamine，可以轉成為維生素 B_1）、維生素 B_{12}、比哆醇（pyridoxine，可以轉換成為維生素 B_6）、維生素 C、維生素 E。

身體需要的礦物質則有：鈣（calcium）、銅（copper）、鐵（iron）、鍺（germanium）、**鎂**（magnesium）、錳（manganese）、**鉬**（molybdenum）、**硒**（selenium）、**硫離**（sulphur）、**鋅**（zinc ）。

此外，其他的營養像是酮戊二酸（alpha-ketoglutaric acid）、**葉綠素**（chlorophyll）、膽鹼（choline）、氨酸（cysteine）、**消化酵素**（digestive enzyme）、脂肪酸（fatty acid）、甘胺酸（glycine）、**卵磷脂**（lecithin）、穀胱甘肽（1-glutathione）、甲硫胺酸（methionine）、N- 乙醯基半胱胺酸（r-acetyl cysteine）、水飛薊（silymarin）、牛磺酸（taurine）等，也都有助於身體內部的清潔。

你並不需要熟記這些營養成份，這裡只是要強調，如果飲食缺乏適當的營養，將會嚴重影響身體應付毒素侵襲的能力。

事實上，其他營養對於身體保持正常功能，同樣非常重要，不過上述各種營養對於消化道、肝臟、腎臟、皮膚，以及其他系統排毒，具有特定助益，確實已經廣泛獲得各方證實。

接下來的表格裡，還會詳細列出各種有助於身體排毒的維生素和礦物質，並且清楚解析，可以從哪些食物中獲取這些維生素和礦物。

你也許會懷疑，為什麼許多食物都未出現表格中？這絕非我的疏忽，而是因為人體可以從不同的食物裡消化吸收各種營養。譬如，牛奶和乳製品裡含有鈣，但是卻無助於人體排毒。

事實上，人類根本不適合攝取牛奶和乳製品。雖然許多文章不斷宣稱，牛乳和乳製品可以提供鈣質，但是，某些土壤裡也含有大量的鈣，難道說人也應該吃土嗎？

身體必須先消化、吸收，才能得到食物中營養的好處。牛奶和乳製品裡的確含有大量的鈣，但是在消化、吸收的過程裡，身體會產生許多問題，而那些鼓吹攝取牛乳及乳製品的「專家」，並未考慮到這些基本的生化轉換機制（biochemisery），也並未注意到身體到底是否確實使用到這些營養。

雖然根據實驗室研究顯示，乳製品食物含有大量的鈣，但是人體的情況與實驗室並不相同，當然實驗室也無法複製人體的情況。此外，每個人的身體情況都不盡相同，實驗室也無法針對每個人的生化狀況來做單獨研究。

乳製品在身體裡會變得非常酸，於是酸性血液會從骨質中釋放出鈣，藉此中和血液中的酸性。聲名卓著的微生物學家和營養學家楊格（Dr. Robert O. Young）以及芮福（Shelley Redford）在彼此合寫的著作《酸鹼奇蹟：均衡的飲食讓人重獲健康》（The pH Miracle:Balance Your Diet, Reclaim Your Health）中指出：「當身體中的液體和組織呈現強烈酸性時，就會形成疾病。」他們認為：「無論老師及父母如何叮囑你要多喝牛奶、無論牛奶的廣告多麼可愛動人，但其實乳製品有益健康的說法，完全是沒有任何事實根據的文化迷思。

即使母牛是生長在烏托邦的環境裡，生產出來的牛奶完美無瑕，我們依然必須弄清楚一件事實：牛奶是小牛的食物，並非人類的食物，人類所需要的營養與小牛並不相同……事實上，沒有任何其他動物，會在脫離嬰兒階段後還喝母奶；也沒有任何動物，會喝別種動物身上流出的奶水！」

著名營養學者哈維 ·戴蒙（Harvey Diamond）認為：「長久以來，大家已經養成習慣，一旦提到蛋白質就會想到肉，而提到鈣的最佳來源又能防止骨質疏鬆的最好食物，就會想到乳製品。」不幸的是，如果攝取過量的乳製品，不但會讓身體變成酸性，同時更會形成排毒問題。此外，當身體必須使用鈣質中和血液中的酸性時，又會造成身體在排毒過程裡缺乏適當的鈣。

身體在排毒過程裡需要許多營養，下列為排毒過程中不可或缺的維生素和礦物質。雖然這份表格無法詳盡列出所有排毒過程裡所需要的營養，但是卻可以讓你完全了解，均衡營養對於身體排毒的重要性。

排毒需要的營養／最佳食物來源

維生素	最佳食物來源
胡蘿蔔素（beta carotene）	山藥、胡蘿蔔、甜菜、綠葉蔬菜、甜瓜、大黃瓜
葉酸 B_9（folic acid）	蘑菇、堅果、全麥、花椰菜、蘆筍夾、萵苣、菠菜、甜菜、地瓜、綠葉蔬菜
菸鹼酸 B_3（niacin）	鱷梨、棗子、無花果、綠色蔬菜、全麥、糙米、葵花籽
泛酸 B_5（pantothenic acid）	綠色蔬菜、豆莢、甘藍菜、花椰菜、豌豆、地瓜、全麥、糙米
核黃素 B_2（riboflavin）	全麥、杏仁、葵花籽、葡萄乾、蘆筍、花椰菜、綠葉蔬菜
維生素 B_1（硫胺素，thiamine ）	糙米、堅果、堅果醬、燕麥、蘆筍、甜菜、綠葉蔬菜、洋李、葡萄乾
維生素 B_{12}	海藻、香蕉、花生、康科德葡萄、甘藍
維生素 B_6（比哆醇，pyridoxine）	香蕉、鱷梨、全麥、甜瓜、核桃、大醇豆、花生、綠葉蔬菜、青辣椒、紅蘿蔔

維生素 C	柑橘、蘋果、草莓、甜菜、菠菜、甘藍菜、花椰菜、花椰菜、番茄、地瓜、胡椒、木瓜、瑞士甜菜、南瓜
維生素 E	全麥、甘藍菜、綠葉蔬菜、菠菜、低溫壓榨蔬菜油、大豆、糙米

排毒需要的營養 / 最佳食物來源

礦物質	最佳食物來源
鈣（calcium）	綠葉蔬菜、豆腐、大豆、豆漿、杏仁角豆、芝麻、芝麻醬、四季豆、核桃、小米、海藻、紅蘿蔔汁、燕麥、花椰菜
銅（copper）	杏仁、花生、脫水豌豆、脫水豆莢梨、洋李、櫻桃、柑橘、葡萄乾、全麥、燕麥、綠葉蔬菜
鍺（germanium）	大蒜、椎茸、蘑菇、洋蔥、全麥
鐵（iron）	杏仁、桃子、香蕉、葡萄乾、無花果全黑麥、核桃、海藻、脫水豆莢、綠葉蔬菜、蘆筍、馬鈴薯
鎂（magnesium）	蘋果、無花果、檸檬、桃子、甘藍菜、萵苣、芹菜、苜蓿、甜菜、全麥、糙鎂米、芝麻、葵花籽、杏仁、蜂蜜
錳（manganese）	堅果、全麥、菠菜、甜菜、甘藍菜、豌豆、海藻、茶葉、杏仁、藍莓、香蕉、柑橘
鉬（molybdenum）	糙米、小米、蕎麥、豆莢、綠葉蔬菜、全麥

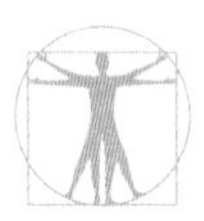

硒（selenium）	糙米、大豆、巴西堅果、海藻、大蒜、蘑菇、鳳梨、洋蔥、番茄、花椰菜
硫（sulphur）	蘿蔔、甘藍、洋蔥、芹菜、大豆、黃瓜
鋅（zinc）	小麥籽、南瓜籽、葵花籽、洋蔥、堅果、綠葉蔬菜、豌豆、甜菜

渡過不適期──排毒期間的瞑眩反應

我所規畫整理的「28日細胞分子矯正排毒計劃」已經盡量減少排毒期間的不適症狀，但是你仍然可能會有一些輕微不適。

一般而言，身體在排毒期間所出現的反應，完全視體內累積多少毒素而定。當你身體裡累積愈多毒素時，就愈有可能出現疲倦、身體輕微疼痛等不適症狀，不過這些不舒服的感覺很快就會消失。接著，你會覺得全身活力充沛，困擾多年的各種疼痛也會隨之減輕。

當體內累積多年的毒素開始從身體組織中抽離時，這些毒素會進入血液中，然後被帶至最適當的出口──肝臟、腎臟、皮膚或身體其他的排毒機制，因此短期之內，血液中的毒素也許會產生一些輕微的負面症狀，器官為了清除這些毒素，負荷也會比較沈重。因此，**在剛開始進行排毒時，身體可能會感到輕微不適，精神和活力也會出現下降的情況。**

有些人並不適合進行排毒。如果你懷孕、哺乳、罹患糖尿病或嚴重疾病，在進行排毒之前一定要先詢問醫生的意見；如果你曾經罹患嚴重疾病或是擔心身體無法負荷，在排毒期間一定要仔細注意身體的變化。

事實上，多數人在進行排毒的時候，並不會有不舒服的感覺。設計「28日細胞分子矯正排毒計劃」時，考量到排毒系統需要時間處理血液中的毒素，就已避免身體一次釋放過多的毒素。

此外，該計劃透過先清除腸道和淋巴系統的毒素，接著針對肝臟、皮膚、血液、呼吸系統進行排毒。根據臨床經驗，當腸子功能不正常時，不但會阻礙身體清除毒素，同時腸子還會吸收毒素，進而讓毒素進入血液、並儲存在身體組織中，造成淋巴系統和其他排毒系統極大的負擔。

因此，**進行排毒時，必先清理腸道**，如此才能迅速清除體中毒素，還能**防止淋巴系統出現新的負荷**。

Chapter 05

28 日細胞分子矯正排毒

飲食作息重點原則

「28 日細胞分子矯正排毒計劃」治療法，使用許多不同形式的自然療法組合，加上細胞分子矯正的原理概念，幫助身體恢復正常機能。

不管是細胞、組織、器官以及情緒中的毒素，只要清除後，可以讓人從疲憊不堪變成活力充沛，從渾身疼痛變成輕鬆舒服，從疾病纏身變成毫無病痛，無病一身輕。

徹底清除身體中的毒素，是「28 日細胞分子矯正排毒計劃」的終極目標，而且效果絕對比目前市面上大多數的排毒書籍，或大部份的排毒課程還要深入徹底。無論是在清除**腸道、腎臟、淋巴脂肪團系統、肝臟、膽囊、血液、肺部、皮膚**中內臟的毒素，只要在使用上述的各種療法後，都將被徹底清潔乾淨。

一般而言，大部份人進行這套排毒計劃總共需要 **4 個星期**，但是如果你的**體重過重、曾經大量接觸毒素**，或是因為**毒素影響而引發嚴重的疾患**（譬如纖維肌痛，慢性疲勞症候群、狼瘡、多發性硬化症、癌症或其他重大疾病），你可能就需要更長的時間進行排毒。千萬不要灰心，雖然每個人排毒所需要的時間都不一樣，主要是視身體接觸的毒素本質、體重過重的程度、體內毒素的多寡、罹患疾病的時間長短而定。但是只要遵從「28 日細胞分子矯正排毒計劃，保證你會得到意想不到的收穫。

「28 日細胞分子矯正排毒計劃」的日常飲食作息原則

整個「28 日細胞分子矯正排毒計劃」期間，每一個階段都有必須實行的基本要點，每一個階段該做的事情都不可遺漏或缺少，無論是在哪一個階段裡面，你都必須：

一、飲水

每天至少喝 **8** 至 **10** 杯純淨的水，每杯容量為 250 毫升，維持每天大量且不間斷地喝水，每天在 3 杯水裡加入「**謝爾富滴劑**」（Cellfood，重氫硫酸鹽酵素 D2SO4，用以活化細胞的營養素）。

執行排毒的期間裡，每天一定要飲用 **3 杯**加入謝爾富滴劑的水，此舉有助於沖洗堆積在脂肪和器官中的毒素，也**才會有足夠的流體清除淋巴系統毒素**。此外，加上腎臟也需要適量的水才能維持正常功能，因此大量的飲水也會有助於**清洗腎臟**，對腎臟的排毒非常有助益。

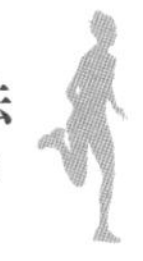

二、進食

攝取大量低糖份水果和蔬菜，是在進行「28 日細胞分子矯正排毒計劃」期間，所不可或缺的一環。水果和蔬菜的酵素、纖維、水分、維生素、礦物質、以及高品質蛋白質，不但可以提供身體充足的營養，同時還可以滿足身體排毒機制需要的特定養分。

此外，既然你已經決定要清除身體裡的毒素，請捨棄食用傳統方式種植的蔬果，因為這些蔬果將會大幅增加農藥，和其他毒素被身體吸收的機率，而這些農藥和毒素正是我們想要清除的物質，為了讓排毒效果更為顯著，極力建議攝取有機蔬果。

三、避免肉類

將蔬果上的微生物徹底清洗乾淨是在食用水果和蔬菜之前，不可缺少的重要步驟。如果你無法購買到有機蔬果，一定要仔細刷洗一般市售的蔬果，藉此降低身體吸收**農藥**、**病原體**，譬如**細菌**、**蕈菌**等黴菌，唯有透過徹底清洗的步驟，才能藉此降低身體攝取毒素的機率。

身體必須耗費極大的能量才能消化**紅肉**，因為它是**非常酸性**的食物【編審註】，因此在排毒的過程裡，最好盡量避免攝取肉類食物。如果你非吃一點肉不可，一定要購買有機肉品或家禽，而且每週最多吃一次就好。一般來說，動物在飼養的過程裡，會不斷被餵食**荷爾蒙**、**抗生素**和**其他藥物**，藉此增加體重和保持健康。但是這些毒素都會濃縮在我們所食用的肉品裡，透過我們的食用而被吸收至體內。所以為了你的身體有益，同時也為了保護地球生態，如果你在排毒期間一定要吃肉的話，每個星期最多食用一次有機肉品，既可以滿足口腹之慾，又可以維護地球生態平衡，一舉兩得。

編審註

食物對人體酸鹼值的貢獻，主要因子是肉類的烹調溫度，應避免煎、炸、烤的方式。

四、避免甜食

攝取過多的甜食對人體非但不好，還可能引發「**糖中毒**」。排毒期間盡量避免攝取甜食。你可以使用一點點**甜菊**（stevia，一種天然藥草，甜度比糖甜 1000 倍，但是卻不會影響血糖，也不會傷害胰臟）、沒有加工的蜂蜜、純楓葉糖漿、黑糖，作為甜味調味品。沒有加工過的糖與螺旋糖（turbinad，一種經過初步提煉的蔗糖，）、德梅拉拉蔗糖（demerara）、紅糖並不相同，後三種糖是加入糖漿後的精煉白糖，因此盡量避免食用這三種糖。

另外，其他應盡量避免食用的糖包括**糖漿、甜菜糖、棗糖、玉米糖漿、葡萄糖、果糖**（這是一種已經被精煉的水果糖）、**蔗糖、麥芽糖**，或是其他加工過的糖，這些糖對於身體的傷害程度甚大，與白糖完全無異，多食無益，應該盡量避免。【編審註】

雖然阿金斯醫生（Dr. Atkins）對於水果有些負面質疑，但是當你想要吃甜食時，水果永遠是最佳選擇。

在所有食物裡，水果淨化身體的效果最為顯著。在整個排毒期間，你將會吃進許多水果，如果水果會讓你消化不良，多半是因為吃水果的時間不對。如果你是在進食之後才吃水果，水果就必須在胃裡和其他食物一起消化，所有食物——包括水果在內——將會混合一起發酵，這種情況很容易引發各種消化方面的問題。一般來說，**水果可以很快消化，不像其他食物必須在胃裡消化一段時間**，所以水果吃對時間很重要，只要食用得當，水果是淨化身體的最佳利器。

總而言之，如果要避免水果帶來的負面效果，**空腹吃水果是最好**的方式，可以避免腸胃發生任何不適的情況。在稍後的章節裡，我們將會繼續討論如何攝取水果以及水果淨化身體的影響。請注意，**加糖果汁**或**濃縮果汁**將會使得血糖迅速上升，所以在排毒期間

編審註

請參閱本書第 29 頁編審註「糖是合法的毒藥！」

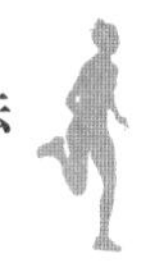

千萬不能飲用汽水類飲料、加糖果汁、水果酒以及其他濃縮加糖的果汁，以免你的排毒大計功虧一簣。

現代人講求健康，因此商人經常在廣告中，誇大不實地宣稱「**進入體內完全不會經過消化道被吸收**」、「**零卡路里**」的增甜劑。根據研究，食用人工代糖可能會引發的疾病不勝枚舉，因此如果你想要親身體驗排毒的好處，就一定要避免攝取化學增甜劑，包括避免使用任何種類的人工代糖，例如**阿斯巴甜**（Nutrasweet）、**糖精**、**代糖**（aspartame），以及任何增甜劑，如蔗糖素。

五、避免菸酒、藥物

飲酒、抽菸、服用毒品、鎮定劑及其他藥物都是排毒期間應當盡量避免的。如果實在無法完全戒菸，那麼排毒多少還是可以讓你獲得一些好處；不過，如果能夠完全戒菸，排毒的效果將更為驚人。當身體在進行排毒時，自然而然降低抽菸的渴望，即使你還不打算戒菸，但是抽菸慾望會隨著身體進行排毒而越來越低，說不定在排毒計劃完畢時，也能一舉順利完成戒菸，擁有更加健康的身體與人生。

排毒期間請盡量避免服用任何藥物，除非必要。在停止服用任何藥物之前，**請先詢問醫生的意見**。**在排毒期間必須接受醫生嚴密監控**，因為停止服用某些藥物，有可能會出現負面的影響，甚至發生潛在的致命危機，所以藥物的服用請聽醫生指示。不過，假使只是一些常見的病痛，例如頭痛、腸胃不適等等，在排毒期間，會建議最好還是避免服用藥物。

六、經常運動

養成並保持運動的習慣，以及運動時遠離交通繁忙或空氣污染地區。譬如，在高速公路或交通繁忙的街道附近走路或跑步時，當你不斷地做深呼吸，就等於將身體暴露在大量石化廢氣和其他污染之中。建議大家進行跳躍運動，彈跳運動不僅有益於心血管血液循環，同時也助於**淋巴系統流動**，進而**減少體內毒素**。建議不妨在迷你彈簧床上盡情彈跳，我會在 Chapter 6 章裡再來詳盡解釋。相較於其他種類的運動，彈跳運動也比較不容易對關節形成負擔。

此外，我建議大家每週 5 天、每天快步走 30 分鐘，快步走時最好是在戶外進行，如此可以一邊運動、一邊呼吸新鮮空氣，有助於身體排毒的效果更加倍。

請盡量避免將自己暴露在使用殺蟲劑和除草劑的環境中，無論是在室內或室外，同時盡量避免前往噴灑殺蟲劑和除草劑的地區。許多公園、高爾夫球場，甚至鄰居的草坪都會噴灑殺蟲劑，因此在排毒期間最好不要前往這些地區。即使在進行完「28 日細胞分子矯正排毒計劃」後，最好還是**盡量避免前往噴灑殺蟲劑和除草劑的地區**，盡量不要讓自己接觸這些有毒環境，才能長久有效的保持身體健康。

現階段，請將家裡的清潔用品全部改為使用不含人工化學毒素的天然清潔用品，希望你能在整個排毒期間、甚至永遠都保持這個良好習慣，不只環境要無毒，任何會使用到、接觸到的物品，都要無毒。

七、只吃新鮮食物

盡量避免食用處理過的、包裝起來的食品或是速食，因為這些食品通常都含有大量的防腐劑、色素，以及其他添加物，而這些化學物質會對身體造成一些傷害，如果你想看見「28 日細胞分子矯正排毒計劃」的成效，一定要遠離這些食物，**不要吃油炸食物**，包括薯條、洋蔥圈、洋芋片、墨西哥玉米片等。**記住一個原則：永遠只吃新鮮的食物。**

八、避免食用人造奶油、氫化油脂、所有油炸酥烤食物

人造奶油（**反式脂肪**）的毒性非常高，我在 Chapter 2 曾提過，老實說，這種東西因為整體已經產生嚴重的化學變化，根本不能稱為食物。人造奶油和氫化油脂會引發許多疾病（包括癌症），政府

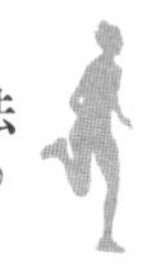

實在應該立刻禁止這種食物。氫化油脂的範圍相當廣泛，包括**人造奶油**、酥油（豬油替代品），或是使用這些油脂製造的餅乾、派、甜點、冰淇淋和麵包，都充斥在我們生活周遭，都應該避免食用。

九、暫時避免食用所有種類的乳製品、以乳製品爲原料的食物

身體的排毒系統容易因為乳製品的黏液狀態，而使得排毒功能受到阻礙。

此外，當充滿毒素的身體開始消化乳製品後，乳製品很容易就變成酸性。有一部份的人對於乳製品非常敏感，敏感的情況有可能用消化不良、浮腫、腹痛、季節性過敏、關節疼痛、肌肉痠痛、關節炎以及其他許多不適症狀來呈現，只是自己沒有察覺到。乳製品包括奶油、牛奶，優格、酸奶油、起司和乳酪。

非常不幸地，乳製品有時候會隱藏在許多其他食物裡，譬如烘培食物、通麵醬、甜點和湯，在生活中十分常見，亦是大多人慣用的食物。

十、適量用鹽

一般市面上的鹽通常都含有過多的添加物，建議可以適量使用凱爾特海鹽（Celtic sea salt）或**喜馬拉雅山的礦鹽**，凱爾特海鹽和礦鹽除了含有鈉之外，同時還包含其他許多非常有益的礦物質，對於健康非常有助益。

十一、平日盡量減少食用小麥食品、澱粉

酸性食物會降低排毒計劃效果，因此應盡量避免攝取，例如小麥、甚至全麥。小麥製品包括麵、通心粉、蒸丸子（couscous）、酥皮點心（pastries）和麵包。你可以改為食用斯佩爾特小麥（spelt）、卡姆麥粉（kamut）、糙米，避開**白麵粉**。另外，我將會在稍後的章節介紹食用糙米、小米、**燕麥粥**，和其他全穀類食物的烹調方法，這些食物都是在排毒期間很好的食物。

排毒過程應避免的食物和物品

所有應該避免的食物和物品，摘要整理如下，排毒期間應該盡量避免攝取：

- 肉類、家禽和魚類——在排毒進行時暫時避免。
- 所有經過精製提煉的增甜劑和甜食。
- 所有種類的人工代糖（包括阿斯巴甜、糖精、代糖等）酒、香菸、藥品。
- 要避免服用任何藥品，除非是醫生開出的藥物。
- 充滿合成化學物質的清潔用品，包括室內、室外殺蟲劑和化學肥料等。
- 人造奶油，以及所有使用人造奶油製成的烘培食物與加工食品。
- 乳製品，以及所有使用奶油、起司、優格、乳酪、酸奶油、牛奶，和其他乳製品製作而成的食品。
- 油炸食物，包括薯條、洋蔥圈、洋芋片、墨西哥玉米片等油炸食物。
- 一般的鹽，請改為使用凱爾特海鹽，而且一定要節制用量。
- 所有食品添加物（包括色素、香料、安定劑、防腐劑等）。
- 所有小麥食品（小麥、甚至全麥酸性非常強，會降低排毒計劃效果）。
- 避免飲用咖啡和紅茶，不過可以飲用綠茶和花草茶。
- 所有蘇打飲料、加糖果汁、水果酒，以及其他加糖飲料、碳酸飲料等。

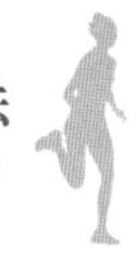

以下，同步列出了一些有益健康食物，以及需要養成的重要生活習慣：

- 不斷地大量喝水（每天至少喝 8 至 10 杯純淨的水）。
- 大量食用新鮮水果和蔬菜（盡可能食用有機蔬果，否則也要將蔬菜徹底洗淨）。
- 食用前將水果和蔬菜徹底洗淨，盡量在空腹時吃水果。
- 運動時遠離交通繁忙或空氣污染地區，養成每天快走 30 分鐘的習慣。
- 永遠只吃新鮮食物。避免食用處理過的、包裝的食品或是速食。

25 種排毒效果最佳的食物

每種食物都有不同的營養素，對身體產生的反應與產生的功能也不盡相同。某些食物會比其他食物具有更佳的排毒效果。雖然水果和某些蔬菜是潔淨身體最理想的食物，其實還有許多其他食物同樣具有絕佳的潔淨功效。

因此，並不是說在接下來的 4 週裡，你就只能吃這些蔬果，可以採用多樣食物交互搭配攝取。事實上，唯有飲食多樣化，才有可能得到最理想的排毒效果。

以下，是我個人認為具有最佳清除體內毒素效果的食物，建議在每天飲食中可食用下列食物，但是也不要忘記攝取其他食品，多樣化的飲食習慣，有助於排毒效果的最佳化。

1. 杏仁

杏仁含有豐富的纖維、鈣以及有益身體的蛋白質，同時對於**穩定血糖值**，也很有助益。

2. 蘋果

蘋果是含有豐富**果膠**的一種水果，果膠可以**潔淨腸部**，黏起體內的**重金屬並排出**。果膠還可以降低膽固醇，含有抗癌、抗菌、抗濾過性病毒、防止發炎的物質。

此外，果膠還能幫助身體排出食品添加劑，包括酒磺（食用黃色 4 號，tartrazine，食品業當中經常使用的一種合成化學物質），根據研究，酒磺往往會引發兒童過動、偏頭痛和氣喘等症狀，應該盡量避免食用。

3. 朝鮮薊（artichoke）

朝鮮薊可以**刺激膽汁分泌**，而膽汁有助於腸子清除體內毒素，達到排毒的效果。此外，朝鮮薊可以減輕肝臟龐大的負擔，因為它含有一種可以幫助**肝臟分解脂肪酸**的物質。

4. 酪梨

酪梨在近代被視為對健康很有助益的一種水果，它可以降低膽固醇，動脈被毒素阻塞時，它具有**擴張血管**的功能。

酪梨含有一種名為**穀胱甘肽**（glutathione）的養分，當肝臟在解除合成化學毒素時，穀胱甘肽能阻擋至少 30 種致癌物質。密西根大學研究人員發現，通常體內含有大量穀胱甘肽，指數較高的老人，身體都比較健康，而且比較不容易罹患關節炎，足以顯示穀胱甘肽的功效卓然。

5. 香蕉

提供清潔身體最理想的礦物質，並且具有舒緩和增強**胃部**的消化能力，除了香蕉，沒有第二人選。香蕉中含有豐富的**鉀**，鉀可以幫助**調節細胞內外水份，降低水腫**的程度，因為當身體組織中含有過多**體液**時，將會導致毒素更容易累積。此外，香蕉還可以殺害腸內的有害細菌，具有抗菌作用。

6. 甜菜

甜菜可以有效**防止細菌感染、淨化血液、清潔肝臟**，因為它含有一種非常獨特的天然植物化學物質混合物（phytochemical，抗氧化植化素）以及礦物質。

此外，它還可以**大幅提升身體細胞的帶氧量**。根據希臘羅馬神話故事傳說，愛芙蘿黛蒂女神（Aphrodite）就是靠著食用甜菜維持美貌。愛芙蘿黛蒂女神的選擇完全正確，因為除了上述種種好處之外，甜菜同時還具有**平衡血液酸鹼（pH）的功能**，因此甜菜堪稱是**身體排毒的絕佳食物**，建議在排毒期間可以多加攝取。

7. 藍莓

藍莓含有**天然阿斯匹靈**，可以**降低慢性發炎、減輕疼痛**，並且減少對於身體組織的傷害。藍莓也具有抗生素的功能，可以抑制**泌尿道**中的細菌，進而防止病毒感染。此外，藍莓還有**抗濾過性病原體**的功能，有利於身體健康。

8. 甘藍菜

十字花科蔬菜（cruciferous vegetable），像是甘藍菜、羽衣甘藍、菠菜，都具有功效強大的**解毒**能力，甚至可以中和某些**香菸和二手菸**裡傷害人體的化合物。其中甘藍菜含有許多**抗癌**和**抗氧化的化合物**，可以幫助肝臟分解過多的荷爾蒙。

此外，由於甘藍菜具有**抗菌**和**抗濾過性病原體**的功能，因此可以**清潔消化道、緩和胃部負擔**。最重要的是，甘藍菜裡還有另外一種化合物，可以幫助肝臟製造適量的**解毒酵素**，有助於肝臟排毒工作的運行。

9. 紅蘿蔔

紅蘿蔔具有清潔體內的重金屬、降低血液中膽固醇、促進心血管循環系統的功效，因為紅蘿蔔含有大量的 **α 紅蘿蔔素、β 紅蘿蔔素、維生素 A 前驅物**（precursor）、在細胞受傷時保護身體的抗氧化物，是排毒期間很適合食用的食物。

10. 芹菜和芹菜籽

說到絕佳**清潔血液**的食物，不外乎是芹菜和芹菜籽，它不但可以**降血壓**、同時還含有許多可以清除癌細胞的**抗癌**化合物：芹菜籽還含有 20 餘種**消炎**物質。根據研究，對於癮君子來說，芹菜和芹菜籽更是最佳聖品，因為它對於清除香菸中的毒素，功效特別卓著。

11 櫻桃

櫻桃俗稱**天然的阿斯匹靈**，可以幫助身體清除組織和**關節**中的發炎物質。櫻桃還含有果膠，可以清除累積在腸子裡的**重金屬、膽固醇**，以及食品添加劑中的合成化學物質等，亦有利於身體排毒。

12. 蔓越莓

蔓越莓可以幫助身體清除**泌尿道**中有害的**細菌和病毒**，特別是深受尿道炎困擾的患者，建議多加食用，因為它內含功效強大的抗菌和**抗濾過性病毒**物質。

13. 亞麻仁籽粉和亞麻仁籽油

想要維持人體的清潔功能以及免疫系統健全，就要多加攝取豐富的脂肪酸，亞麻仁籽和亞麻仁籽油含有豐富的脂肪酸（尤其是 Omega-3 脂肪酸），人體要健康都必須倚賴這些脂肪酸。

此外，它們有助**增進腦力、防止大腦退化、修復腦神經系統**，同時 **Omega-3 脂肪酸有著驚人的抗癌、抗發炎效果，並具有其他**

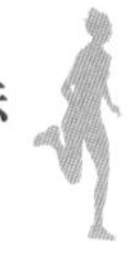

脂肪不具備的抗凝血、化血栓，對心血管、腦血管、心肌梗塞、中風與失智症的防治有神奇的功效。身體中每個細胞健康與否，往往取決於能否獲得適量的脂肪酸，在體內達成平衡的狀態。

14. 大蒜

大蒜的排毒功能顯著，它可以清除體內有害的細菌、腸裡的寄生蟲、身體裡的病毒（尤其是血液和腸裡的病毒）。

大蒜還可以**清潔動脈**中累積的毒素、**降血壓**，它具有**抗癌**和**抗氧化**的特性，有助排除體內的有害物質；累積在**肺部**和**鼻竇黏液**也可以靠大蒜清除，因此具有清潔呼吸道的功能。

不過，所謂的大蒜粉是完全無效的，只有食用新鮮的大蒜才具有上述各種優點。盡量每天食用 1、2 瓣大蒜，生大蒜的效果最好，但如果是腸胃比較敏感的患者，建議改成食用烹調過的大蒜，同樣具有不錯的效果。

15. 葡萄柚

葡萄柚內含一種果膠纖維可以黏結膽固醇，**降低動脈阻塞的發生**，並且能夠**清潔血液**。它所含有的果膠還能黏結重金屬，幫助**將重金屬排出體外**。

此外，葡萄柚具有抗癌的特性，特別是**胃癌和胰臟癌**，效果更是特別顯著。它含有功效強大的抗氧化物質，可以保護身體細胞免於受損，另外，它裡面的抗濾過性病毒化合物，可以清除身體的有害病毒。葡萄柚具有上述眾多優點，由此可見，它絕對是絕佳的排毒食物，特別是對**腸道**和**肝臟**的保健，效果卓然。

16. 羽衣甘藍（Kale）

羽衣甘藍可以清除身體裡的有害物質，因為它含有功效強大的**抗癌和抗氧化**的化合物。由於它的纖維成份非常高，因此有助於**清**

潔腸道，利於排便。與甘藍菜一樣，它也可以中和香菸裡的化合物，**降低抽菸**對身體帶來的危害。此外，羽衣甘藍含有一種物質，可以**促進肝臟製造具有清潔功用的酵素**，增進肝臟的清潔功能。

17. 豆類

豆類內含豐富的纖維，具有**降低膽固醇**、**清潔腸道**、**調節血糖**等功效。此外，它還可以保護身體避免受到**癌症**侵襲，增進人體的健康。

18. 檸檬

檸檬含有豐富的維生素C，是**最佳的肝臟排毒食物**。當身體要製造一種名為**穀胱甘肽**（glutathione）的物質時，就必須要具備維生素C。

穀胱甘肽可以確保第二階段（phase Ⅱ）的肝臟排毒效果，並保持第一階段（phase Ⅰ）的排毒速度，降低環境中化學物質對身體的負面影響。檸檬裡的維生素C和抗氧化物是非常重要的物質，能夠降低癌症的發生率，以及對抗污染影響、細胞損害所帶來的影響，並且可以**幫助腎上腺處理壓力**對身體所造成的傷害，降低壓力所造成的不良影響。

19. 橄欖油

橄欖油可以降低低密度脂蛋白膽固醇（**LDL**），但是卻不會降低高密度脂蛋白膽固醇（HDL cholesterol），讓體內的**蛋白質**達到一個健康的平衡狀態，藉此清潔動脈和保護動脈受到阻塞。它還可以**降低血壓**、**調節血糖**。

此外，現今很多研究都有充分證據支持，橄欖油擁有很強的**抗氧化**功能，具有良好的**抗癌**功效。

20. 洋蔥

洋蔥具備**清潔血液**、降低低密度脂蛋白膽固醇的功效，具有**強大抗氧化和抗癌**功能的食物，但不會降低高密度脂蛋白膽固醇。

此外，洋蔥可以排除**呼吸道毒素**，**抵抗氣喘**、**支氣管炎**、**花粉熱和糖尿病**等，並且**清除病毒和腸道中的有害細菌**，維持身體的健康。

21. 覆盆子

覆盆子是一種**天然的阿斯匹靈**，具有**抗濾過性病毒和抗癌**的特性。它既美味又可口，還可以抵抗身體**發炎和疼痛**，清除身體組織中的毒素，是非常好的排毒聖品。

22. 海帶

海帶是很好的健康蔬菜，但是在西方世界裡經常被人所忽略。根據蒙特婁麥克吉爾大學（McGill University in Montreal）研究顯示，海帶可以**黏結並排出身體裡殘餘的放射性物質**（一般來說，放射性殘餘物往往會經由某些核醫的醫療檢查，如：顯影劑的注射、水源或土壤遭受污染的食物進入身體），它還可以**黏結並排出重金屬**，幫助身體清除這些異物，達到身體健康的目的。

此外，海帶由於生長於大海，可以提供身體**許多礦物質和微量元素**，是好處非常多的蔬菜。

23. 菠菜

抽菸對身體造成很多傷害，除了甘藍菜與羽衣甘藍之外，菠菜與它們的功能相當類似，也可以中和香菸裡的有害物質，達到清潔效果。

菠菜含有**硫配醣體**（glucosinolate），可以**刺激肝臟產生具有清潔作用的酵素**，有助於身體排毒。

24. 西洋菜（watercress）

西洋菜可以增加身體排毒酵素的含量，並且影響體內的癌細胞生長，達到**抑制癌細胞生長**的功效。根據英國諾維奇食物研究中心（Norwich Food Research Centreinthe United Kingdom）研究顯示，當抽菸的人每天食用 170 公克的西洋菜時，可以從身體中清除相對較多的致癌物質，有助於**抗癌**。

25. 西瓜

很多食物對於肝臟排毒都有助益，西瓜亦是其中一種。它含有豐富的**穀胱甘肽**，可以清除肝的毒素。穀胱甘肽可以確保肝臟在兩階段的過程裡，都能以相同的速度進行排毒，藉此防止肝臟繼續累積毒素，進而造成身體的損害。

除了上述食物之外，其實還有許多食物同樣具有絕佳的排毒功效。每天多攝取一些不同種類的新鮮蔬果，把握飲食攝取多樣化的原則，會讓排毒達到最理想的功效，還給身體一個健康的狀態。

排毒期間，如何補充維生素與礦物質？

現代人講求養身與養生，市面上充斥著各家學說與五花八門的排毒方法，許多排毒計劃往往需要每天吞服30、40顆補充品、錠劑、膠囊，但是這些補充品藥丸都需要消化道和肝臟加以分解，增加消化道和肝臟的負擔，然後還要經由腸壁吸收後進入流動的血液。

由此可知，排毒期間服用過多營養補充品，往往會出現弊多於利的情況：因為這些營養補充品會增加器官（譬如腸道、肝臟）額外的工作，進而拖累器官原有的功能。此外，當你腸道被阻塞時，身體幾乎不可能吸收營養。更不用說，購買這麼多不同類型的營養補充品，對於荷包來說也是一筆不小的負擔，可謂是賠了夫人又折兵，得不償失。

以下是在「28 日細胞分子矯正排毒計劃」中，每個人都必須服用的補充品，不管是在整個排毒期間，甚至在排毒計劃結束後，最好都還是能夠**繼續服用**。

這些營養補充品包括：

1、每天服用高品質的多種維生素和礦物質。

2、每餐服用高品質的消化酵素。

3、每天早上服用高品質的益生菌。

4、每天服用高品質的綠色食物補充品（green food supplement）。

5、Cellfood（謝爾富滴劑），為一種天然氧氣和營養補充品。

這裡不斷強調「高品質」營養補充品，意思並不是說便宜的品牌就一定有問題，但是市面上的確有許多知名補充品是由合成化學物質所製成，這跟「28 日細胞分子矯正排毒計劃」所強調的——營養補充品應該是來自食物，觀念相違背。許多營養補充品成分是化學合成物，坦白說，幾乎不含有任何營養和健康價值。

1、身體排毒時需要非常多的營養素，而高品質的多種維生素和礦物質正好可以提供這些營養素。

你不妨回想一下 Chapter 4 的內容，身體在排毒時，需要很多維生素和礦物質支援才能順利進行。如果身體缺乏這些維生素和礦物質，整個排毒計劃的成效都將大打折扣。一般而言，營養補充品最好在**早餐或午餐時與食物一起服用**，排毒效果可以達到最佳效果。

2、為了幫助身體消化自己所進食的食物，每餐服用一顆高品質消化酵素是必要的。事實上，食物本身就含有可以幫助消化的酵素，但是這些酵素往往在烹調、處理的過程裡，遭到破壞。高品質消化酵素可以幫助消化食物中澱粉、天然糖份、纖維、蛋白質和脂肪。

通常消化酵素裡面包含了**蛋白質分解酵素、澱粉酵素、脂肪分解酵素、纖維酵素、生菌酵素、麥芽糖酵素、乳糖份解酵素**，以及**蔗糖轉化酵素**等等。大部份的食材往往會因為經過**高度烹調、過度**

處理，因而耗盡身體本身的消化酵素，人多攝取無益。建議每餐（早餐、午餐和晚餐）服用 **1、2 顆消化酵素**，有助於身體分解自己所攝取的食物，達到排毒的效果，以免食物在身體累積過久，形成毒素。

3、維持腸部正常蠕動，是保持身體健康很重要的一件事。**每天早上服用益生菌**，可以補充腸裡有益健康的細菌，促進腸部蠕動正常，進而幫助腸壁吸收養分。益生菌有許多不同名稱，不過最好都能含有乳酸桿菌（Lactobacillus acidophilus）和比菲德菌（Bifidobacterium）。乳酸桿菌對於小腸非常有益，比菲德菌則是有益於大腸，最好是兩種菌種都補充，讓它們各司其職。每天早上，當你喝完溫熱的檸檬水 10 分鐘後，先喝一小口純淨、不含氯的水，因為氯會殺死益菌，之後再按照指示口服益生菌，將會有助於提升排毒的功效。

4、除了維持身體正常機能所需要的養分外，身體也需要一些額外的養分，而**綠色食物補充品**正好可以補足這方面的不足：葉綠素和抗氧化植物素（phytochemical）等等養分可以幫助身體清除毒素。綠色食物中的葉綠素和綠色食物補充品，可以幫助身體製造全新的、活力充沛的、健康的細胞，對於血液細胞特別有效。

事實上，我們可以從**大麥**、**苜蓿芽**、**綠藻**、**螺旋藻**，和其他綠色食物裡，獲得許多不同種類的綠色食物補充品。請注意，你所食用的綠色食物補充品裡，並未含有防腐劑和人工增甜劑（例如甜菊是天然的植物增甜劑，並不會危害人體），並且是在低溫下處理（如此才不會破壞食物中的天然酵素）。

由於各種綠色食物補充品的含量不一，每天服用多少綠色食物補充品，完全視你選擇何種綠色食物補充品而定。你可以在每天飲用的果汁裡加入 1 湯匙綠色食物補充品，上午跟下午各飲用一次。

5、此外，我要介紹一種非常特殊的礦物質懸浮液滴劑：Cellfood（**謝爾富滴劑**），它可以帶給身體細胞**氧氣**、以及 78 種微量礦物質、34 種酵素、17 種胺基酸和電解質。

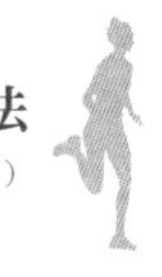

「28日細胞分子矯正排毒計劃」最主要的目的，就是讓身體重新恢復健康，達到身心平衡。

在排毒計劃進行期間，身體在許多方面都會重新恢復平衡，包括生化、電流（人體中的確有電，神經會在全身傳輸電流訊號，身體中每個細胞都會傳導電流）、情緒、精力、酵素、荷爾蒙、磁性（人體中確實存在磁性）、生物、營養、心理和精神等方面都會重新恢復平衡，讓身心達到一個完整的平衡。

排毒飲食

◆晨起①

每天早上起床後先喝一杯新鮮的果汁，是首要做的第一件事。

把半個檸檬擠在**溫熱、純淨**的水裡，這杯檸檬汁有助於刺激腸部，清除腸道中累積的廢棄物質。此外，這杯果汁還可以降低血液中的酸性，達到**平衡血液中酸鹼值**的目的。

由於酸性血液非常容易引起疼痛和身體疾病，因此更顯得這杯小小的果汁無比重要的地位。晨起的一杯溫檸檬汁，有助於中和血液中的酸性後，進而減輕身體的疼痛、減少體內有害病毒的累積、排除身體裡的酸性毒素，可謂是好處多多。

你也許會想：「檸檬汁那麼酸，怎麼可能讓血液變成鹼性呢？」檸檬汁喝起來的確是酸的，但神奇的是，當檸檬汁進入體內之後，卻會出現鹼性的反應和影響，有助於血液酸鹼中和。

一定要牢記，**鹼化你的身體，中和體內的酸性，對於排毒是非常重要的一環**。如果毒素停留在腸內的時間過久，腸子就會開始**再次被吸收**，這些毒素就會進入血液開始循環，原本負擔已經非常沈重的肝臟和腎臟就必須過濾這些毒素，但是最後毒素還是很有可能會屯積在組織、脂肪和脂肪團裡，對人體造成危害。

「28 日細胞分子矯正排毒計劃」的主要目標，就是改善身體的各種異常現象。從醫學的觀點來看，**脂肪團的堆積**其實就是**腸胃蠕動不正常**的結果，不然就是有**便祕**情形，或是**淋巴系統阻塞**。

如果能改善這些異常的情況，脂肪團自然會消失無蹤，我們也便可以輕鬆地達到身體健康的目的，完成「28 日細胞分子矯正排毒計劃」的目標。

◆晨起②：

在喝下檸檬水，中和血液酸鹼值與溫潤腸道，達到排毒目的後，緊接著該清潔皮膚（詳情請參閱 Chapter 10）。首先，到有機食品店或水療用品店購買一支**天然鬃毛刷子**，然後只需使用一點非常簡單的技巧，你可以在不到 1 分鐘的時間裡，達到**刺激淋巴系統、改善血液循環**的目的，十分容易施行。

前面有建議最佳的運動是彈跳運動，那麼何時是進行彈跳運動最好的時間呢？如果可以在早上抽出時間運動，絕對是最佳選擇。

彈跳運動是促進淋巴系統、卻又不會傷害關節的最有效方法，因為迷你彈簧床會吸收關節所承受的大部份衝擊。此外，彈跳動作會迫使淋巴系統中數百萬個單向瓣膜擴張敞開。《跳向健康》（Jumping for Health）一書作者——摩頓華克醫生（Morton Walker）認為，彈跳動作可以讓淋巴往上流動的速度比平常快上 1.4 倍。

◆晨起③：

・ 高纖果汁

晨起喝下檸檬水、然後再進行完彈跳運動後，建議可以在 1 杯半純淨的水或不含防腐劑、添加物的無糖果汁裡，加入 1 茶匙洋車前子（psylliumhusk）和 1 湯匙蘋果皮膠（pectin），每天飲用 1 杯。然而，在進行不同階段的排毒時，每天早上的這杯果汁，內容都不盡相同，詳情我在下文會繼續敘述。

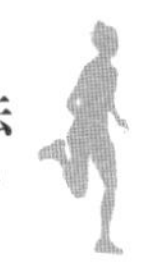

有一種穀物種子生長在印度，名為洋車前子，具有軟化和增加糞便中的纖維之功效，因此具有徹底清潔腸道的功能，是非常好的一種食物。由於洋車前子遇水後很快就會變粗，因此在加入水或果汁後一定要立即飲用。纖維素（Metamucil）也是屬於洋車前子產品的一種，但是所推薦的洋車前子，是指沒有經過太多人工處理的，越天然的越好。

另外，蘋果皮膠也是我很推薦的纖維，它是一種特別形式的纖維，通常是從蘋果裡萃取提煉出來。在1杯果汁中加入1、2茶匙果膠攪拌飲用，或是服用果膠膠囊，在服用膠囊時，至少要喝1杯以上的水或果汁，如此才會得到適當的液體，促進蘋果皮膠功效的發揮。根據營養研究員南恩，費姬（Nan Kathryn Fuchs）表示，蘋果皮膠可以黏結血液中的重金屬，然後經由肝臟將重金屬排出體內，是對身體非常有益的纖維。

根據加州阿彌陀佛醫學中心（California's Amitabha Medical Center）研究顯示，每天服用5公克蘋果皮膠，就足以在短短幾個月之內，把體內70%的重金屬排到體外。

除此之外，更有其他研究顯示，含有豐富蘋果皮膠的飲食可以降低12%的膽固醇，以及減少15%具有潛在危害身體健康的低密度脂蛋白膽固醇（LDL cholesterol）含量。更進一步透過專家研究，降低上述數量的膽固醇，將可以減少25%心臟病發的機率，可謂是功效顯著，不可忽視。

最近有更多有關於蘋果皮膠的研究，其中一項最新的研究發現，由於蘋果皮膠會附著在癌細胞上，因此可以防止95%的癌細胞發展成為腫瘤。再者，美國加州也有研究報告指出，每天攝取14克的蘋果皮膠，可以防止肺癌、皮膚癌、攝護腺癌的擴展，是很好的抗癌物質。

若無法取得洋車前子、蘋果皮膠，或者無法接受兩者的口感時，亦可建議改用**亞麻仁籽粉**取代前二者，仍然可以發揮相同的效

果。（參考本書後附錄食譜）

我個人認為為了達到排毒效果的最佳化，讓身體保持在健康的平衡狀態，建議大家在「28 日細胞分子矯正排毒計劃」結束後，最好在前幾個月的時間裡，還是保持在飲食中添加補充品的習慣，如此才能讓排毒展現出最大的成效。此外，繼續食用**含有豐富蘋果皮膠的食物**（包括**蘋果**、**香蕉**、**甜菜**、**甘藍菜**、**紅蘿蔔**、**柑橘類水果**、**豌豆**和**秋葵**、**亞麻仁籽粉**等等），同樣有助於維持排毒後的成果，達到身心靈皆健康的目的。

◆早餐

前述有提到水果有助於身體排除，建議整個早上不斷吃水果和飲用果汁，不過不要飲用市面上販賣的瓶裝或罐裝果汁，因為這種果汁裡的酵素已經完全遭到破壞。

此外，瓶裝或罐裝果汁都經過高溫加熱，也就是經過巴氏殺菌法（pasteurization）保存處理，這個過程會將鹼性果汁轉變成為酸性，無助於身體健康。由於在排毒的過程裡，我們必須盡量降低攝取飲食中的酸性食物，如此身體才容易清潔和復原。因此，最好飲用新鮮現榨的葡萄柚汁或柳橙汁，而不是這些已經經過高溫加熱，營養成份都被破壞的果汁。無論飲用何種新鮮果汁，請用純淨的水以 1：1 的比例稀釋現榨果汁，是最佳的飲用比例。

此外，還可以不斷食用新鮮水果，整個早上盡可能多吃幾種不同種類的水果，藉此廣泛攝取各種酵素、維生素、礦物質和天然植物化學物質（phytochemical）。不過，這邊有一點要特別說明，我的意思並不是說早上不要攝取食物，因為不吃東西會造成血糖波動，而血糖波動正是我們必須極力避免的。因此在上午時間，可以每隔半小時或 1 小時就吃點水果，每一樣少量而多樣化的攝取水果。你可以用新鮮水果、冷凍香蕉和少許的水，製作美味可口的冰沙，後面章節會介紹如何製作美味可口的冰沙和果汁，不過也可以自己嘗試使用其他不同種類的水果，最重要的原則是：使用新鮮或是冷凍、沒有經過加工處理過的水果，並且多選擇不同種類的水果，維持多樣化的飲食攝取習慣。

如果你在過去是一個很少吃水果的人，不妨利用這次機會，多吃一些自己從未嘗試過的水果，譬如木瓜、芒果、藍莓、覆盆子、黑莓、草莓、鳳梨、奇異果、葡萄、蘋果、水梨、櫻桃和鱷梨等，它們都含有豐富的營養價值。

水果的種類包羅萬象，可以品嚐各種水果，而且在享用水果時，完全無須擔憂卡路里，可以盡情地吃到飽為止。在中午之前，只要感覺飢餓就可以吃，或是每隔2小時吃一次。至於午餐的時候，你還是可以繼續以水果代替食物，但也可以恢復正常的用餐。

在吃完水果之後，至少要間隔 20 分鐘再用午餐用餐完畢後，如果你是吃穀物、豆類和肉類，則建議你必須間隔 2、3 小時後才能再吃水果，會是比較好的飲食順序。

在空腹狀態下是最佳的水果進食時間，水果亦是最佳的排毒劑。嘴巴是消化水果的第一個步驟，所以一定要仔細咀嚼水果。在咀嚼的過程中，嘴巴分泌的消化液會和水果充分混合。在經過嘴巴咀嚼後，緊接著水果會進入消化道。通常在半小時之內，水果會離開胃部進入腸部，然後在腸裡提供身體所需天然的糖、酵素、維生素和礦物質，有助於身體的清潔和治癒，效果非常好。

為什麼經常有許多人會抱怨，吃水果會讓他們放屁或消化不良呢？其實追根究抵，往往是因為他們沒有適當咀嚼，因此無法有效分解水果。另一個原因是，人們經常喜歡在用餐後才吃水果，胃部同時間要消化食物與水果，因此胃部必須花更長的時間才能將水果消化完畢，吃完東西後才吃水果，在所有食物全部屯積在胃部，胃部又沒辦法及時且迅速地消化之下，食物和水果會開始腐壞，這種腐壞的情況會引起放屁、脹氣和消化不良，因此在「28 日細胞分子矯正排毒計劃」期間，**只有在空腹時才能吃水果**，如此不但可以達到最佳的清潔效果，並且有助於避免消化不良的情況，而產生食物與水果在胃部腐壞的狀況發生，甚至累積成毒素囤積在人體內。

・飲水：

每天在空腹時，飲用3杯純淨的水，每杯水裡添加8滴Cellfood（謝爾富滴劑）。此外，每天在空腹時，再喝5至7杯純淨的水，在不過量的狀況下，飲水有助於身體排毒。

◆午餐：

所謂「綠色沙拉」通常是指顏色是綠色的蔬菜。在午餐時，建議要多吃綠色的沙拉。

不過，綠色蔬菜並不包括捲心萵苣（iceberg lettuce），因為捲心萵苣看起來比較接近白色。你可以吃什錦沙拉（mesclun或spring mix）、萵苣、芝麻菜（arugula）、蒲公英波士頓萵苣（Boston lettuce）、甜菜西洋菜、菠菜、綠捲鬚萵苣（frisee）、紅葉萵苣（red leaf lettuce或rad icchio，只有這種蔬菜違反「綠色法則」，因為紅葉萵苣的顏色為紅色）。

如果想要食用蒲公英，最好選擇有機種植的，不要摘取噴灑過農藥、殺蟲劑或人工化學肥料的蔬菜，更不要摘取生長在馬路旁邊的蔬菜，這些都可能有毒性，對身體造成危害。你可以添加其他不同種類的蔬菜，增加蔬菜的多樣性，攝取多樣蔬菜來獲得身體所需的各種營養素。

本書列舉了各種沙拉醬，在食用沙拉時，可以透過本書的介紹做選擇與參考，或是使用低溫壓榨的（cold-pressed）蔬菜油、堅果油或籽油，再擠一點新鮮檸檬汁或加一點蘋果醋調味，**千萬不要購買超級市場所販賣的瓶裝沙拉醬，因為這種沙拉醬裡通常都含有防腐劑、乳化劑、糖，和其他妨礙身體排毒的垃圾成份**，對身體並沒有好處，反而會讓排毒效果大打折扣。

本書將會教導，各種製作美味沙拉醬的方法，製作這些沙拉醬往往只需要幾分鐘，而且放在冰箱裡可以保存長達一個星期，不用添加防腐劑，也不用擔心會保存期限過短。

◆晚餐：

和午餐一樣，同樣必須**食用大量的生菜沙拉**。但是為了防止日復一日吃膩生厭，除了上述各種生菜之外，還可以在生菜中加入以下的食物，增加每日飲食的多樣性：

- 豆苗
- 苜蓿芽
- 花椰菜
- 洋蔥
- 豆芽
- 綠豆芽
- 鷹嘴豆
- 菜豆
- 斑豆
- 青豆
- 北方大豆
- 其他任何豆類
- 草莓切片
- 蘋果切片
- 柳橙切片
- 葡萄柚切片
- 酪梨
- 青辣椒
- 紅辣椒
- 黃辣椒
- 切細的花椰菜

- 黃瓜
- 橄欖
- 可食用的花瓣
- 磨碎的紅蘿蔔
- 新鮮豌豆
- 磨碎的甘藍菜
- 新鮮切碎的荷蘭芹
- 新鮮切碎的胡荽葉
- 其他任何新鮮切碎的藥草
- 生的或煮熟的蘑菇
- 青蔥
- 覆盆子
- 藍莓
- 芹菜

這裡要再次強調，上述的青菜和水果只是參考，每個人可以根據自己的喜好，以及盡情發揮自己的創意和想像力，製作出獨一無二、營養、美味、可口的沙拉，只要把握食物最重要的一個原則：**新鮮、未加工**。

事實上，只要遵循以上各種原則，有關各種搭配的食譜，我會在後面章節再來詳盡介紹，提供各位在排毒計劃期間，飲食的參考。

在午餐和晚餐之間的下午時段，可以酌量吃些點心。你可以吃芹菜沾杏仁醬、水果、生堅果、葵花籽，或喝一杯豆漿。

◆每日執行項目的其他注意事項：

請注意，每天至少要喝**8 至 10 杯純淨的水，不是飲料。在其中的 3 杯純淨水裡面，每杯加入 8 滴 Cellfood（謝爾富滴劑）。在其他杯水裡，可以擠一點新鮮檸檬汁或萊姆進去。如果有飲用花茶，**

可以每喝 1 杯花茶取代 1 杯水的容量。

避開用餐時間，避免體內的消化酵素及消化液被水稀釋，我會強烈建議不要在飯前半小時或飯後 1 小時喝水。此舉不但有助於身體完全消化食物，同時也可以防止脹氣、過敏或腸內念珠菌（candida）滋生過多的情況。

如今，當你已經了解在「28 日細胞分子矯正排毒計劃」期間，自己應該吃哪些食物、不應該吃哪些食物，應該服用何種營養補充品、應該從事哪些類型運動，把握這些原則之後，我們將會介紹在四個不同階段裡，可以添加某些特定的藥草和營養，以達到強化清潔特定器官和特定系統的目的，不但可以增進排毒的效率，還可以增進身體的健康。

只要把握以上原則，就可以採取有系統的方法，遵循以下四個階段，進行不同的排毒器官和排毒系統的清潔工作；

- 第 1 週：清潔腎臟和腸道。
- 第 2 週：清潔淋巴系統（同時消除脂肪團）。
- 第 3 週：清潔肝臟和膽囊（同時代謝體內儲存的脂肪）。
- 第 4 週：清潔血液、肺部和皮膚。

Chapter

06

細胞分子矯正

4 週器官排毒要點

每隔 28 天，皮膚就會全部更新一次；每經過 30 天，就會有一顆全新的心臟；每走過 70 天，肺部就會完全恢復生機。

因此，無論罹患多麼嚴重的疾病，都應該在器官淨化新生之後不藥而癒⋯⋯

排毒第 1 週：清潔腎臟和腸道

在第 1 週裡，飲用比例為 1：4 的純蔓越莓果汁（無糖）和純淨的水混合而成的果汁（也就是 1 份純蔓越莓果汁和 4 份的水混合而成），並且在果汁中添加洋車前子或果膠纖維（**可用會產生膠質纖維的亞麻仁籽粉取代**）。

請注意，我所說的果汁是 100％純蔓越莓果汁，而非市面上所謂的蔓越莓果汁酒或額外添加糖份的蔓越莓果汁。此外，你也可以使用 4 份無糖的純蘋果汁與純蔓越莓果汁混合，混合後的果汁將會變得更為甜美可口。為了讓果汁更為順口，你還可以使用手動攪拌器或咖啡奶泡器攪拌。

由於洋車前子和果膠在進入消化道後會立刻膨脹，因此一定要準備 1 杯半的水或果汁，在飲用這種果汁時，它們能讓混合果汁更容易進入消化道，飲用完畢後，至少要等待 10 分鐘才能進食，因此建議在進食前 10 分鐘，就要盡速喝完這杯果汁。

由於每次稀釋果汁時只會使用一點點的純蔓越莓果汁，所以或許你會認為純蔓越莓果汁會非常昂貴，千萬不要被純蔓越莓果汁的價格嚇到，因為每次所需的量真的非常少量。

在第 1 週排毒過程裡，每天飲用兩杯上述經過混合攪拌過的純蔓越莓果汁。

在第 1 週排毒過程裡，**每天食用 1、2 顆有機蘋果**。由於蘋果含有豐富的水份和特殊的果膠纖維，對於腎臟和腸道具有極佳的治癒功能，建議可以多加攝取。我在前面曾經解釋過，果膠可以黏結毒素，然後經由腸胃蠕動將毒素排至體外，是功效非常多的物質。

只要混合得當，不同種類的藥草按照特定的比例，都可以沖泡出有益腎臟的茶：例如 1 份蒲公英（dandelion）、2 份草決明（cleaver）、1 份布枯葉（buchu）、1 份薄荷葉（peppermint leaves）。將上述藥草充分混合後，儲存在玻璃容器之中。將 1 茶匙混合後的藥草放入過

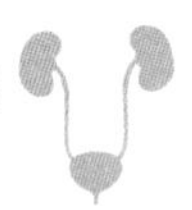

濾網裡，然後倒進 1 杯滾燙的沸水，只要浸泡 10 分鐘後始可飲用。如果你喜歡喝甜一點的口味，可以添加 2、3 滴甜菊（stevia，為一種天然藥草，甜度比糖甜 1000 倍，但是卻不會影響血糖的變化，也不會傷害胰臟）。在第 1 週排毒過程裡，建議每天需飲用 3 杯這種藥草茶，有益腎臟健康，達到第 1 週的腎臟排毒目的。

排毒第 2 週：清潔淋巴系統和脂肪團

第 1 週的純蔓越莓果汁水，在第 2 週排毒過程裡，必須繼續飲用。同樣的，先飲用 1 杯添加洋車前子和蘋果皮膠的純蔓越莓果汁，稍後再喝 1 杯純蔓越莓果汁水，幫助腸胃稀釋蘋果皮膠，讓它更容易進入消化道。

同樣，只要混合得當，不同種類的藥草按照比例，可以沖泡出有益淋巴系統的茶：1 份紫錐菊（echinacea）、2 份草決明（cleaver）、1 份薄荷葉，（peppermint leaves）。將上述藥草混合後儲存在玻璃容器之中。將 1 茶匙混合後的藥草放入過濾網裡，然後倒進 1 杯滾燙的沸水，浸泡 10 分鐘後始可飲用。

如果喜歡喝甜一點的口味，可以添加 2、3 滴甜菊。在第 2 週排毒過程裡，每天飲用 3 杯這種藥草茶。此外你還可以服用黃耆（astragalus），丸狀或膠囊狀都可以，按照醫生建議指示服用。

此外，每天繼續食用 1 顆有機蘋果。

排毒第 3 週：清潔肝臟、膽囊和體內儲存的脂肪

將 1 整顆檸檬榨出的汁，擠到 1 大杯水裡，然後全部飲用完畢，是每天早上第一件事情必做的，你也可以增加水的份量，讓檸檬水變得更為可口，不會過酸難以下嚥。

每天服用 10 公克**卵磷脂**，以及每餐服用幫助消化的**消化酵素**。此外，每天除了服用綜合維生素之外，另外再補充至少 **2000 毫克**

的維生素C，1天2次。

混合不同種類的藥草，可以沖泡出有益肝臟和膽囊的茶：1份蒲公英、1份薑、1份薑黃、1份菊苣。將上述藥草混合後，儲存在玻璃容器之中。在小平底鍋裡，放進4茶匙藥草和4杯水，然後開火加熱直到沸騰為止蓋上鍋蓋，以小火慢燉20分鐘。每天飲用3杯這種藥草茶。如果有喝不完的藥草茶，可以放到冰箱中保存。如果你喜歡喝甜一點的口味，同樣可以添加2、3滴甜菊增加甜度。

此外，每餐服用1顆、1天服用3次，每次250毫克的濃縮奶薊草膠囊（milk thistle seed supplement）——標準的濃縮奶薊草膠囊，其中的成份應該有80%都是從水飛薊（Silybum marianum）中萃取出來，一共是每天服用3顆。

排毒第4週：清潔血液、肺部和皮膚

每天早上在飲用完檸檬水後，應該再喝4分之1杯的純天然蘆薈汁，也可以在加水稀釋後飲用。身體很難承受「蘆薈」或「蘆薈乳汁」這兩種形式的蘆薈，應該盡量避免飲用。請注意，孕婦不宜飲用蘆薈汁。

排毒最後幾個星期期間，食物的攝取原則為盡量攝取綠色食物。在第4週排毒過程裡，綠色食物的攝取量必須加倍，因為葉綠素在進入身體後，將會幫助淨化血液，達到血液排毒的功能。

每天服用1顆400IU的高品質維生素E。最理想的維生素E，應該是包含gamma tocopherol、delta tocopherol、beta tocopherol三種配方，缺一不可。

同樣建議混合不同種類的藥草，可以沖泡出有益血液、肺部、皮膚的茶：1份款冬（coltsfoot）、1份紫草（comfrey）、1份夏至草（horehound，苦薄荷）——將上述藥草混合後，儲存在玻璃容器之中。將1茶匙混合後的藥草放入過濾網裡，然後倒進1杯滾燙的沸水，浸泡10分鐘後始可飲用。如果你喜歡喝甜一點的口味，同

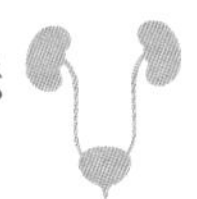

樣可以添加幾滴甜菊。在第 4 週排毒過程裡，每天飲用 3 杯這種藥草茶，藉此達到第 4 週的目的，清潔血液、肺部與皮膚的毒素。

「28 日細胞分子矯正排毒計劃」是一個富有彈性的排毒療法，可以根據個人需求的不同做調整與變化。

在每個排毒階段之後，提供一個小小的自我檢測，可以藉由這項檢測，得知自己在經過 1 星期的排毒歷程之後，是否已經達到預期成效，或是需要延長該階段的排毒時間。

舉例來說，經過第 2 週的清潔淋巴系統一週後，如果身體上仍有脂肪團，你可以延長第 2 週的排毒時間，等到淋巴系統和脂肪團被完全清潔之後，再接著進行第 3 週的清潔肝臟、膽囊和體內儲存脂肪的工作。在進行「28 日細胞分子矯正排毒計劃」期間，還可以採用後面章節所建議的藥草和能量療法，同時以兩種方式來排毒，多管齊下，事半功倍。

「28 日細胞分子矯正排毒計劃」顧名思義，是提倡 4 週便能完成體內排毒工作，不過由於每個人的情況不同，排毒需求也是不盡相同。**有些人可能體內毒素日積月累，會需要較長的時間來進行排毒。**

因此，每個人都可以自由調整排毒的時間，維持「28 日細胞分子矯正排毒計劃」的彈性，才能使得「28 日細胞分子矯正排毒計劃」達到最理想的成果。

請注意，無論任何一個排毒階段，排毒作用都是全身性的進行排毒系統與清潔，只是不同的階段會針對不同部位，進行更深層、更廣泛的排毒工作。譬如，當你進行完第 1 週排毒工作後，清潔腎臟和腸道的工作也絕對不會突然停止，仍舊會持續進行；當你專注於清潔淋巴系統、肝臟、膽囊、血液、肺部和皮膚時，腎臟和腸道的清潔工作仍然會繼續進行，只是清潔的程度會變得比較淺，目標主要放在第 2 週或更後面階段的部份。

Chapter

07

28 日細胞分子矯正排毒（第 1 週）腎臟、泌尿系統、腸道

人體新陳代謝會產生很多副產品，這些副產品其實就是身體中的眾多毒素。

俗話說：「吃什麼、消化什麼、吸收什麼，就會變成什麼模樣！」只要改善了消化系統、清潔腎臟和腸道後，整體健康將會出現明顯變好。

本章將分享清潔腎臟、泌尿道、腸道的排毒自淨法，包括壓力檢測、清潔飲食、能量穴位按摩等。

腎臟和泌尿道的排毒

關於在第一階段的排毒器官，主要目標為腎臟、泌尿系統、小腸和大腸。

腎臟是位於腹部區域的兩個小器官，它會讓許多人體廢棄物質進入尿液中，而且腎臟在過濾血液時，會重新吸收身體所需要的某些養份，譬如**礦物質**等。腎臟的主要功能包括：維持身體的平衡（尤其是 **pH 及液體和鈉**的平衡）、把毒素排泄至尿液裡、分泌荷爾蒙以**調節血壓**。

人體在進行新陳代謝時，會產生很多副產品，這些副產品其實就是身體中的眾多毒素。這些毒素會經由腎臟排泄至尿液裡，不過腎臟也可以適當過濾這些物質。由於腎臟負責調節體內**礦物質**和**水**的平衡，可以防止細胞發生**脫水**或**水腫**的情況，因此保持正常的腎臟功能攸關健康甚鉅，倘若腎臟功能失衡，細胞就容易產生脫水或**水腫**的問題。

在「28 日細胞分子矯正排毒計劃」期間，**第一個步驟就是要清潔腎臟**，因為身體其他器官的健康情況，完全視腎臟功能是否正常而定，只要腎臟功能正常，其他器官相當負擔就小。當腎臟功能表現正常時，往往可以立刻排除體內毒素，其他的排毒器官根本無須工作，**但如果腎臟無法清除血液中的毒素，毒素就會儲存在身體組織裡，進而產生疼痛、發炎、體重增加（水腫）等情況**，顯示腎功能的正常運作是維持身體健康的首要條件。

我們的飲食當中，經常含有**高蛋白質食物**，當這些高蛋白質食物被分解成胺基酸時，腎臟就必須負起清除廢棄物質的責任。這些由新陳代謝所產生的廢棄物質，包括了**尿素**和**阿摩尼亞**。

當腎臟無法負荷飲食中的大量蛋白質時，這些物質就會轉變成為體內毒素。值得注意的是，目前非常流行無須耗費體力就可以快速達到瘦身的飲食方法，亦即高動物蛋白質飲食法，但這種飲食卻會讓你的腎臟負荷過重。我們可以從尿液檢測裡，百分之百地斷定

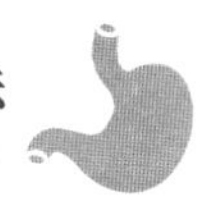

一個人是否剛吃過高動物蛋白質食物，因為在他們的尿液中會顯示出毒素和腎臟負荷的壓力。

正常而言，短期的收穫不應該造成長期的疼痛，減肥的代價不應該是付出罹患疾病的痛苦。最好的減肥方式應該是有良好的飲食，本書將會教導你許多非常容易做到的良好飲食習慣，不但可以維持身體健康，亦可以達到健康減重的目標。

腎臟和泌尿道壓力檢測

請評估自己是否有以下困擾？

☐ 1. 背痛
☐ 2. 血尿
☐ 3. 尿液混濁
☐ 4. 心臟衰竭
☐ 5. 尿液顏色深沉
☐ 6. 頻尿、排尿困難、排尿疼痛
☐ 7. 水腫、下腹積水
☐ 8. 經常發冷、發燒、噁心作嘔
☐ 9. 高血壓
☐ 10. 腎臟癌、膀胱癌
☐ 11. 腎結石
☐ 12. 眼睛浮腫
☐ 13. 手指、腳踝、雙腿等部位浮腫

如果有上述任何一種症狀，恐怕就是腎臟和泌尿道出了問題，需要進行排毒，以求腎臟與泌尿道恢復正常功能。

清潔腎臟和泌尿道的飲食

若是想要達到身體健康，平衡身體的酸鹼值，將是非常重要的一環，而腎臟的主要功能便是平衡身體酸鹼值，如何減少飲食中的酸性食物，就顯得十分重要。

排毒的過程裡必須多吃鹼性食物，譬如新鮮的水果、生菜或烹調過的蔬菜。由於烹煮過的水果會轉變成為**酸性**。因此，在清潔泌尿道的期間應避免食用，以免身體的酸鹼值失衡，酸性的體質很容易誘發疾病的產生。

前述有提到，在進行「28 日細胞分子矯正排毒計劃」期間，必須**補足大量的水份**，特別是所有的腎臟工作都需要充足的水份才能進行。最常見的腎臟問題，大多是因為水份攝取不足所造成的**脫水**情況。

當你水份的攝取量不足時，腎臟就無法完成許多重要的功能，緊接著細胞會逐漸開始脫水，最後身體功能會變得愈來愈沒有效率。因此，唯有飲用足夠的水，細胞才能浸潤在液體裡，進而正常發揮應有的功能。

改善腎臟功能，最簡單的辦法就是：每天至少飲用 **2 公升**的水，不但可以改善腎臟功能，同時也有助於身體排毒。

腎臟健康與否，牽涉許多因素，這些因素包含了**飲食**、**運動**、**壓力**、**心血管疾病**、**基因缺陷（藥物濫用、急慢性中毒）**、**感染發炎**和**腎結石**的影響，以上種種只要一出現問題，連帶就會影響腎臟健康。

減少鹽份的攝取，以及增加食用含有豐富**鉀**的食物，是改善腎臟和泌尿道功能最簡單也最好的方法之一。當飲食中含有豐富的營養，包括鉀和其他各種礦物質時，對於腎臟健康相當有幫助。不幸的是，由於土壤污染和農耕技術改變，因此食物中的各種礦物質正在快速流失。

根據研究顯示，**有機**水果和**有機**蔬菜所含有的**維生素**和**礦物質**，要比一般蔬果高出許多，因此要盡可能食用有機蔬菜和水果，透過有機蔬果的攝取，藉此補充身體所需的各類礦物質。

近年來，有不少研究都顯示：**蔓越莓**和**無糖蔓越莓果汁**，對於清潔腎臟和泌尿道具有絕佳的功效。蔓越莓含有一種名為**熊果素**（arbutin）的物質，熊果素可以將組織中多餘的液體抽出，然後經由腎臟排出體內。此外，**蔓越莓還可以分解儲存在淋巴系統裡的脂肪**，不但有助於消除脂肪團，還可以改善身體組織的清潔能力。

因此，不只是在本章介紹蔓越莓果汁，排毒的第 2 週「淋巴系統排毒」時，還會繼續介紹蔓越莓果汁，希望能夠讓讀者充分了解蔓越莓果汁的種種好處，透過飲用蔓越莓果汁，攝取到足量的熊果素，協助身體進行一連串的排毒工作。

深層清潔腎臟和泌尿道的藥草

很多藥草都具有利尿的功效，凡是可以**利尿**的藥草，都有益於腎臟和泌尿道，其中又以蒲公英（dandelion）、草決明（cleaver）、波耳多葉（boldo）、布枯葉（buchu）、茅草（couchgrass）、熊果素（bearberry）樺木葉（birch）、芹菜籽（celeryseed）、杜松（Juniper）、西洋蓍草（yarrow）的效果最好。

想要改善腎臟與泌尿道的問題，可以透過上述這些藥草，來達到其目的，以下逐一針對各種藥草，列出詳細說明。

蒲公英

百花盛開的春天，隨處可見蒲公英。在一般人的印象裡，蒲公英就是討厭的雜草，根本毫無用處可言。但是科學研究已經證實，蒲公英確實具有某些藥效。

人類每年花費幾億、甚至幾兆的金錢，想要尋找可以治癒疾病的仙丹妙藥，卻都沒有注意到，大自然早就把最好的良藥放在我們面前，蒲公英在近年來有所謂的「**天然抗生素**」之美稱。

如果人類立刻停止抱怨，開始認真栽種並研究這些具有絕佳療效的藥草，我想大家一定會比現在更健康。我的意思並不是鼓勵你趕緊去吃家門外、草坪上的蒲公英，不過當你具備多一點的知識，並且採取有機的方式保養草坪時，就算把蒲公英吞下肚子也並無不可，因為它整株不管是綠油油的葉子和黃色的花朵，都是公認的植物性良藥。

早在西元10世紀時，便有一位阿拉伯醫生首次將蒲公英具有療效的特性記載下來。曾經有一段時期，蒲公英被人稱之為「**尿床**」（piddley bed），法國人稱呼蒲公英比較委婉，不過意思同樣是「在床上尿尿」（pissenlit），其實都是在描述一個療效：蒲公英具有**利尿**的特性。

蒲公英不管是葉子、花朵、或是根部，都有其不同的功效，是絕佳排毒和治癒疾病的藥草。它的葉子具有絕佳清潔腎臟的功能，根部則同樣擁有清除毒素的療效，並且還有益於肝臟的功能運作，因此稍後會在下文中繼續詳細介紹。

蒲公英與利尿劑不同之處，是它可以補充鉀和鈣，因此並不會像藥用的利尿劑耗損體內礦物質，進而引起身體脫水的情況。此外，蒲公英還含有蛋白質、有益健康的糖份、維生素A、維生素C、鐵質以及其他礦物質、維生素和養份，因此每天飲用3杯添加1茶匙蒲公英葉的水，將會有益身體健康。

不過，有一點要特別提醒讀者，如果你有**膽結石或膽管阻塞**（obstructed bile duct）的問題，在服用蒲公英之前請先詢問醫生的意見，以免發生健康問題。

草決明

草決明可以清除身體裡的毒素和廢棄液體，幫助身體排除組織中多餘的毒素和液體。千萬不要被草決明這個名稱嚇到，這是一種對於腎臟非常好的藥草。

每天飲用 1 至 3 杯草決明茶，每次在 1 杯水裡添加 2 至 3 茶匙乾燥的草決明，不過如果你**罹患糖尿病或是有糖尿病的徵兆，請絕對不要飲用草決明水**。

波耳多葉

波耳多葉是一種鮮為人知的藥草，具有強化腎臟的排毒能力，進而幫助身體組織排除多餘的液體。此外，波耳多葉還有助於**消除泌尿道發炎**（如**膀胱炎**）的功效，因此如果泌尿道很容易發炎，或是不確定先前的發炎是否已經痊癒，建議不妨多多飲用波耳多葉茶，將有助於改善泌尿道發炎的狀況。

波耳多葉不但可以清潔泌尿道，同時還有助於**撫平膀胱和尿道黏膜**，是對人體非常有益的一種藥草。

每天飲用 3 杯波耳多葉茶，在一杯滾燙的沸水裡加入 1 茶匙乾燥波耳多葉，浸泡 5 至 10 分鐘後始可飲用。

布枯葉

布枯葉由於具有**利尿**特性，因此可以幫助腎臟排除毒素，是一種對於腎臟非常好的藥草。此外，布枯葉還可以減輕泌尿道發炎，不過布枯葉與其他藥草不同，它的功效只限於腎臟和泌尿道，對身體其餘部位不太有幫助。

布枯葉有助於**舒緩膀胱炎、尿道炎、攝護腺炎、小便時灼熱疼痛**。有以上症狀的人，建議每天飲用 3 杯布枯葉茶，每次在 1 杯水裡添加 1 茶匙乾燥的布枯葉水。

茅草

茅草具有抑制發炎的功效，可以減輕許多發炎症狀，譬如**膀胱炎、尿道炎、攝護腺炎、攝護腺肥大、腎結石**等，此外，它還兼具了清潔和治療的功能，茅草與蒲公英一樣，也含有豐富的鉀。

在 1 杯滾燙的沸水裡，添加 2 茶匙乾燥茅草，浸泡 20 分鐘，等溫度降低、過濾之後始可飲用。建議每天飲用 3 杯茅草水。

熊果素

熊果素的主要功能為**舒緩腎臟發炎和腎結石**的情況，不過對於**女性陰道發炎**的狀況也有所幫助。熊果素具有絕佳清潔腎臟和泌尿道的效果。

不過，在混合飲用熊果素和其他藥草之前，要先請教草藥醫生的意見，千萬不可大量服用熊果素，否則有可能會引發噁心或嘔吐的副作用。

在 1 杯滾燙的沸水裡，添加 1 茶匙乾燥熊果素，浸泡 20 分鐘後始可飲用。每天飲用 3 杯熊果素水。

樺木葉

樺木葉的功效有很多，除了可以**改善泌尿道感染**，樺木的樹葉和樹皮還可以降低因**風濕病和關節炎**所引起的身體積水狀況。

此外，樺木葉可以去除身體組織中的多餘液體，改善身體水腫的狀況，並且具有緩和疼痛的功效。在 1 杯滾燙的沸水裡，添加 1 至 2 茶匙乾燥樺木葉，浸泡 20 分鐘後始可飲用。每天飲用 3 杯樺木葉水。

芹菜籽

詹姆斯·杜可（James Duke）在《綠色藥局》（The Green Pharmacy）一書提到，芹菜和芹菜籽中含有 20 餘種防止發炎物質，尤其是一種名為**芹菜配醣體**（apigenin）的物質，具有絕佳的**抗發炎**功效。無獨有偶的是，擁有作家、科學家、音樂家、修女、趨勢專家等多重身分的聖賀德佳·馮賓根（Hildegard von Bingen），早在 900 多年前就曾經寫道，芹菜中含有**抗發炎**的物質。此外，芹菜籽還具有絕佳**清潔泌尿道**的功效，對於清潔泌尿道，有非常顯著的效果。

許多食譜都建議，在燉煮時可以將芹菜籽放進湯裡，或是在烹飪時以芹菜籽代替鹽巴，顯示芹菜籽除了可以作為藥草或藥草茶外，同時也可以成為烹煮時的食材，是十分常見的料理食材。我最喜歡的開胃食物之一，就是芹菜麵包。這本書也會詳細介紹如何在烹飪時使用芹菜籽入菜，創造出一道道美味佳餚。

芹菜籽與芹菜一樣，稍微有一點鹹鹹的味道，所以在烹飪時可以取代鹽巴。芹菜籽的味道非常好，同時也是非常有效的藥物。由於芹菜籽具有清潔腎臟、降發炎的功效，因此有助於**改善關節炎**、**風濕病**、**痛風**等症狀。

在 1 杯滾燙的沸水裡，添加 1 至 2 茶匙剛剛搗碎的新鮮芹菜籽，飲用之後不僅有助於清潔泌尿道，還有助**降血壓**和**控制血糖**穩定，舒緩**痛風**和**關節炎**的疼痛，以及減輕**月經**期間的不適，可說是好處多多，療效也非常多樣性。

但是請注意，**孕婦**必須避免食用芹菜籽。

杜松

上述所列舉的其他藥草藥效都比較強，而杜松也同樣具有減輕**關節炎**、**風濕病**、**舒緩肌肉**和**關節疼痛**的功效。此外，杜松還具有溫和清潔及**恢復腎臟健康**的功效。不過由於大量服用杜松有可能會產生**毒性**的副作用，因此在服用之前，一定要詢問草藥醫生的意見。

請注意，孕婦和腎臟發炎患者不可服用杜松。在 1 杯滾燙的沸水裡，添加 1 茶匙乾燥杜松，浸泡 10 分鐘後始可飲用。建議每天飲用 3 杯杜松水。

西洋蓍草

西洋蓍草是非常全面性的藥草，不管是它的葉子、莖和花都有功效，包括它是絕佳**清潔腎臟**的藥草，還同時具備幫助**排汗**、**清潔皮膚**、**穩定血壓**，以及改善**免疫系統**功能的功效。

我很喜歡在夏天到野外採集西洋蓍草，然後經由乾燥處理後儲藏起來，以供長年使用。在 1 杯滾燙的沸水裡，添加 1 茶匙乾燥西洋蓍草。每天飲用 3 杯西洋蓍草水。

清潔腎臟的能量穴位按摩

前面有稍微介紹過，可以經由所謂的「穴位」治療身體問題，而身體上有許多點是能量活動的路徑，也就是我們所謂的「穴位」。《能量醫學》一書的作者唐娜・伊登和大衛・費恩斯坦建議，指壓以下所介紹的腎臟和膀胱穴位，有助於整個泌尿道的排毒工作，進而改善身體的狀況。

用力按壓以下的穴位，**每個穴位連續按壓 1 至 2 分鐘**。每個器

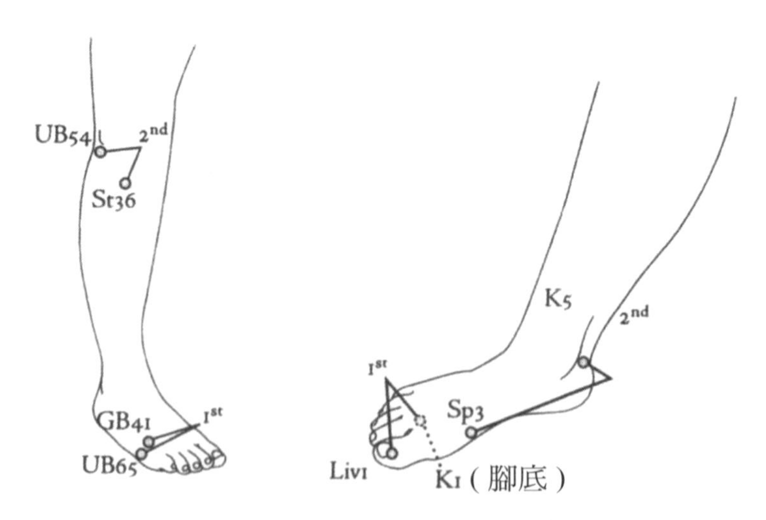

腎臟指壓穴位和膀胱指壓穴位

官都有兩組穴位，如果依照本書建議的順序指壓這些穴位，甚至可以同時指壓左右兩側相同的穴位，效果會更明顯，達到最有效的成果。

經絡指壓雖然具有一定的安全性，但是孕婦在進行經絡指壓前，必須先詢問醫生的意見，同時並避免指壓「胃部 36」穴位。

清潔腎臟的穴位爲：

- 肝臟 1（Liv1）：位於第一個腳指甲後緣，接近第二個腳指邊緣。
- 腎臟 I（K1）：位於腳背上的凹陷處。
- 脾臟 3（Sp3）：位於腳的內側，第一個腳趾後方的突出處。
- 腎臟 5（K5）：位於腳的內側、腳踝骨後方。

清潔膀胱的穴位爲：

- 膽囊 41（GB41）：位於腳背外側邊緣，大約距離腳背邊緣 2.5 公分、第四個腳指約 1.2 公分處。
- 膀胱 65（UB65）：位於腳背外側邊緣，大約距離第五個腳指 2.5 公分處。
- 胃部 36（St36）：位於兩個小腿骨交接處，膝蓋骨外側的邊緣下方。
- 膀胱 54（UB54）：位於膝蓋外側邊緣。

腸道排毒

常言道：「吃什麼，像什麼！」但是我認為應該進一步更正為「消化什麼、吸收什麼，就像什麼！」更為貼切，畢竟你所吃的、消化的、吸收的東西，將會成為阻塞身體所有細胞的物質，進而在體內產生反應，接著顯現於我們的健康狀況上。

完整消化第一課

消化問題非常多樣化且十分重要，雖然前面曾討論過消化的問題，但這裡還是有必要重提一次。消化是從嘴巴開始，咀嚼動作會刺激口腔和下消化道，刺激分泌消化液。口腔中的**唾液**含有一種澱粉酵素（amylase），可以消化譬如麵條、稻米、馬鈴薯、麵包等澱粉類的食物。

當你把食物吞下肚後，食物會經由食道抵達胃部。胃部會分泌強酸（胃酸），它的強度非常驚人，強酸會消化蛋白質食物，譬如肉、魚、豆類、乳製品、堅果。胃酸的侵蝕力有多可怕呢？舉例來說，**假如把胃酸滴到皮膚上，皮膚會立刻燒出一個如洞般的傷口。**不過，胃部含有一層厚厚的黏液，因此可以防止胃酸侵蝕。

腸道是身體最重要的排毒系統之一。當食物在離開胃部後，便會緊接著進入小腸。小腸大約為 7 公尺長，主要的目的為消化食物、吸收食物中的營養和水份、製造一些消化酵素。裡面的消化酵素包括：胜肽分解酵素（peptidase）分解蛋白質；麥芽糖酵素（maltase）分解麥芽糖；蔗糖酵素（sucrase）則是分解蔗糖。

有些人還會分泌乳糖酵素（lactase）分解乳糖。**胰腺**會分泌許多種酵素至**小腸中**幫助消化。**膽囊**會分泌**膽汁**至小腸中幫助消化脂肪。食物中的營養由小腸吸收後，會進入血液流動全身，因此小腸的功能十分重要，小腸若是吸收不良，將會導致營養物質不能正常吸收。

剩餘食物在離開小腸後，緊接著會進入大腸。大腸的功能主要是吸收由益生菌分解產出的維生素 B_1、B_2、B_{12}、K，並藉由吸收廢棄物中 90%的水份，以維持身體的液體平衡。此時，大部分的食物已變成液體。大腸大約為 1.5 公尺長、0.7 公尺寬，但它並不會消化食物。

食物分子在經由腸壁吸收之後會進入血液，然後經由流動全身的血液輸送到肝臟。在肝臟中，有些食物分子會進行更進一步的分解，有些則是轉變成為儲存體內的燃料，提供身體各種機能運作時，所需的能量。

由於毒素會隨著血液流動於全身，當血液中的毒素在進入腸道後，會進行一連串清潔排毒工作，然後再次進入血液中。此外，血液的毒素也會被送到肝臟進行排毒的工作。至於剩餘的廢棄物，由於含有不少毒素，因此將會被清除至體外，若無法順利排出體外，長久累積在體內，就會誘發疾病的產生。

不良的飲食習慣影響腸道功能

缺乏纖維質，會讓消化過的食物缺乏纖維推擠而無法順利通過腸道；缺乏水份時，則會延緩消化過程和干擾體內液體平衡；**過多的蛋白質**，會使得腸道產生**酸性**物質，進而**大量滋生有害細菌，容易使人生病；過多的糖份**，會使得腸道大量滋生害菌，進而抑制益菌分解身體所需的養份。當害菌大量滋生時，身體健康便會因此受到不良影響，因此不良的飲食習慣影響身體健康甚鉅。

當食物的養份在小腸都被吸收殆盡後，這些食物廢棄物就必須被排除至體外，然後當排除的效率不彰時，腸壁便會開始吸收裡面的毒素，毒素進入血液後，流動到全身便可能會造成許多問題。此外，當你**便祕**、排便不順的同時，身體也會不斷吸收毒素。

所以，當你想要上廁所時，千萬不要等，請盡快如廁。許多專家認為，忍住便意往往會形成脂肪團。而且身體會因此吸收許多毒素，並將這些毒素帶入血液裡，進而對人體健康產生不良影響。

許多研究皆一致顯示，**腸道**健康與身體問題關係密切，腸道健康不容小覷，它不只是和消化吸收排泄功能有關，更有「**最大的免疫器官**」之稱。根據具有悠久歷史的國際醫學期刊《刺胳針》（The Lancet）報導，科學研究**顯示腸道問題與乳房病變息息相關**。這項研究在檢查 1500 名婦女後發現，每天都有排便的婦女相較於有便祕困擾的婦女，比較少罹患乳房疾病。每週排便 2 次以下的婦女，罹患乳房疾病的機率是正常婦女的 4 倍，顯示腸道健康與乳房疾病有一定的關聯性。

根據《美國健康期刊》（American Journal of Public Health）報導，一項針對 7000 餘名婦女的研究顯示，**有便祕、排便困難、排便次數少的婦女，比較容易罹患乳癌**，同樣呈現與《刺胳針》類似的研究結論。

事實上，早在遠古時代，古埃及人就已經了解到腸道健康對於人體健康的重要性，把醫生分為 7 種不同層級，最高級的醫生是專門給皇親國戚看病的御醫，而且只有專攻腸道健康的醫生，才有資格擔任埃及皇族的御醫，顯示他們了解腸道健康在人體健康中，所扮演的關鍵角色。

腸道壓力檢測

你有以下的症狀和困擾嗎？

- ☐ 1. 痤瘡
- ☐ 2. 過敏
- ☐ 3. 焦慮
- ☐ 4. 盲腸炎
- ☐ 5. 免疫系統問題
- ☐ 6. 背痛
- ☐ 7. 膀胱發炎或陰道發炎
- ☐ 8. 頭腦模糊不清
- ☐ 9. 乳癌
- ☐ 10. 乳房脹痛
- ☐ 11. 指甲易碎或頭髮易斷
- ☐ 12. 癌症

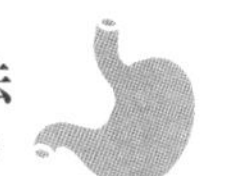

- □ 13. 白色念珠菌過度繁殖
- □ 14. 慢性疲勞症候群
- □ 15. 舌苔
- □ 16. 結腸癌
- □ 17. 便祕
- □ 18. 克隆氏症
- □ 19. 憂鬱
- □ 20. 腹瀉
- □ 21. 憩室症
- □ 22. 耳朵疼痛
- □ 23. 濕疹或牛皮癬
- □ 24. 疲憊
- □ 25. 纖維肌痛
- □ 26. 胃腸脹氣
- □ 27. 食物敏感
- □ 28. 經常喉嚨疼痛
- □ 29. 頭痛或偏頭痛
- □ 30. 膽固醇
- □ 31. 發炎
- □ 32. 失眠
- □ 33. 腸道息肉
- □ 34. 易怒
- □ 35. 腸躁症
- □ 36. 喜怒無常
- □ 37. 肌肉疼痛或關節疼痛
- □ 38. 噁心作嘔

□ 39. 經前症候群
□ 40. 腹部突出
□ 41. 週期性發燒
□ 42. 皮膚問題
□ 43. 口臭或體臭
□ 44. 陰道發炎
□ 45. 鼻腔問題

胃腸為何失靈？

要解決消化問題，首先必須檢視消化不良的原因，再進一步探討清潔腸道的方法，如此才有可能改善消化問題。

唯有消化問題改善後，才有可能達到清潔腸道的目標，進而達到身體健康的目的。

一、未能充分咀嚼食物

腸道系統阻塞的主要原因往往是消化不良所造成的。而這大多數與我們現在的生活型態有關，講求效率又生活緊張的狀態下，吃得太快或進食時過於匆忙。其他的消化系統，都有賴食物充分咀嚼才能發揮功效，否則就有可能會導致消化不良或其他不舒服的症狀。

所以，清潔腸道第一步，就是仔細咀嚼食物，也是小時候大人一直教導我們的飲食原則：**細嚼慢嚥**。

二、吃飯時飲用大量液體

吃飯時，應該避免大量飲用液體，因為這些液體將會稀釋消化液和消化酵素，進而降低消化的效率。此外，胃部有一種機制，可以偵測食物應在何時往前移動。當食物被胃酸適當分解後，胃中的

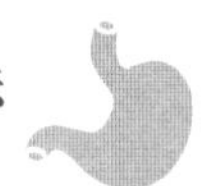

酸性將會稍微減弱，身體在得到酸性減弱的訊號後，立刻會通知胃部，目前工作已經完畢。

因此，如果在吃飯時飲用液體，將會稀釋胃部裡的胃酸，讓胃部誤以為消化工作已經完畢，進而過早把食物推至小腸，但小腸是無法替代胃部的工作的，結果就導致消化不良，因此吃飯時應避免飲用任何飲料。如果在吃飯時必須服用營養補充品，盡可能只喝一點水幫助吞嚥即可。

一般來說，飯前半小時或飯後 1、2 小時之內，最好不要飲用任何飲料，是比較好的飲食習慣。

三、兩餐之間飲水不夠充足

在用餐期間不可大量飲水，但是**兩餐之間則需要補充適量水份**，否則將會導致腸道缺乏適當水份，進而引發**便祕**的情況。便祕時，毒素會不斷在腸道中累積，進而被重新吸收至血液之中，導致毒素在身體中流竄。

由於含有**咖啡因**的飲料會讓身體產生**脫水**現象，因此**每喝 1 杯含有咖啡因的飲料，一定要另外補充 2 大杯水**。在兩餐之間，記得一定要飲用大量的白開水，才可盡量避免的狀況發生。

四、吃得太過複雜

當我們吃得愈多時，身體就愈無法適當消化食物。換言之，人體的消化系統能力有限，無法消化大量、複雜的飲食。

此外，當我們所吃的食物太複雜，包含太多種不同成分時，身體的消化酵素往往無法做妥善的處理。你不妨回想一下高中時的化學課，蛋白質需要酸性酵素來消化，**碳水化合物**則需要**鹼性酵素**來消化，但是當酸性酵素和鹼性酵素混合後，兩種酵素將會變成中和狀態，最終的結果就是消化不良。

所以，每餐絕對不要吃太多，偶爾可以吃一些點心，避免造成消化道過度負擔，否則導致消化不良的後果，將得不償失。

五、情緒或精神上的壓力

當心煩意亂時，最好不要進食，特別應量避免在壓力非常大的時候吃東西，因為過大的壓力會損害消化系統功能，影響食物消化的效果。

六、睡前吃東西

由於消化過程會隨著夜晚的來臨而逐漸減緩，因此當你在晚上進食時，身體有可能無法適當消化食物。而且晚上進食會引起很多問題，主要問題包括體重增加、放屁、胃灼熱、消化不良、胃腸脹氣。

因此，建議避免在就寢前 2、3 小時之內進食，以及在晚上大吃大喝，免得造成消化器官的負擔。

七、消化酵素補充不足

消化酵素隨著人的年紀漸長之後，也會逐漸減少，胃部裡的**鹽酸**（hydrochloric acid，即胃酸）也會減少。這種情況往往會造成消化上的問題，連帶引起其他部位的疾病，譬如過敏、胃腸脹氣、體重增加、營養不足。

因此，當年紀漸長之後，食物中至少有一半必須為生食，才可避免以上所述的情況發生，解決的辦法也不困難，其實非常簡單，只需在午餐和晚餐時吃一大堆生菜沙拉，即可達到食物攝取達一半生食的這個目標。

基本上，缺乏酵素的食物包括所有的烹煮食物、**罐頭食物**、**油炸食物**、**包裝食物**、**速食**等，而攝取**缺乏酵素**的食物往往會引起**消化不良**，而消耗身體本身的消化酵素。消化不良會產生很多對身體有損害的後果，例如食物腐壞，進而促進有害身體的細菌、真菌、寄生蟲滋生。

因此，建議食用大量生食，不但可以同時攝取消化酵素，亦可藉此幫助消化其他烹煮過的食物，一舉兩得。

引發多種疾病的便祕

在每天的飲食中，一定要食用有助於潤滑腸道、含有脂肪酸的食物，這些食物包括低溫壓榨（cold-pressed）的**亞麻仁籽油**、特級初榨純橄欖油（extra-virginoliveoil）等等，都是這類食物，建議多加攝取，對身體百利而無一害。

成因之一

現代人的飲食習慣很容易造成便祕，特別是食用**精緻**、**加工**、**油炸**、**鹽**及**罐裝食物**，缺乏纖維質與水份的攝取，都有可能會造成便祕的產生。所有使用白糖、白麵粉、過量的鹽、不健康的脂肪、人工化學物質所製作的食品，都是「**垃圾食物**」，縱使這些食物會讓人有飽足感，卻完全無法提供身體所需的纖維、水份、維生素、礦物質、酵素以及其他營養素，對身體可說是毫無用處。

由於食用這種「垃圾食物」難免會造成便祕，因此在排毒期間應避免食用這類的食品，免得形成便祕，體內的毒素無法順利排出，影響了排毒的效果。

成因之二

食用過多的動物產品，雖然同樣可以讓人產生飽足感，不過還是會出現缺乏纖維的情況，便祕的狀況仍然很難避免。所謂的動物食品包括**牛肉**、**家禽**、**魚肉**、**海鮮**和**乳製品**。

進行排毒的期間，避免食用各種肉類、乳製品以及所有動物食品，以免阻礙排毒的進行。

便祕經常會引發各種疾病，但是它究竟是如何形成的呢？最理想的情況是，每天都應該排便 2 至 3 次，不過我想許多人恐怕很難得到這個目標，甚至會害怕每天要排便這麼多次。由於不健康的飲食習慣，造成了大部分的人都有長期便祕的困擾。請容忍我繼續討論這個讓人不舒服的話題，便祕影響一個人的健康攸關甚鉅，因此絕對有必須詳細了解其細節，畢竟要詳細了解它的成因，才能有效對抗它，不是嗎？

人的糞便應該是呈固體狀、大大的一塊、而且有一點點軟。當糞便很硬、很小或是不成形狀時，這種情況表示你的身體出現狀況了，必須更努力地排毒，食用更多高纖、高營養、高水份的食物，才能藉由排便將體內的廢棄物順利排出，達到清潔身體毒素的目標。

自體中毒之源──念珠菌感染與腸漏症

事實上，腸道中總共存在多達 400 種不同的細菌，含有高達 100 兆個微生物。最理想的腸道是，**85%為益菌、15%為壞菌**。不過許多人的腸道情況正好相反，**85%為壞菌、15%為益菌**。這種不正確的細菌比例，將會導致腸道內的細菌處於失衡狀態。

當飲食中充滿**高糖**和**高動物蛋白質及垃圾食物**時，就會造成腸道內的細菌處於失衡狀態。當腸道中滋生過多有害身體的細菌時，會妨礙身體正常吸收養份。此外，服用**抗生素**也會讓益菌死亡，並讓病原體產生**抗藥性**，進而更難以清除，讓體內毒素無法順利排除。

直到目前為止，科學家至少已經發現 150 種酵母為**念珠菌**（或稱假絲酵母），不過其中有一種**白色念珠菌**（或稱白假絲酵母菌，Candida albican）特別**容易在腸道內大量滋生**，這種情況般稱之為「**念珠菌症**」（candidiasis），念珠菌會釋放 **80** 餘種毒素，這會讓人對食物和化學物質變得非常敏感，而產生許多過敏反應，包括這些毒素會減弱身體的防禦系統、導致腸子黏膜出現滲漏情況、讓腸道中未經分解的大分子蛋白質，經由絨毛之間的裂縫進入血液系統，種種毒素都會誘發身體產生**過敏反應**。

由於飲食習慣的改變，現代人很難在食物中獲得足夠的營養，因此**口服益生菌**（probiotic，含有大量的益菌）便成了快速有效的方法，有助於清潔腸道和處理腸內的念珠菌，無論體內是否存在著念珠菌大量滋生的情況，任何人都會因服用益生菌而更健康，可謂是好處多多。益菌種類繁多，包括乳酸桿菌（Lactobacillus acidophilus）、比菲德氏菌（Bifidobacterium bifidum）、保加利亞乳酸桿菌（Lactobacillus bulgaricus）、芽孢乳酸桿菌（Lactobacillus sporogenes）、涎錬乳酸桿菌（Lactobacillus salivarius）、胚芽乳酸桿菌（Lactobacillus plantarum）。

引起念珠菌大量滋生的原因很多，這些原因包括

- 飲酒（葡萄酒、啤酒、香檳等）
- 抗生素
- 避孕藥
- 血糖過高（糖尿病）
- 長期食用含有抗生素和荷爾蒙的食物（肉品及乳製品）
- 攝取過多糖份甜食
- 大量攝取澱粉類、麵包、小麥、酵母等食物
- 抑制免疫力的藥物（類固醇、可體松及免疫抑制劑等）
- 補汞毒牙（汞中毒）
- 複雜的性伴侶
- 營養不良、飲食不當
- 濫用藥物、毒品
- 壓力
- 暴露在充滿毒素的環境中，特別是黴菌滋生的環境
- 免疫力減弱

有些專家估計，有各種**過敏**困擾的人，**80%**都有**念珠菌大量滋生**的現象。根據針對老鼠的研究顯示，念珠菌會刺激**組織胺**（**histamine**）的產生。組織胺是人體中的一種物質，通常在身體

碰到過敏原之後，會自然釋放出來。

由此推論，這項研究顯示，大量滋生的念珠菌也許是某些過敏反應的潛在原因。

此外，**念珠菌會干擾正常荷爾蒙的分泌**，因為它會產生類似荷爾蒙的物質，這些物質會讓正常的荷爾蒙陷入失衡狀態，尤其是女性體內的荷爾蒙，嚴重時，可能會造成疾病的產生，它與**女性腺體的腫瘤生成息息相關**。

當飲食中缺乏重要的營養（譬如維生素、胺基酸、重要的脂肪酸等），免疫系統就會衰弱，此時，念珠菌也會大量滋生，對身體造成影響。

雖然念珠菌主要的生長環境在腸道，經常大量滋生於腸道，但也會擴散到全身各處。為了對付隱藏在人體中病原體，清潔腸道念珠菌和依照排毒計劃飲食是最佳對策。

下面將提供一項簡單的檢測，有助於了解自己體內是否有過量的念珠菌，進而檢視自己的身體健康與否：

念珠菌檢測

念珠菌大量滋生時會出現許多症狀。請檢視自己是否有下列任何症狀？

□ 1. 痤瘡、牛皮癬、濕疹、疹子、蜂窩性組織炎；
□ 2. 過敏；
□ 3. 肛門癢、陰道癢、貧血；
□ 4. 焦慮；
□ 5. 氣喘；
□ 6. 香港腳；

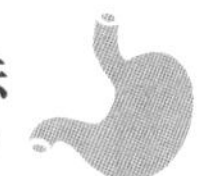

☐ 7. 注意力不集中（ADD）；
☐ 8. 過動症（ADHD）；
☐ 9. 自閉症；
☐ 10. 胃腸脹氣；
☐ 11. 體臭或口臭；
☐ 12. 腦筋模糊或記憶衰退；
☐ 13. 對於化學物質過敏；
☐ 14. 便祕或腹瀉；
☐ 15. 嗜吃甜食、麵包或飲酒；
☐ 16. 克隆氏症；
☐ 17. 情緒沮喪；
☐ 18. 很難增加體重或減輕體重；
☐ 19. 性慾衰退；
☐ 20. 睡眠無法消除的疲憊；
☐ 21. 纖維肌痛；
☐ 22. 食物過敏；
☐ 23. 頭痛，尤其是經常頭痛；
☐ 24. 胃食道逆流；
☐ 25. 荷爾蒙失衡；
☐ 26. 血糖過低；
☐ 27. 免疫系統功能不良；
☐ 28. 優柔寡斷；
☐ 29. 失眠；
☐ 30. 大腸激躁症；
☐ 31. 關節疼痛或肌肉疼痛；

☐ 32. 注意力不專心；

☐ 33. 情緒陰晴不定或易怒；

☐ 34. 鼻塞；

☐ 35. 經前症候群；

☐ 36. 週期性膀胱感染、鼻竇感染、陰道感染或呼吸道感染；

☐ 37. 甲狀腺機能失調；

☐ 38. 體重出現不明原因的變化；

如果出現上述任何症狀，可能已經面臨念珠菌大量滋生的情況，為了減輕或改善這些擾人的症狀，建議不妨按照本書的建議進行腸道清潔的工作，著手腸道排毒的療程，或許對於困擾自己的症狀會有些助益，進而達到改善身體狀況的目的。

清除念珠菌

如果想要重新恢復腸道平衡，清除體內大量滋生的念珠菌，一定要依照本書所建議的方法來飲食和補充營養，才能夠有效地改善腸道環境，重建健康的腸道環境。

由於現代的飲食習慣，我們攝取了太多不必要的**糖份**、含有酵母的食物及**酒類**，包括所有的甜食、使用酵母製作的**麵包**、各類酒精飲料（尤其是葡萄酒和啤酒），其實對身體的助益不大。此外，還要避免食用乳製品（尤其是乳酪）。以及絕對不要食用表面遍布黴菌或酵母的食物，包括花生和各種類型的醋，這些食物對腸道環境的重建沒有太大的幫助，甚至還可以營造有利於念珠菌生長的環境。

不過蘋果醋例外，因為**蘋果醋可以殺死念珠細菌**。多吃水果和蔬菜，生的或蒸過的水果和蔬菜都是不錯的選擇。

每餐都要吃一些高蛋白質食物，包括豆類、豆莢、豆漿、豆腐和有機雞蛋，並且常吃**大蒜**、**洋蔥**、**青蔥**、辣根（horseradish），

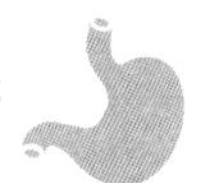

這些食物都可以殺死有害身體的酵母和寄生蟲。你也可以食用包括羅勒（basil）、蒔蘿（dill）、牛至（oregano）、**生薑**（ginger）等藥草，這些藥草具有相同效果，有助於殺死念珠菌。

食用下述提到可以防止寄生蟲的藥草，同樣有助於降低腸內大量滋生的念珠菌，還給腸道一個健康的環境。

清潔腸道

對於腸道消化來說，身體運動非常重要，如果缺乏運動，腸道幾乎不可能發揮正常功能。此外，運動可以保持腹肌健康強壯。無論是走路、瑜珈、彈跳、登山、爬樓梯、跳舞、園藝，以及其他種類的運動，都可以讓身體保持和諧平衡，並達到清潔腸道的目的。建議每週**5天、每天至少運動30分鐘**，才是比較良好的生活習慣。

談到最天然，最溫和的瀉藥，莫過於大自然中的元素：**鎂**（magnesium）。

鎂可以增加糞便中的水份，有助於糞便排至體外。要改善便祕的狀況，多吃含有大量鎂的食物是非常有用的，譬如蘋果、無花果、桃子、羽衣甘藍（kale）、萵苣（chard）、芹菜、甜菜葉（beet green）糙米、芝麻、葵花籽、杏仁、大豆，都是含鎂的食物。

此外，每天補充服用400毫克的鎂，亦有利於排便，促進身體排毒的效果。

深層清潔腸道的藥草

許多藥草都具有清潔腸道、清除毒素和排泄的功能，然而，並非所有藥草都適合長期服用，需要經過藥草醫師的指示，否則很容易產生副作用，替人體帶來不良影響。

雖然番瀉樹葉（senna）和美鼠李皮（cascara sagrada）的藥效很強，能快速解決嚴重的問題，但是對於身體比較敏感的人來說，往往無法長期負荷這兩種清潔腸道的藥草的強烈作用。在此，我選擇一些同樣具有強烈藥效，但是卻不會帶給身體過多負荷的藥草，以下就是這些藥草名單，供各位讀者參考。

蘆薈

人類使用蘆薈治療消化道疾病，已經有長達 4000 多年的歷史，它所治療的疾病包括潰瘍、腹瀉、腎臟感染。同時，蘆薈含有豐富的胺基酸、酵素、葉綠素、精油、維生素、礦物質和其他有益人體的營養。此外，蘆薈汁具有自然刺激結腸的功能。

草藥醫生都了解蘆薈具有**抗菌**、**抗濾過性病原體**、**止痛**、**消炎**、**退燒**、**清潔**的功能，是功效甚多的藥草。此外，蘆薈還可以膨脹微血管、提高正常細胞生長的速度，藉此幫助治療動脈硬化和癌症的發生。

每天 2 次、每次飲用 4 分之 1 杯蘆薈（aloe vera juice），可以獲得不錯的排毒療效。請注意，蘆薈汁並非凝膠狀，而是比較像濃縮果汁。避免飲用蘆薈（aloes）或蘆薈乳汁（aloe latex），由於這兩種蘆薈通便效果過於強烈，腸道在無法承受如此強烈刺激效果下，往往會出現嚴重腹痛和腹瀉的副作用。

另外，在**懷孕**和**哺乳**期間的婦女，應該**避免飲用蘆薈汁**，以免對自我身體與嬰幼兒造成不良影響。

榆樹皮

幾百年以來，人們經常把榆樹皮作為祛痰劑和潤膚劑，對於某些問題也會有所幫助，譬如潰瘍、胃炎、消化性潰瘍、腸炎、結腸炎、腹瀉、食物中毒等。

榆樹皮可以**舒緩腸道內部**，降低**放屁和胃腸脹氣**的情況。。此外，由於它具有很強的黏性，可以提供消化道層保護薄膜，藉此治療發炎的腸道黏膜。榆樹皮在 1 杯水裡添加 2 茶匙乾燥榆樹皮，煎煮後始可飲用。建議每天飲用 3 杯榆樹皮水。如果身體容易過敏，在服用時一定要非常謹慎，最好有草藥醫師的指示。

藷葵根

藷葵根具有天然**消炎**功能，還具有祛除呼吸道中多餘的黏液、舒緩呼吸道和消化道黏膜的功效。此外，許多藥草雖然可以**清除腸道廢棄物**，但難免會過於激烈，取而代之，藷葵根可以溫和清除腸道裡的廢棄物質。

在 1 杯水裡添加 1 茶匙乾燥藷葵根，煎煮 10 至 15 分鐘後始可飲用。每天飲用 3 杯藷葵根水。

大黃

大黃的醫療功效不勝枚舉，中國人使用大黃已經有非常久遠的歷史。大黃可以緩和**腹瀉**的情況、降低胃部和腸道不適，以及減輕女性月經不順所帶來的痛苦。

此外，大黃還有助於**鬆動腸內的陳年宿便**，有效改善惱人的便祕問題。在1杯水裡添加半茶匙乾燥大黃，煎煮10分鐘後始可飲用。

在此要特別提醒，關於大黃的攝取量，建議每人每天最多只能飲用 1 杯大黃水，而且大黃的份量不可超過 1 湯匙，否則可能造成反效果。

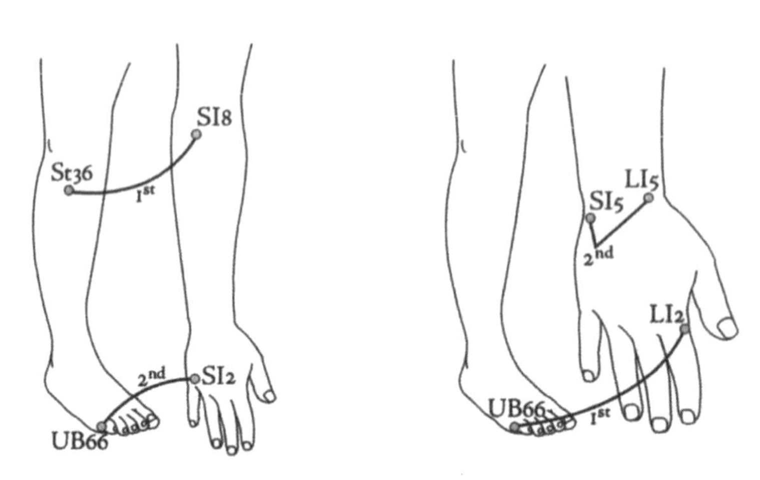

清潔小腸及大腸的指壓穴位

清潔腸道的指壓按摩

根據能量醫學專家唐娜・伊登和大衛・費恩斯坦的建議，指壓下列穴位有助於腸道清潔。換言之，指壓有助於改善能量流動，進而達到清潔腸道的目標。

用力指壓適當穴位 1 至 2 分鐘，並且每個器官都有兩組相關的穴位，可以同時指壓兩邊相同的穴位，依照順序進行往往可以達到最佳的效果。

但唯一要注意的是，孕婦最好避免指壓「胃部 36」。

清潔小腸的指壓穴位

- 小腸 8（SI8）：剛好位於手臂後方、手肘之下。
- 胃部 36（St36）：兩個小腿骨之間、膝蓋骨外側邊緣。
- 小腸 2（S12）：位於手背上方、距離小指指節 2.5 公分。
- 膀胱 66（UB66）：位於腳掌外側邊緣、小指根部。

清潔大腸的指壓穴位

- 大腸 2（L12）：位於手背上方、食指根部。
- 膀胱 66（UB66）：位於腳掌外側邊緣、小指根部。
- 大腸 5（L15）：位於大姆指那一邊的手腕凹處。
- 小腸 5（S15）：位於手背上方、小指那一邊的手腕處。

俗話說：「你吃什麼、消化什麼、吸收什麼，就會變成什麼模樣！」只要改善了消化系統、清潔腎臟和腸道後，整體健康將會出現明顯轉變，不但是身體的問題也減少，精力愈來愈充沛，現代人最煩惱的體重問題也會逐漸趨於正常，整體健康情況也會愈來愈好。

因此，消化系統的重要性不言而喻。

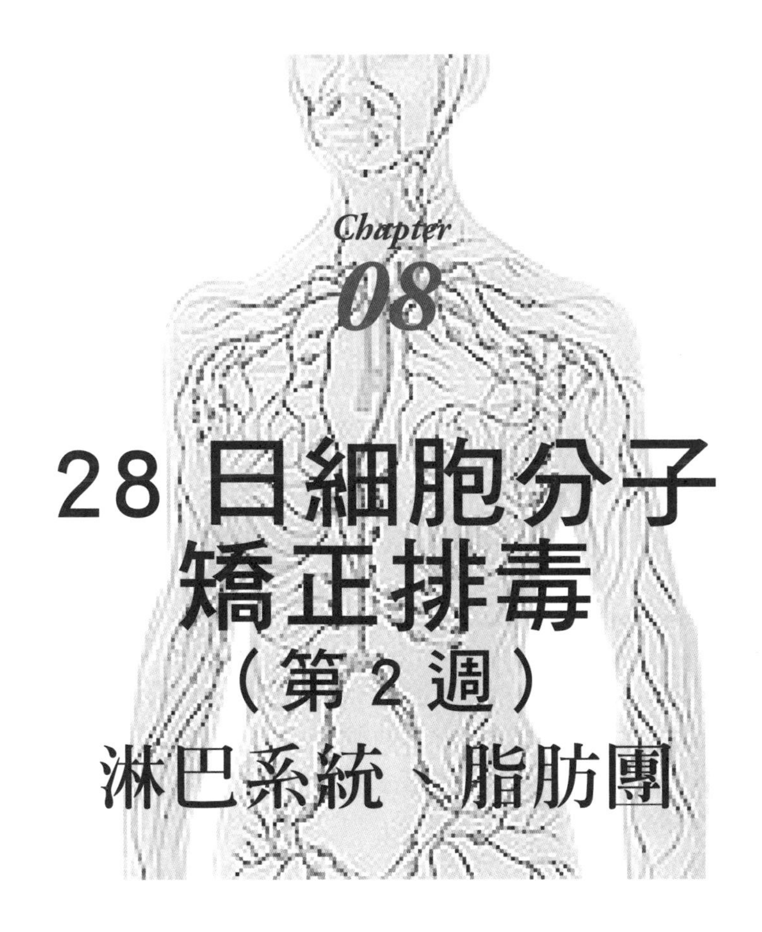

Chapter 08

28日細胞分子矯正排毒（第2週）淋巴系統、脂肪團

完整的淋巴系統包括了淋巴腺、淋巴結、扁桃腺、脾臟、胸腺、骨髓、血管和輸送管，不但可以處理外部進入身體的毒素（如食物、空氣污染），同時也能應付身體內部產生的毒素（正常新陳代謝過程中所產生的廢棄物）

本章將分享清潔淋巴系統的排毒自淨法，包括壓力檢測、深層清潔飲食、能量穴位按摩等。

淋巴系統

排毒不是件太困難的事，因為人體本身就有許多排毒機制，而絕大多數排毒書籍和計劃都會強調**腸道**和**肝臟**兩個系統，關於腸道跟肝臟的排毒清潔，已經在前兩個章節仔細說明了。

事實上，這兩個器官系統並無法囊括全身，還必須留意排毒的核心——**淋巴系統**，若是累積太多毒素，引發的疾病也不在少數，只是**淋巴排毒雖然重要，卻經常被人們忽略**。

Chapter 5 裡已經介紹過，淋巴系統在整個排毒計劃中最為重要，是身體排除毒素最主要的途徑之一。當我們談論肝臟時，一般人多半都還具有一些概念，了解肝臟器官的基本功能。但是，當我們談論到淋巴系統時，絕大部分的人往往認知有限，依然感到一知半解。

不過，無論你是否了解淋巴系統，都無法否定它的重要性，因為淋巴系統與健康習習相關，**淋巴系統是身體關鍵**的排毒管道，是身體維持正常免疫力的重要一環。

一項最新研究顯示，**80%體重過重的婦女，她們的淋巴系統運作效果都普遍不佳**，淋巴系統流動順暢不但可以減輕體重，同時也可以讓人的心情變好，顯示**淋巴系統不但與體重關聯重大，同時也影響著我們的情緒。**【編審註】

Chapter 5已經解釋過，淋巴系統由充滿液體的淋巴結（node）、淋巴腺（gland）、淋巴管（tube）所組成，是一種非常複雜的網狀系統，在浸濕身體細胞、帶走組織「污穢」後，讓身體重新恢復正常狀態。

編審註

人體的腦神經系統 70% 是脂肪組織，因此通常為淋巴系統脂肪團毒素積存污染的第一站。進而引起注意力不集中、記憶衰退、恐慌、焦慮、憂鬱、失眠、失智的問題，因此與情緒關聯重大。

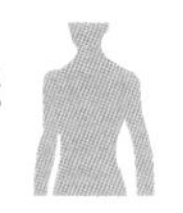

一個完整的淋巴系統是由很多元素所組成的下水道系統，包括了**淋巴腺、淋巴結、扁桃腺、脾臟、胸腺、骨髓**【編審註】，以及**血管**和**輸送管**，靠著上述這些元素，能把細胞裡的廢棄物帶到血液中。淋巴系統不但可以處理外部進入身體的毒素（如食物、空氣污染），同時也可以應付身體內部產生的毒素（正常新陳代謝過程中所產生的廢棄物）。例如，**當身體出現發炎狀況時，可將發炎的廢棄物帶到血液中，進而清除這些廢棄物質**，倘若淋巴系統出現問題，這個運作也會跟著失衡，**導致體內累積毒素**，無法排除。

淋巴液在進入**心臟附近的血管**後，可以由此進入**循環全身**的血液。當淋巴系統清掃乾淨身體內的毒素，並且將這些毒素丟棄到血液中，**腎臟**立刻會開始過濾血液中的毒素。

對於大部分久坐或呼吸很淺的人來說，保持淋巴液流動是很困難的一件事，因為淋巴液需要正確的**呼吸**方式、垂直彈跳運動與按摩才能保持流動。此外，即使你經常運動，淋巴液還是有可能功能不彰，因為在人體裡，**淋巴液**要比**血液**多出 **3 倍**，但是並沒有其他器官可以像心臟一樣，不斷抽送淋巴液，因此唯有同時依靠深呼吸和增加運動量，才能促進淋巴液流動，光靠運動可能還是不夠的。

我們在 Chapter 6 時已討論過，在第二階段排毒過程裡，你會學習各種呼吸的技巧，而**人在壓力的情境中，呼吸通常都會變得比較淺，但壓力也是影響淋巴液流動的因素之一**，所以呼吸就變得相對重要了。因為呼吸技巧的好處不勝枚舉，因此即使在排毒計劃結束後，也應該把這種呼吸技巧融入每天的日常生活裡，擁有健康的身體與美滿的人生才能輕而易舉。

如果淋巴系統經常出現問題，可以在「28 日細胞分子矯正排毒計劃」期間落實排毒工作，淋巴系統的流動將會逐漸改善。假使淋巴的問題沒辦法一次改善，或許需要更進一步清潔淋巴液。

編審註

此外，盲腸亦經常被視為淋巴系統腺體之一，為人體儲存有益菌的地方。

以下是一個簡單檢測項目，可以幫助了解，淋巴系統是否需要更進一步的清潔，一併提供參考。

淋巴液系統壓力檢測

以下檢測將可以判斷出你是否需要進行排毒。你可能會很訝異，體內毒素原來與各種身體疾病密切相關。如果在過去 1 年裡，你曾經出現以下的習慣或症狀，請在前面打勾，每個項目計分 1 分：

☐ 1. 是否減重困難？
☐ 2. 是否有脂肪團或肥肉堆積？
☐ 3. 是否曾經罹患纖維肌痛、慢性疲勞症候群、多發性硬化症、狼瘡、其他慢性免疫系統疾病？
☐ 4. 手指頭腫脹，晨起時僵硬或痠痛？
☐ 5. 身體是否很容易出現腫塊或脂肪瘤？
☐ 6. 是否曾經腹部積水、腰圍增加？
☐ 7. 是否曾經眼睛腫脹？
☐ 8. 生理期乳房腫脹或痠痛
☐ 9. 皮膚乾燥、皮膚癢
☐ 10. 紅疹或青春痘
☐ 11. 常覺得疲倦
☐ 12. 水腫
☐ 13. 免疫力低下
☐ 14. 過敏
☐ 15. 思路不清，注意力不集中
☐ 16. 頭痛或偏頭痛
☐ 17. 間接性拉肚子

☐ 18. 糞便容易沾黏（馬桶）

☐ 19. 淋巴結或扁桃腺腫大

☐ 20. 其他腺體腫大

如果曾經出現上述任何一種情況，表示淋巴系統可能處於壓力的狀態下，3 分以上，則淋巴系統迫切需要進一步的清潔。

清潔淋巴系統主要以第二階段為主，而清潔淋巴系統有許多方法。可以延長第二階段的排毒工作，也可以在整個排毒計劃結束後，再**單獨重覆進行淋巴系統排毒**。或者，你可以每個月進行 1 週**淋巴系統排毒**、或是每 1 週進行 2 天**淋巴系統排毒**、或是一次進行一整個月**淋巴系統排毒**。選擇一種最適合自己個性、時間、身體症狀的方式，進行**更深層的淋巴系統排毒**，將有助於你大大改善淋巴系統，進而達到更完美的健康狀況。

一般而言，使用藥草清潔淋巴系統是個不錯的選擇，但是如果選擇使用藥草清潔淋巴系統超過 3 週以上，則要先請教草藥醫生的意見，評估個人體質是否可以長期服用草藥。**服用藥草清潔淋巴系統通常都很安全**，因長期服用藥草而中毒的情況相當罕見，但畢竟是藥物，仍須小心為上。

人類身體往往依不同的情況而調整，因此藥草也要有所**更替**，每隔一段時間依據身體給出來的訊息，改變服用的藥草，可以讓草藥發揮最理想的藥效，達到最佳的排毒效果。

現代人因為飲食習慣不佳，以及工作型態多半處於**長期久坐不動**的低運動量，**體重過重**是很多人的困擾。

若是想要長期維持正常體重、有效減輕肥胖的身材、保持清新健康的身體，以及擺脫各種疼痛的苦惱，最主要的關鍵就是**徹底清潔淋巴系統**。淋巴系統會帶走身體組織和細胞中的各種毒素。如果淋巴系統功能不彰，有可能會出現**脂肪屯積、脂肪團增大**或各種**疼痛**【編審註】。換言之，淋巴系統的清潔能力改善之後，以上所述的這些脂肪囤積、脂肪團以及各種疼痛的狀況，將隨著體內的毒素「一掃而空」。

根據《脂肪團的解決方案》（The Cellulite Solution）一書作者伊莉莎白．丹茜博士（Dr. Elisabeth Dancey）研究發現，體脂偏高的婦女們淋巴系統均通常功能並不佳。然而，**在徹底清潔淋巴系統之後，脂肪團通常都會消失無蹤**，進而達到體重減輕、修飾體型的成效。

根據《肥肉四溢》（The Fat Flush）作者安．吉托曼（Ann Louise Gittleman）估計，許多人都負擔著 **5 至 6 公斤**的額外水分，這些水分全都困在身體組織裡，進而造成**腹部鼓脹、脂肪團、眼睛腫脹**的**水腫**狀態。如果你曾經出現上述症狀或是身體組織出現不自然**水腫**，極有可能是**淋巴系統運作不佳**的結果。

更進一步來說，《虛胖飲食》（The False Fat Diet）一書的作者艾爾森．哈斯博士（Dr. Elson Haas）把這種身體腫脹或保留多餘液體的情況歸類為「**虛胖**」。許多人往往誤以為自己身體腫脹是脂肪太多，其實真正的原因或許不是脂肪過多所造成，而是**淋巴系統功能不彰，造成體內有太多額外水分無法順利排出**。諷刺的是，如果**每天飲用的水量不夠充足，也會造成淋巴系統運作緩慢**，因為淋巴系統需要**足夠液體**才能發揮正常功能，也是我們在「28 日細胞分子矯正排毒計劃」中一直強調，每天一定要喝足夠的潔淨水，才能夠有效幫助身體進行排毒工作。

淋巴系統不彰，很可能造成肥胖問題之外，健康的淋巴系統還具有淨化血液功能。淋巴系統主要是經由淋巴組織中的**脾臟**淨化血

編審註

讀者可觀察或拍打、揉捏的附錄圖片，檢查是否在淋巴結或腺體部位產生疼痛感，例如**手臂、腋下、脖子、咽喉或鼠蹊部**，用以了解淋巴系統阻塞的狀況的情況。

液，倘若**淋巴系統失衡，也會連帶影響血液的淨化工作**。脾臟是位於腹部左側的橢圓形器官，它可以**打擊病毒傳染、回收再造損傷的紅血球**，在徹底清潔淋巴系統之後，脾臟也將因此更有能力處理耗損的紅血球。

由於**淋巴液主要是由肝臟負責製造**，因此徹底清潔**肝臟**，也就是「28 日細胞分子矯正排毒計劃」第三階段的排毒重點，同樣可以幫助清潔淋巴系統，改善肝臟功能的修護。

清潔淋巴系統的飲食

以下的方法有助於清潔淋巴系統、並且讓淋巴液流動更為順暢：

一、避免食用「化學食物」

大部分包裝好的熟食和速食都是「化學食物」，也就是任何含有**防腐劑**、**化學調味劑**、**人工色素**、**增味劑**、**穩定劑**的食物。換言之，舉凡不是天然穀粒、整顆水果、天然蔬菜、天然豆類的食物，基本上**愈不像是天然食材的食物，就愈有可能阻礙淋巴系統運作**，所以我們提倡吃「粗食」，亦即非加工食品，以「食物的原型」為攝取營養的主要來源。

二、避免食用難以消化的食物

基本上，絕大部分「**動物性蛋白質**」都難以消化，動物性蛋白質需要身體的多種酵素才能分解消化【編審註】，這個情況會使得酵素

編審註

鳳梨酵素為主要的**動物性蛋白質分解酵素**，因此也可以做為肉品增軟劑，減少烹調時間。由於大部分的過敏原是大分子的蛋白質的構成，所以鳳梨酵素為最普效性的大分子蛋白分解酵素，可以有效達到**抗發炎**、**抗過敏**，及扮演**抗組織胺**的效果，對於**去膿**、**化痰**極具功效。

無法進行其他更重要的功能。另外，包括油膩、**高糖份**、只有**碳水化合物**的食物，例如甜食和「精緻食物」——包括白米、白麵包、白通心粉、白麵粉製品等，由於消化這類食物需要耗費身體極大的能量，因此會造成**血糖急遽波動**，也是難以消化的食物種類，我們應該盡量避免攝取。當身體的負擔變小了，身體的這些能量理當是用在清潔淋巴系統上，可以用來改善淋巴系統的健康問題。

三、一定要大量喝水

前面曾經提過，淋巴液是一種液體，需要水分才能流動，如果缺乏充足的水分，淋巴液將會無法正常流動。這種情況就像停止幫植物澆水，植物絕對無法存活的道理一樣。

當你不幫植物澆水後，起初會出現一些褐色斑點或黃色葉子，緊接著葉子會變成褐色或枯萎，最後整株植物會乾枯死亡。植物需要水分才能生存，人類的情況也是完全一樣，人體內 **70%**的水分，顯示水分在人體中扮演非常重要的角色，身體（包括淋巴系統）需要水分才能維持正常功能。

就像植物一樣，如果缺乏水分，有些地方會開始惡化，緊接著會有更多系統喪失功能，最後我們將會因為缺乏適當的水分而死亡。有些人認為攝取不對的水分，對健康也無益，譬如，**絕對不要飲用可樂汽水、五顏六色的運動飲料、充滿大量糖份的果汁，這些含糖飲料往往也是引發疼痛或其他健康問題的元凶之一**。菲爾博士（Dr. Phil）認為，人一定要喝真正的「水」，維持健康細胞最需要的物質，才能讓身體機能正常運作。

四、食用天然水果

「28 日細胞分子矯正排毒計劃」強調每天早上一定要食用天然水果，原因是天然水果含有的酵素和酸性，對於清潔淋巴系統非常有效，尤其是空腹食用水果效果特別顯著。每天多吃一些**天然水果、蔬菜、沙拉、新鮮果汁**，淋巴系統將會因此有能力，進行更深層的清潔工作，進行身體更徹底的排毒。

五、飲用無加糖的蔓越莓汁

類黃酮（flavonoid）、蘋果酸（malic acid）、檸檬酸（citric acid）、奎寧酸（quinic acid）有助於乳化淋巴系統裡難以去除的脂肪。另外，**新鮮蔓越莓**和**無糖蔓越莓果汁**含中的酵素也具有同等效果，但請注意，只能飲用純天然、**沒有添加糖份的蔓越莓果汁**，依照 **4：1** 的比例用水稀釋天然蔓越莓汁才有療效，因為這種特殊的酵素只存在天然蔓越莓中，並不存在經過**高溫殺菌**的瓶裝蔓越莓果汁裡。

此外，如果你不喜歡喝太酸的果汁，不妨以 **1 份不加糖的蔓越莓汁、2 份純天然蘋果汁、2 份水**的比例來調配。再次提醒，一定要使用純天然蘋果汁，避免使用添加糖份或防腐劑的果汁，以免攝取了不當的食物，造成身體的負擔。

六、葉綠素、各種維生素和礦物質等元素

這些元素有助於徹底清潔淋巴系統，多吃綠色蔬菜並補充螺旋藻（含完整葉綠素、維生素及礦物質）可以滿足身體這些需求。

七、補充 Ω3 脂肪酸

人體大部分的功能（包括淋巴系統）都需要 **Ω3 脂肪酸**才能正常運作，**亞麻仁籽粉**和**亞麻仁籽油**含有對於人體非常重要的 Ω3 脂肪酸，不妨可以多加攝取。

可以將亞麻仁籽用咖啡豆研磨機磨成粉狀，然後灑在麵包、穀物、水果、優酪乳或其他食物上。亞麻仁籽磨成粉狀之後，先放在盒中密封，然後存放在冰箱裡。在製作生菜沙拉、蒸煮蔬菜、烤馬鈴薯時，可以使用**冷壓的亞麻仁籽油加以攪拌**。**亞麻仁籽油絕對不能加熱**，否則會破壞它所含的營養素，只要把它倒在食物上即可。

每天攝取 1 至 2 大湯匙亞麻仁籽油和 2 湯匙磨的亞麻仁籽粉，就足以一天身體的所需。

八、有機雞蛋

有機雞蛋也有助於清潔淋巴系統，是很好的排毒聖品。它可以提供身體有用的蛋白質，這種蛋白質能夠防止液體流到細胞之間的空隙。如果**攝取不適當的蛋白質，會導致液體困在細胞之間的空隙，身體將會滯留過多的水分，進而導致身體腫脹、體重增加**。

所以，一定要養成食用有機雞蛋的習慣，這裡不建議食用一般的雞蛋，因為在飼養母雞的過程裡，通常會注射**人工荷爾蒙**和**抗生素**，並藉此防止疾病和刺激雞蛋產量，因此一般雞蛋裡多半含有化學物質，很容易攝取雞蛋的同時，也吃進了不健康的東西。

這些人工荷爾蒙和抗生素並不應該存在體內，它們會干擾人體自身荷爾蒙和腸道細菌之間的平衡。請注意，排毒期間**每日以 2 粒**為宜，攝取有機雞蛋的數量不可過多，絕對不要暴飲暴食。用餐時不要吃太多，可以在兩餐之間吃些點心。

只有在感覺飢餓時才進食，而不是無聊時就想吃東西。當你感覺無聊時，不如找些事情來做，以轉移注意力，否則很容易在不知不覺中，攝取過多的熱量，進而造成肥胖的問題。

九、攝取高優脂食物

為了維持正常的淋巴系統功能，多攝取高優脂的食物，包括新鮮的核桃、杏仁、榛果、澳洲堅果（macadamia）、巴西堅果（Brazil nut）、其他各種堅果、葵花籽、亞麻仁籽、南瓜籽、鱷梨、以及各種低溫壓榨出來的好油，將對身體有所助益。

請注意，一定要食用新鮮的籽和堅果，這些食品通常是放在有機食品店的**冷藏區**，不要購買已經炒熱或高烘焙，並加以調味的高鹽份堅果。籽和堅果中的脂肪酸非常容易腐敗臭，食用腐敗臭的籽和堅果會帶給身體更多毒素，進而損害全身細胞。相對地，食用新鮮的籽和堅果不但有助於保持健康，同時這些食物吃起來也非常美味。多加攝取含有豐富脂肪酸的食物，不只可以清潔淋巴系統，同時可以滿足口腹之慾，是非常健康，有益身心的食物。

蛋白質分解酵素對於促進淋巴液流動極有助益，因為蛋白質酵素（protease）可以分解許多被蛋白質包覆著的毒素。此外，蛋白質酵素還可以分解細菌、病毒、癌細胞，以及舒緩身體的發炎狀況。含有蛋白質酵素的食物包括新鮮的籽、堅果、水果、蔬菜，可以多加攝取。天然的食物實在非常神奇，不但可以提供人體蛋白質，還提供消化蛋白質所需要的蛋白質酵素。【編審註】

此外，要特別留意到，烹煮這些食物時，溫度絕對**不能超過攝氏 48 度**，因為超過這個溫度以上的所有酵素都會被摧毀，所以一定要把握低溫烹調的原則，才可以享用美食之外，同時攝取有益身體健康的營養素。

促進淋巴液流動的方法

上述介紹了許多食物，有助於清潔淋巴系統之外，還有許多其他方法也可以幫助淋巴液流動得更為順暢。以下彙整提供參考：

一、良好睡眠

因為**睡眠**可以消除身體的壓力荷爾蒙，而壓力荷爾蒙會促進身體囤積脂肪、並且減緩淋巴系統的功能，因此應該盡量保持**充足的睡眠**，是維持淋巴系統健康的重要一環。

編審註

相關資料請同步參閱本書第 165 頁編審註「鳳梨酵素」。

二、按摩

根據研究顯示，**按摩**有助於淋巴系統循環的改善，任何形式的按摩都可以將 **78%**停滯不動的淋巴液，推動至重新循環狀態。按摩可以分離沉積的毒素，進而達到清除毒素的目的。

可依照本章所介紹的按摩方法，可以有效促進淋巴系統清潔。此外，還有一種專業按摩治療師所具有的特殊按摩技巧，這種按摩技巧名稱為「**淋巴引流按摩**」（lymphatic drainage），這是一種非常特別的按摩形式，有助於促進淋巴液流動，尤其是淋巴液嚴重阻塞時，特別需要借助於這種按摩技巧，來改善淋巴系統循環不良的問題。

三、泡澡

泡澡有助於改善淋巴系統的流動。泡澡時可以使用天竺葵精油、杜松精油、黑胡椒精油，或是將這些精油稀釋後，當作身體潤膚油，再加上按摩，便可以刺激淋巴系統、改善淋巴液的流動狀況，進而清除身體裡的毒素。

請參閱本章後方的詳細介紹，讓你了解如何使用精油刺激清潔淋巴系統，達到改善淋巴系統的問題。此外，乾刷皮膚可以改善淋巴系統循環。**乾刷皮膚**的方法非常簡單，每天只需費時 1、2 分鐘。

四、運動伸展

運動伸展，有助淋巴液流動得更為通暢。運動和有氧運動可以刺激淋巴系統，進而幫助淋巴液流動。有助淋巴系統的運動包括**瑜珈、走路、彼拉提斯、彈跳運動**等。根據《跳向健康》（Jumping for Health）一書作者摩頓華克（Morton walker）表示，在**迷你彈簧床上進行彈跳運動，淋巴系統中數百萬個單向瓣將會因此打開，進而增加淋巴液的流動速度高達 14 倍**。關於這部分的療效與做法，請參閱本章後方詳細了解彈跳運動的細節，同樣有相關的說明。

五、深呼吸

深呼吸可以讓肌肉產生收縮和運動，達到增加氧氣的功效。深呼吸所增加的氧氣，可以進一步壓縮淋巴液進行流動的動作，達到淋巴循環運作的目的。請參閱 Chapter 11 深呼吸方法，幫助淋巴液流動更為順暢。

停滯的淋巴液會增加身體毒素的負擔，這個情況會誘發很多疾病的產生，包括影響記憶力和**心智功能**，進而導致**發炎**、**疼痛**和身體**腫脹**，最後形成脂肪團、**脂肪囤積**，以及**纖維肌痛**、**慢性疲勞症候群**等不適症狀，顯示維持淋巴液的正常流動，是獲得健康身體的入門磚，倘若淋巴液阻塞不前，將導致百病叢生。

六、淋浴時以冷熱水交替

淋浴時，**不斷交替使用熱水和冷水**，可以有效刺激淋巴液流動。下兩頁要介紹的水療法，是一種非常好的清潔淋巴系統輔助方法，能隨時促進血液循環。但是這邊必須要提醒一點，如果有任何心臟或血壓方面的問題，在進行水療法之前一定要先請教醫生的意見，不可以貿然進行，以免發生意外。

刷洗皮膚，促進淋巴流動

改善血液循環和淋巴流動，能夠讓身體的健康狀況獲得顯著且快速的改善，而刷洗皮膚正是一種非常簡單就可以改善血液循環和淋巴流動的技巧。

事實上，刷洗皮膚也是整個「28日細胞分子矯正排毒計劃」的一部分，此舉可以幫助身體清除毒素，是整個排毒計劃中非常重要的一環。大部分的有機食品店裡，都有販售天然鬃刷。最理想的鬃刷是附有把手，而且刷毛的軟硬度適中。

刷洗皮膚的方法為：

- 首先，用手指按壓鎖骨下方，以及大腿鼠蹊左右兩側的位置。
- 緊接著，用天然鬃刷以畫圓圈的方式刷洗腳底，然後從腳底一路往上刷洗至雙腿部位。同樣以畫圓圈的方式刷洗腹部、臀部和腰部。
- 繼續以畫圓圈的方式，刷洗兩個手掌，再從下往上刷洗雙手和兩隻手臂。
- 刷洗頸部和雙肩，然後繼續往下刷洗胸部，以及往下刷洗背部。

當你完全熟悉這套動作後，整個過程只需費時 1、2 分鐘。我會建議每天在沐浴之前，進行一遍這個簡單的動作，可是千萬不要在睡前刷洗皮膚，因為身體在刷洗後會恢復活力，有可能會影響入睡的情緒，所以不建議在睡前進行這套動作，以免影響睡眠品質。

不只有在整個「28 日細胞分子矯正排毒計劃」期間，要每天進行刷洗皮膚動作。**假如有血液循環問題（譬如手腳冰冷）或是淋巴系統功能不良**，即使在排毒計劃結束後，仍舊可以繼續刷洗皮膚，將有助於改善血液循環與淋巴系統功能不良的問題。

後續章節當中，將會分享如何判斷淋巴系統功能是否正常，可以透過自我檢視，考量是否要持續進行這整套刷洗皮膚的動作。關於刷洗皮膚在四個排毒階段皆適用。

彈跳運動

- 用非常輕鬆的方式跑跑跳跳走路，連續 5 分鐘。
- 用雙腳往旁邊跳 1 公尺，連續 5 分鐘。
- 甩臂往前跳，連續 3 分鐘；再跑跑跳跳走路，連續 5 分鐘。
- 每週進行 5 次彈跳運動。

最後，將向前彈跳的動作延長為 8 分鐘，並且增加「**活化淋巴**」彈跳動作（這個動作是在雙腿伸直的情況下，雙腿跳離地面8公分）。

整個「28 日細胞分子矯正排毒計劃」期間，每天進行刷洗皮膚動作、持續保持彈跳運動的習慣，將有助於維持淋巴系統清潔，在排毒計劃完畢後，也可視自身情況繼續保持這個習慣。

水療法

冷熱水的交替使用，將有助於刺激淋巴循環。

因此，建議在淋浴時，不斷交替使用熱水和冷水，可以刺激淋巴系統循環。先以熱水淋浴幾分鐘（在感覺舒適的情況下，盡可能把水溫調到最熱），然後再以冷水淋浴幾分鐘，交替以熱水、冷水淋浴至少 2 次。

熱水可以膨脹血管、冷水可以收縮血管。唯一要注意的是，如果有心臟及血壓問題，或是處於懷孕期間，就要避免使用這種水療法。如果不確定自己是否適用這種水療法，可以先請教醫生的意見，再決定是否進行水療法。

一般來講，水療適用於第二、四階段排毒，特別最適宜在第二階段排毒過程中使用。不過如果想要加強清潔淋巴系統，在整個「28 日細胞分子矯正排毒計劃」期間，以及排毒計劃結束後，仍然可以繼續進行這種水療方式，將有助於淋巴系統的清潔工作。

刺激淋巴沐浴法

你絕對難以想像，只是簡單泡個熱水澡，竟然對身體也會產生療效，而且效果十分顯著。對我來說，泡在添加芳香精油的熱水裡，簡直是舒服無比的享受，讓人難以置信，能以如此舒服的方式得到療效，一點也不困難。

在添加特定的芳香精油後，熱水將可以刺激身體淋巴系統的循環。在一個小容器裡，添加3滴純天竺葵精油（geranium oil）、3滴純杜松精油（juniper oil）、3滴純黑胡椒精油（blackpepper oil）、再混合1湯匙葡萄籽油（grapeseed oil）、杏核油（apricotkernel oil）、杏仁油（almond oil），以此作為基底油，然後將混合之後的油倒進浴缸裡。

另一方面，如果上述三種天然精油，只能買到其中一種，可以改為在基底油中，添加9滴純天然精油，混合之後再倒進浴缸裡，同樣具有不錯的療效。

躺在浴缸之中全身放鬆，浸泡在熱水裡20分鐘，然後靜靜地讓熱水和植物精油發揮治療魔力，包準會愛上這個舒服又同時具有療效的排毒療程。

刺激淋巴沐浴法適用於第二階段排毒，特別是最適用於清潔淋巴系統。如果需要進一步清潔淋巴系統，即使在第二階段排毒過程結束後，你還是可以繼續每週進行數次刺激淋巴沐浴，將有助於加強清潔淋巴系統的效果。

淋巴按摩法

按摩身體有助於舒展筋骨，可以改善淋巴系統流動。在一個小容器裡，添加3滴純天竺葵精油、3滴純杜松精油、1滴純黑胡椒精油，再混合1湯匙的基底油。基底油可以選擇葡萄籽油、杏核油、杏仁油。

從下往上按摩雙臂和雙腿，一直按摩到心臟為止。

淋巴按摩法適用於第二、四階段排毒，特別是適宜使用在第二階段排毒過程裡。如果需要進一步清潔淋巴系統或是維持淋巴系統健康，即使在第二階段排毒過程結束後，還是可以繼續進行淋巴按摩法，增強排毒的效果。

協助深層清潔淋巴系統的藥草

藥草的功效包羅萬象，也包括清潔淋巴系統，改善淋巴循環，其中**紫錐花**（echinacea）、**黃耆**（astragalus）、**草決明**（Cleaver）、**黃蓮**（goldenseal）、**美洲商陸**（poke root）、**野靛草**（wild indigo root）等藥草，都具有絕佳清潔淋巴系統的功效。

孕婦或罹患嚴重疾病者，在服用任何藥草前都必須先請教醫生意見。同時服用兩種以上的藥草，或是同時服用西藥和藥草前，請先詢問草藥醫生的意見。

如果沒有事先徵詢草藥醫生的意見，**絕對不能服用任一固定藥草超過 3 個星期以上**，以免不同的藥物之間產生互斥，或者是抗藥性、藥物中毒，就得不償失了。

紫錐花（echinacea / various species）

目前廣受歡迎的紫錐花，上個世紀卻是聲名狼藉，許多人或許很難置信。研究證實，紫錐花不但可以有效清潔淋巴系統，同時還能增加身體免疫系統能力。在服用紫錐花的同時，請搭配黃耆一起使用，效果會更好，可以減輕充血和腫脹的情況。在 1 杯水裡添加 2 茶匙乾燥紫錐花，煎煮沸騰 15 分鐘後始可飲用。每天飲用 3 杯紫錐花水。

黃耆（astragalus / Astragalus, Various species）

中國人使用黃耆已經有長達 2000 餘年的歷史。黃耆是一種具有絕佳清潔淋巴系統、保護肝臟功能的藥草。尤其是與紫錐花一起服用時，黃耆的功效特別顯著，可以緩和身體充血和腫脹的情況。

黃耆可以分為藥粉、膠囊、藥片等形式，由於不同形式的黃耆藥效，有可能相差甚遠，因此最好遵照藥品包裝上的指示服用。

牛筋草（cleavers/ Galium aparine / Goosegrass/Grip Grass）

牛筋草具有消炎功能，可以清潔血液、降低身體出現腫瘤機率、增加排尿量、增強身體體質、強化淋巴系統功能。對於淋巴腺和扁桃腺腫脹，牛筋草具有絕佳治療功效。此外，牛筋草可以改善淋巴系統處理毒素的能力，增進淋巴系統的排毒功能。

服用牛筋草主要是使用其綠色部分——莖和葉。在 1 杯水裡添加 2 至 3 茶匙乾燥牛筋草。每天飲用 3 杯牛筋草水。這邊要特別提醒，糖尿病患者不能服用牛筋草。

黃蓮（goldenseal / Hydrastis canadensis）

黃蓮具有許多療效，是非常好的藥草。

除了常見的消炎功效外，還可以分解肺部多餘的黏液、殺死寄生蟲、降低疼痛、幫助通便、刺激肌肉和消化、強化皮膚和黏膜。同樣地，黃蓮也可以清潔淋巴系統。

在 1 杯水裡添加半茶匙至 1 茶匙乾燥黃連，即可飲用。

美洲商陸（pokeroot / Phytolacca americana）

美洲商陸可以改善淋巴液流動此外，關於免疫系統、淋巴系統有所關連的症狀，譬如淋巴腺炎、扁桃腺炎、喉頭炎、淋巴腺腫脹、腮腺炎、乳腺炎、乳房纖維囊腫，美洲商陸同樣具有改善的療效。

此外，美洲商陸可以分解身體多餘的黏液、減輕風濕疼痛、幫助通便。在 1 杯水裡添加 3 分之 1 茶匙美洲商陸，煎煮沸騰 15 分鐘後始可飲用。

每天飲用 1 杯美洲商陸水，請注意，絕對不能任意增加美洲商陸劑量，因為強烈的通便效果可能會對身體有害，非必要的話，建議使用其他較溫和，但同樣具有通便效果的藥草。

野靛草（wildindigoroot / Baptisia tinctoria）

野靛草對於鼻子、鼻竇、耳朵、喉嚨都有所助益，它可以舒緩喉頭炎、咽頭炎、扁桃腺炎、淋巴腺腫脹和發燒的症狀。

野靛草亦可以殺死對身體有害的微生物、分解多餘的黏液和黏膜、降低發燒的溫度、清潔淋巴系統、改善淋巴液流動。如果在攝取乳製品後會出現黏液阻塞或劇烈反應，野靛草可以有效改善這種情況如果鼻子、鼻竇、耳朵、喉嚨這些部位出現發炎現象，可以同時服用野靛草和紫錐花，效果會更加倍。

至於淋巴系統出現問題時，可以同時服用野靛草、牛筋草、美洲商陸。在 1 杯水裡添加 3 分之 1 茶匙乾燥野靛草，煎煮沸騰 15 分鐘後始可飲用。每天飲用 3 杯野靛草水。

全力執行淋巴系統排毒

根據唐娜・伊登（Donna Eden）和大衛・費恩斯坦（David Feinstein）建議，每當身體不適時可以用力按摩，或是**敲擊下列幾個按摩點，此舉可以促進淋巴管和淋巴結能量流動。**

附圖中所標示的為神經淋巴系統按摩點，當身體哪個部位愈酸痛時，就表示這個點愈需要按摩。這種按摩法的好處是可以隨時隨地進行，甚至穿著衣服時也可以進行，不受時間跟空間的限制。

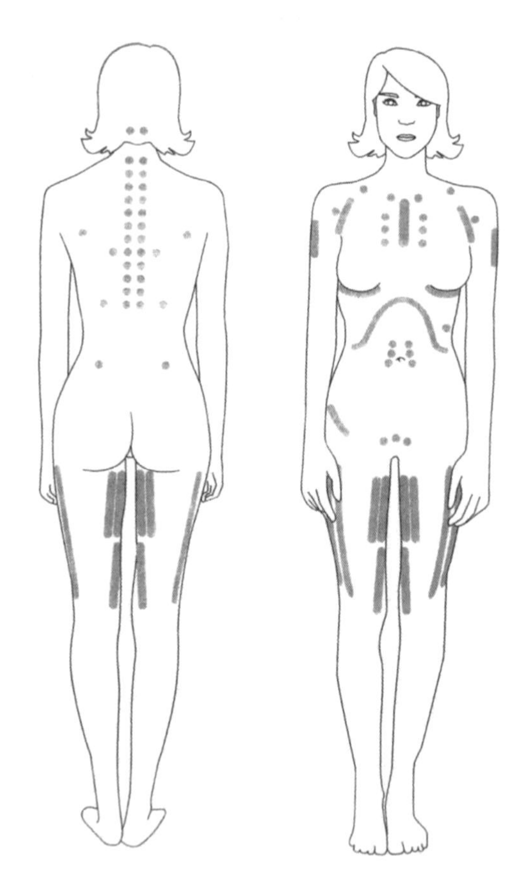

神經淋巴系統按摩（敲擊）點

Chapter

09

28 日細胞分子矯正排毒（第 3 週）

肝臟、膽囊

肝臟是人體裡肩負最多生化工作的器官，負責維持人體機能的各項運作，如果肝臟出了問題，等於身體健康毀了一大半。當肝臟無法處理所有體內毒素時，毒素會隨著血液繼續在全身循環，此時肝臟呈現負荷過重的徵兆，即是肝中毒。

本章將分享清潔肝膽系統的排毒自淨法，包括壓力檢測、深層清潔飲食、能量穴位按摩等。

肝臟的解毒功能

肝臟是人體中最過勞的器官，因為它負責多達 **500 餘種**的功能。身體活動時，需要**維生素**、**礦物質**和**糖份**才能正常活動，而肝臟的功能就是**儲存**這些元素，以及控制分泌物和膽固醇的產量，以及製造千百種控制身體功能的酵素。

此外，它還會分泌**膽汁**，然後將膽汁儲存在膽囊。肝臟可以新陳代謝蛋白質、脂肪、碳水化合物，處理血液中的血紅素、使用血紅素中的鐵質。【編審註】簡單的說，肝臟是人體裡肩負最多生化工作的器官，負責維持人體機能的各項運作，如果肝臟出了問題，等於身體健康毀了一大半。

人體內最大的器官是肝臟，它肩負了許多重要的功能。在人體所有器官當中，肝臟是最會受到現代生活型態影響的器官。所有外在物質在進入人體後，都必須經由肝臟過濾，這些物質包括**酒精**、**菸草**、**環境污染**、**食物添加劑**、**殺蟲劑**、**化妝品原料**、**家庭清潔用品**、壓力產生的荷爾蒙、過剩的**性荷爾蒙**、**甲狀腺荷爾蒙**、**腎上腺荷爾蒙**、各種藥物、咖啡因，以及其他更多物質。根據研究統計，**每個人平均每年攝取約 6 公斤食品防腐劑**、**添加劑**、**石蠟**、**色素**、**調味劑**、**抗微生物制劑**、**殘餘殺蟲劑**，而肝臟必須負責過濾所有這些化學物質，負擔的工作可謂非常的繁重。

此外，肝臟還必須過濾**各種藥物**（包括經常使用的抗生素和乙醯氨酚），有時候會在過濾藥物時**受損**。在四處充斥各種化學物質的現代生活裡，相形之下，保持健全的肝臟功能更為重要。在這個忙碌的社會當中，人體的健康深受生活型態、所處環境、飲食習慣的影響，而肝臟則是所有器官中，受到影響最深刻的器官，它的健康深深地牽動著我們人體健康與否。

編審註

符合中醫「血藏於肝」之論述。

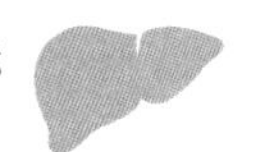

肝臟具有將脂溶性化學物質分解成為水溶性化合物的功能，藉此防止身體將這些毒素儲存在脂肪中。肝臟在第一層次（phase I）排毒過程裡，首先會排除有害廢氣、各種藥物、身體內部產生物質（如荷爾蒙）的毒素。第二層次（phase II）排毒過程裡，則會分解毒素，將各種毒素轉化成為無害的廢棄物，然後經由**尿液（腎臟）**或**糞便（腸道）**將毒素排至體外，將這些分解過後廢棄物，帶出體外。

在進行肝臟排毒之前，一定要先清潔**腎臟**和**腸道**，原因很簡單，在前面曾經提過，許多人經常把全部心力放在清潔肝臟上（許多健康專家也是如此建議），但如果腎臟和腸道並未做好大量清除毒素的準備，有可能會因此傷害身體。

人體的肝臟就像水壩蓄水一樣，會累積體內的各種毒素，然後再將毒素丟到泌尿道和腸道，假使泌尿道和腸道無法釋放這些毒素，毒素就會進一步在體內不斷累積，進而傷害整個身體的健康，因此肝臟的功能就變得很重要，如果它沒有將各種毒素轉化成無害的廢棄物排出體外，留在體內便會造成更多身體上的損害。

用一個公司的各類部門來比喻肝臟的工作，當我們要求公司的工程部門人員處理會計部門的工作，工程部的人員也許可以肩負一部分會計工作，不過由於他們並未接受專業訓練，因此無法完全處理好會計部的事情，於是會計部理所當然會出現問題。

同理可證，其他排毒器官也無法做肝臟的工作。另一方面，肝臟的兩個層面的排毒功能必須**同步進行**，如果任一階段的排毒功能效率不彰，**肝臟將無法應付不斷進入體內的毒素，而讓毒素隨著血液循環全身，進而增加其他排毒器官額外的負擔**，因此，如果肝臟的排毒功能出現問題，將會導致恐怖的大災難。

當肝臟無法處理所有體內的毒素時，毒素會隨著血液繼續在全身循環，此時或許會感覺不舒服、疲憊，正是因為肝臟已經呈現負荷過重的徵兆，即是肝中毒。**肝臟在人體內有著重要的作用。沒有這個器官，人體就無法正常運作，所以一定要善待肝臟。**

史考特・瑞登博士（Dr. Scott Rigden）曾針對 200 多名罹患慢性疲勞症候群或纖維肌痛的病人進行研究，結果發現 80%患者都有明顯肝臟受損的情況。此外，當病人的症狀改善時，肝功能的檢測結果同樣也出現漂亮的數據，顯示肝功能也同步有所好轉當中。

簡單來說，肝臟的排毒功能主要可以分為兩個層面（phase）：當身體中不斷累積各種毒素時，將會阻礙肝臟進行正常的排毒工作。在**第一層面（phase I）**排毒功能裡，肝臟會將**毒素分解為較容易清除的小碎片**。緊接著，在**第二層面（phase II）**排毒功能裡，肝臟分泌的**酵素**會將毒素轉化為**水溶性形態**，或是在毒素中添加各種分子（如麩胱胺、甘腰酸、硫酸鹽等等），**藉此減輕毒素中的毒性，然後再透過其他器官的協助，協助將這些毒素**經由**膽汁、尿液、糞便**排出體外，清除這些毒素。

我們往往在不知不覺之中，透過環境的接觸、食物的攝取，不小心讓太多毒素進入體內了。如果同時有太多毒素進入肝臟，第一層次排毒功能有可能會因此受到阻礙。如果肝臟第二層次的排毒功能無法處理第一階段傳送過來的毒素，身體就會出現一些不平衡的情況（如藥物反應、無法忍受環境中的化學物質）。在這種情況下，人在碰到**香水**（大部分的香水都是由有毒化學物質製造而成）、**瓦斯**氣體、**油漆**，以及其他**化學毒素**時，身體往往會發生問題，這時候就會顯現在一些症狀上面，告訴你身體出了狀況。

如果肝臟因為負擔過重，無法即時分解這些毒素，變成無毒的廢棄物排出體外，這些毒素有可能會**離開肝臟，進而儲存在脂肪組織、中樞神經系統細胞**，以及**大腦**裡。【編審註】這些儲存在身體中的毒素，有可能會隨著血液循環全身，進行引發各種慢性疾病，這些疾病包括**皮膚病、關節炎、慢性疲勞症候群、纖維肌痛**等。健康專

編審註

人體的腦神經系統 70% 是脂肪組織，因此通常為淋巴系統脂肪團毒素積存汙染的第一站。

家認為，許多疾病的起因之一有可能是肝臟排毒功能不彰，已經獲得了很多研究證據的支持，所以肝臟的健康是我們不能忽視的。

反式脂肪──肝功能最大的破壞者

在過去100年裡，由於人類大量接觸添加化學物質的食物、經過加工過的食物、各種**藥物**、經過化學處理的水、汽車廢氣、化學清潔用品、**氫化植物油**（反式脂肪）等，肝臟功能實在無法處理現代生活當中，四處充斥的各種人工化學物質，因而使肝臟受到驚人的傷害。

氫化植物油並不屬於自然身體的一部分，食用氫化植物油有多可怕呢？它有如在吃塑膠食物，這種情況根本上與服毒並沒有太大不同。

許多「假油脂」（反式脂肪）的製造廠商，製造許多人體完全無法消化的**人造奶油**（乳瑪琳 margarine），這些物質對人體造成嚴重的傷害，但製造廠商根本不在乎人體的健康。這些有毒油脂傷害最深的器官就是肝臟，它們會嚴重阻礙肝臟發揮正常功能。

食用這些反式脂肪後，人會開始出現體重增加、皮膚病、頭痛以及其他問題，這一切都是不斷傷害肝臟的結果，如果再不重視肝臟健康的重要性，犧牲了健康、承受罹患疾病的痛苦，仍是我們自己。【編審註】

低脂肪不如高優脂

儘管研究人員和營養學家透過許多的研究發現，亦不斷地表示，低脂肪飲食會造成脂肪酸（對於保持腦神經系統健康非常重要的物質）攝取不足，但是許多人怕胖，還是喜歡選擇低脂飲食。

編審註

請參閱本書第36頁「婦科危機」。

根據研究顯示，**低脂飲食只需持續進行 4 週，身體就會出現脂肪酸不足的症狀，新陳代謝速度降低**是最常見的症狀。此外，**肝功能的效率也會減緩，無法分解代謝身體中的脂肪和毒素**，也就是會有更多的有毒物質在全身循環，進而誘發許多疾病的產生。每當有人告訴我，他們因為採取「正確的低脂飲食而減輕體重」時，我總是啞口無言，因為**低脂肪飲食不但無法幫助你減輕體重，反而可能會帶給你無數的問題**，低脂飲食並不是一個良好的飲食習慣。重點在如何補充好脂肪來幫助身體正常運作，達到健康的減重。

肝臟是一個生命力很強的器官，它即使喪失了 80%功能仍然可以繼續工作，只是工作和發揮最佳效能卻是截然不同的兩種情況，我們的目標是希望改善肝臟功能，期望肝臟工作時能夠發揮最大功效，倘若肝臟完全無法處理不斷丟進身體的化學物質，我們的身體終將一日會出現大麻煩。

肝臟最驚人的地方，就在於它具有超強的再生能力。在絕大部分的情況裡，只要給予肝臟必要的養分、健康、毫無壓力的飲食、補充有益肝臟功能的藥草後，肝臟往往都可以重新恢復健康，然後繼續正常的工作，維持我們身體的各項機能。

膽囊

膽囊是經由一連串的輸送管與肝臟和小腸連接，是肝臟下方、腹部右側、肋骨籃裡的一個小器官。

膽囊裡有綠色的膽汁，膽汁可以分解脂肪、刺激腸道收縮、將廢棄物推出腸道。剛剛前面有提到肝臟會製造**膽汁**，然後送到**膽囊裡儲存**，視情況需要再分泌膽汁。大部分的膽汁會在消化道裡循環，當腸道裡的廢棄物質沒有以正常速度向前移動時，腸壁會回收膽汁，然後隨著循環全身的血液，讓膽汁重新回到肝臟裡，是一個循環再利用的概念。

膽囊儲存膽汁，具有非常重要的地位。**膽囊中毒**時，將會產生

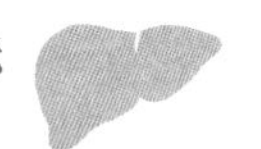

很多問題，其中的症狀包括**不易消化油膩的脂肪食物**、**皮膚問題**、**偏頭痛**、**關節問題**、**慢性頸部**問題、**上腹部疼痛**（疼痛通常會持續20分鐘至數小時）、兩個肩胛骨之間出現**疼痛**、**噁心**、**嘔吐**，以及任何時間在食用**油膩食物**後，會**更加惡化**的症狀。此外，膽囊還具有控制血脂肪的功能，因此當膽囊無法適當**控制血脂肪**時，有時候甚至連心臟也會出現問題，追根究底就是與膽囊中毒脫不了干係。

談到膽囊，當然不能不談**膽結石**。所謂膽結石是當膽囊無法維持足量膽汁流動，一段時間後所淤積形成的固體結晶物質。膽結石的大小差異相當大，有的膽結石僅僅像一粒沙，有的膽結石則大若高爾夫球的大小。膽結石的主要成份是由脂肪、膽固醇、膽色素、膽汁中的礦物質所構成。根據估計，大約**80%的膽結石都是由膽固醇所構成**，它通常呈現**白色**或**淡黃色**。至於也有一些膽結石的顏色是比較深，主要是由鈣鹽類（calcium salt）所構成，身體中橙黃色的廢棄物則是稱為膽紅素（bilirubin），也就是讓尿液呈現黃色的物質。在美國，每年至少有100萬人罹患膽結石。

雖然從理論上來說，膽囊應該有能力處理身體中的毒素，但是實際上並非如此，尤其是那些將自己置身在膽囊中毒風險的高危險群，包括**懷孕**、**糖尿病**、**胰臟炎**、**肥胖**和**小麥麩質過敏症**（celiac disease）的患者，這些疾病都會增加膽囊中毒的可能性。此外，長期攝取**劣油食物**、**服用避孕藥**、採用**荷爾蒙補充療法**、**抽菸**、**飲酒**、**速成減肥**、體重急速減輕、飲食中充滿糖和**澱粉**，卻缺乏纖維的人，也會造成膽囊的功能失衡，無法處理身體所累積的毒素。

肝臟和膽囊壓力檢測

請自行評估看看，是否有任何以下肝臟中毒的困擾？

☐ 1. 腹脹；

☐ 2. 無法承受酒精；

☐ 3. 過敏；
☐ 4.（某些種類的）關節炎；
☐ 5. 氣喘；
☐ 6. 口臭；
☐ 7. 腸道感染；
☐ 8. 頭腦模糊不清；
☐ 9. 慢性疲勞症候群；
☐ 10. 克隆氏症；
☐ 11. 嗜吃甜食；
☐ 12. 黑眼圈；
☐ 13. 憂鬱傾向；
☐ 14. 減輕體重非常困難；
☐ 15. 環境引發的疾病或對於各種化學物質非常敏感；
☐ 16. 疲憊；
☐ 17. 脂肪肝；
☐ 18. 發燒；
☐ 19. 纖維肌痛；
☐ 20. 水腫；
☐ 21. 膽囊疾病；
☐ 22. 膽結石；
☐ 23. 胃炎；
☐ 24. 頭痛和偏頭痛；
☐ 25. 肝炎（A 肝、B 肝或 C 肝）；
☐ 26. 高血壓；
☐ 27. 高膽固醇；

□ 28. 蕁麻疹；
□ 29. 血糖過低（血糖指數不穩定）；
□ 30. 荷爾蒙失調；
□ 31. 免疫系統失序；
□ 32. 腸躁症；
□ 33. 情緒不穩定
□ 34. 體重過重或肥胖；
□ 35. 食欲不振；
□ 36. 消化不良；
□ 37. 暈眩作嘔或不明原因嘔吐；
□ 38. 皮膚疾病；
□ 39. 新陳代謝緩慢；
□ 40. 潰瘍性結腸炎；

如果有以上任何一種症狀，絕大多數的原因是因為體內累積過多毒素，相信在清除肝臟和膽囊的毒素後，應該可以增加身體分解脂肪的能力，進而降低以上疾病發生的機率。

清潔肝臟和膽囊的飲食

腸道必須保持良好的功能，在清除肝臟的毒素之前的必備條件。換言之，你應該每天排便 2 至 3 次，特別是每次進食之後應該要排便，腸道不健康，甚至有便祕狀況，都可能造成體內毒素的累積。

肝臟需要許多**維生素**和**礦物質**，才能維持正常運作。因此飲食中應該包含許多水果、蔬菜、高纖維食物，盡量避免食用處理過的食物、人工添加物、色素、防腐劑，以及來自動物的食物。此外，減少食用精製糖和油膩的食物也很重要，並且避免攝取人工化學合成的糖精，以及在種植過程中接觸殺蟲劑、人工化學物質的蔬菜。

另外，也要避免在**用餐時喝水**，以免降低消化液的濃度，影響消化。當你感覺非常焦慮或壓力極大時，盡量不要在這段時間進食。換言之，對於保持良好的肝臟功能來說，健康的飲食內容非常重要，唯有健康的飲食習慣與飲食內容，才是維持肝臟健康的不二法門。

進食應該把握一個原則：**只有在感覺飢餓時才進食，當你感覺很飽時立刻停止用餐。**

每天早上空腹時食用水果、中餐和晚餐時大量食用生菜沙拉，將有助於清潔肝臟。請注意，當你感覺飢餓時，一定要趕緊吃東西。許多人為了減肥或是其他原因，整天不斷克制進食，使得自己經常處於飢餓狀態，也因此缺乏適當的營養。

身體需要營養才能正常工作，這個道理就像汽車需要汽油才能前進一樣，過猶不及都不好。暴飲暴食對健康無益，但長期處於飢餓狀態，營養不良也會導致不良效果。

容易達成的飲食習慣

對於生命來說，陽光、空氣、水，都是不可或缺的三元素，特別是水。無論清潔任何器官系統都一樣，人每天需要飲用 **8 至 10 杯純淨、經過過濾的水，唯有如此才能沖刷掉身體內的毒素。**

細胞需要液體才能正常工作，液體可以懸浮毒素以利清潔。根據最新研究顯示，水分攝取不足的人罹患阿茲海默症的機率比較高，顯示水分攝取不足，很容易誘發很多疾病的產生，不可不慎。

在「28 日細胞分子矯正排毒計劃」期間，每天早上起床後要先喝 **1 杯檸檬汁**。事實上，起床後先喝 1 杯檸檬汁是個非常好的習慣，你隨時都可以使用這個方法**清潔肝臟**。此外，你可以在水或果汁中添加 1 至 3 湯匙蘋果皮膠，飲用之後將會有助於吸收毒素。每天吃幾個**蘋果**，蘋果中含有豐富果膠，有助於身體排毒。

每天至少要吃 **2 根紅蘿蔔**和至少 **1 顆甜菜**，這兩種蔬菜都具有

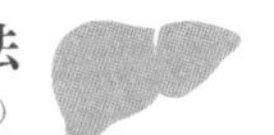

絕佳**肝臟清潔**功能。此外，綠色蔬菜中的葉綠素有助於清潔肝臟。因此，每天食用**2大份綠色生菜沙拉**，或是至少要吃**1杯綠色蔬菜**，進行肝臟的排毒工作。

亞麻仁籽的功效有多驚人，相信已經不用再贅述了。**每天攝取2大湯匙亞麻仁籽粉，可以抑制多餘的荷爾蒙隨著血液全身循環。**肝臟總共有500餘種功能，其中之一就是過濾多餘的荷爾蒙，食用**亞麻仁籽粉和亞麻仁籽油**（參考Chapter 13排毒食譜及書後附錄）有助於肝臟功能的運作。你可以將亞麻仁籽粉灑在沙拉上或攪拌入果汁中，每天攝取足量的亞麻仁籽，將有助於肝臟的修復與排毒。

每天食用1至2湯匙低溫壓榨的亞麻仁籽油，有助於清除肝臟和膽囊中的毒素。事實上，即使在排毒計劃結束後，食用亞麻仁籽油也是一種絕佳保持身體健康的方法。**亞麻仁籽油**可以提供身體脂肪酸，脂肪酸不但能保持肝臟正常功能，同時還可以帶給身體許多益處，維持體內正常脂肪酸的平衡狀態，確保身體機能正常的運作。

根據研究顯示，每天減少甜食與劣油的攝取，以7至10份水果和蔬菜取代那些高糖、劣油食物，將會更容易減輕體重。科學證據也顯示，大量攝取水果和蔬菜不但可以避免罹患各種癌症，同時還可以降低40%罹患臟病的機率，從食物的選擇與攝取上，就可輕易達到遠離疾病的功效。

每天食用1至2瓣**大蒜**、半顆**洋蔥**、1把**花椰菜**，因為這些食物中都含有可以增加酵素活動的硫磺，進而增加肝臟的清潔能力，是有益肝臟的食物。

用餐時少吃一點，而且多吃一些容易消化的食物。把握一個飲食原則：餓了才吃，只吃八分飽，避免暴飲暴食。多吃蒸過的蔬菜、綠色生菜沙拉、天然水果和**苦瓜**，特別是**苦瓜可以刺激膽汁**流動，多食有益身體健康。

多吃天然、整顆、沒有添加鹽分的堅果和籽，這些食物中含有對身體非常有益的脂肪酸和蛋白質，在現代人的飲食習慣中，這些有益的脂肪酸跟蛋白質正是我們所缺乏。

盡量**避免食用油膩、難以消化的食物**，這些食物只會增加肝臟負擔，並且很**容易形成膽結石**，對身體並沒有多大的好處。千萬不可食用人造奶油、酥油、商業用油，以及使用這些油所烹煮的食物。

此外，千萬不可食用油炸食物，因為油炸過後，很多食物的營養素不但流失了，更可能在油炸過程中，因為高溫產生一些毒素，隨著食物被人體所吸收。

避免食用精製的碳水化合物，譬如白麵包、酥皮糕點、餅乾、蛋糕、白麵條、白糖、蘇打飲料。此外，在清除肝臟毒素期間，也要避免食用咖啡、巧克力、辛辣食物，因為這些食物多半沒有太高的營養價值，反而會增加肝臟的負擔。

如果你深受膽結石或膽囊功能不振的困擾，建議每天可以飲用3至4杯純天然、**不添加糖份**的**蘋果汁**，因為蘋果汁裡的蘋果酸可以分解結石和停滯的膽汁，有助於膽功能的修復。

有些人非常喜歡吃肉，無法接受素食的飲食習慣。如果你實在不習慣在排毒計劃期間全部吃素，可以在清潔肝臟和膽囊期間食用**有機雞蛋**。

事實上，有機雞蛋富含清潔肝臟和膽囊功效的**卵磷脂**，建議每天吃2顆。此外，大豆、豆腐、豆漿以及其他大豆作成的食物也都含有卵磷脂，也是很好的營養來源。

在睡前數小時之內避免進食，肝臟才能有足夠時間在夜間進行許多功能，而不會負擔過大。

肝臟是幫助身體代謝脂肪最主要的器官。如果你體重過重的問題，或者身上有些急欲去除的腫塊，不妨多食用一些可以幫助肝臟消耗脂肪的食物。基本上，只要吃對東西，非但不會胖，還有助於減脂。許多食物都可以對抗脂肪，以下是我認為的12種消耗脂肪最佳食物。

12種降血脂（TG／LDL）的最佳食物

燕麥（oatmeal）

根據研究顯示，攝取燕麥可以降低對於油膩食物的食慾。

此外，這種複雜的碳水化合物（燕麥屬於好的碳水化合物）消化起來非常緩慢，可以讓人有飽足感，並有助於穩定血糖指數。

此外，也請注意，一定要食用沒有添加糖份的燕麥，否則糖份將會讓一切功虧一簣。

綠葉蔬菜（leafy greens）

很多蔬菜都是非常好的營養來源，像是菠菜、雪菜，以及其他深綠色綠葉蔬菜，都是纖維和營養非常好的來源。

研究顯示，綠葉蔬菜含有非常多的維生素和抗氧化劑，食用後不但可以防止飢餓，同時還可以預防罹患心臟病、癌症、白內障和記憶力喪失等病症。

橄欖和橄欖油（olives and oliveoil）

研究顯示，橄欖和橄欖油含有豐富單元不飽和脂肪（monounsaturated fat），有助於降低高血壓。

此外，橄欖和橄欖油含有豐富健康的脂肪，橄欖油可以降低對於垃圾食物的渴望，並且讓人產生飽足感，藉此降低攝取過多熱量的可能性。

豆類和豆莢（beans and legumes）

在所有食物裡，豆莢是纖維的最佳來源，多食對人體有益。豆類和豆莢可以穩定血糖。此外，它們還含有豐富的鉀，因此具有降低脫水、高血壓、中風等功效。

豆類（尤其是大豆）可以燃燒脂肪。研究顯示，大豆食物中的大豆異黃酮素（isoflavone），可以加速分解體內儲存的脂肪。另一項研究顯示，大量食用大豆食物的人，有助於減輕體重，比起從不食用大豆的人，大量食用大豆可以多擺脫 3 倍多餘的體重。

大蒜（garlic）和洋蔥（onions）

大蒜和洋蔥非常可口，經常被用來入菜，它不但含有抗氧化植化素（phytochemical），可以分解體內儲存的脂肪、膽固醇，殺死病毒、細菌，還可以避免罹患心臟病的可能性。

番茄（tomatoes）

番茄含有豐富的維生素 C 和茄紅素，可以刺激身體製造一種名為肉鹼（carnitine）的胺基酸。科學研究顯示，肉鹼有助於燃燒脂肪，它可以讓身體加速燃燒脂肪多達 3 分之 1。

另一項研究也顯示，茄紅素是一種功效驚人的抗氧化劑，可以降低 29% 得心臟病的機率，所以攝取番茄不但可以有助於減重，還有預防心臟病的功效。

堅果（nuts）

未高溫處理（氧化）、未添加鹽的堅果，可以提供身體有助於燃燒脂肪的脂肪酸。堅果中豐富的營養成份具有預防心臟病的功效，可以降低 60% 得心臟病的機率。

研究顯示，食用堅果不但可以降低高膽固醇的指數，而且效果與降膽固醇藥一樣好，因此，非必要的情況下，用堅果取代藥物，來達到降膽固醇的目標，絕對是最佳的選擇。

更何況，堅果絕對比藥物好吃，又不會出現惱人的副作用。

紅辣椒（cayenne）

紅辣椒可以加速新陳代謝，降低血糖指數，藉此降低體內多餘的胰島素。

假使體內功能失調，胰島素過剩時，就會在身體內堆積脂肪，紅辣椒具有降低多餘胰島素的功效。

薑黃（turmeric）

薑黃是印度食物中一種常見的辛辣調味料，含有豐富的胡蘿蔔素，胡蘿蔔素是一種抗氧化劑（beta carotene），可以保護肝臟免於受到傷害。

此外，薑黃可以降低肝臟細胞儲存脂肪（脂肪肝）的比率，藉此幫助身體代謝脂肪、促進肝臟恢復健康狀態。

肉桂（cinnamon）

肉桂在西方國家中，是一個常見的食材。根據美國農業部研究顯示，在食物中添加4分之1至1茶匙的肉桂，立刻可以讓身體新陳代謝糖份的速度加快20倍。當血液中含有多餘的糖份時，就會引發身體儲存脂肪，如果想要增進身體的新陳代謝速度，建議可以多吃肉桂。

亞麻仁籽粉和亞麻仁籽油（flax seeds and flax seed oil）

亞麻仁籽粉和亞麻仁籽油可以吸引脂溶性（oil-soluble）毒素，因此囤積在身體脂肪組織內的脂溶性（oil-soluble）毒素，便可透過亞麻仁籽的協助，將這些毒素排到體外，達到淨化身體的目的。

補充改善肝臟和膽囊功能的營養

為了改善肝臟功能，以及提升膽囊功能，建議每餐服用1至2顆消化酵素碇（依個人食量、體重增減劑量）。消化酵素碇最好能夠含有：蛋白質分解酵素 I、II、III（proteaseI、II、III）、麥芽糖酵素（malt）、澱粉酵素（amylase）、脂肪分解酵素（lipase）、纖維分解酵素（cellulase）、蛋白質分解酵素（peptidase）、乳糖份解酵素（lactase）、轉化酵素（invertase）等等。

前面提過，亞麻仁籽油有助於肝臟的排毒。如果想要清潔肝臟中的毒素，每天在飲食中添加 2 大湯匙高品質、低溫壓榨的有機亞麻仁籽油。此外，還可以在烹調完畢後，在食物上灑 2 湯匙新鮮亞麻仁籽粉（可以使用咖啡豆研磨機，將亞麻仁籽磨成粉狀）。

請注意，絕對不能高溫烹煮亞麻仁籽和亞麻仁籽油，因為高溫會破壞亞麻仁籽和亞麻仁籽油的營養成份。

硫磺有助於肝臟的修復，但是硫磺要從哪裡攝取呢？盡量多吃大蒜和洋蔥，因為這兩種食物含有豐富的硫磺，硫磺可以幫助肝臟保持正常功能。此外，盡量多吃上述 12 種對抗脂肪的最佳食物，都是很不錯的營養來源。

卵磷脂（lecithin）可以幫助肝臟**新陳代謝脂肪、降低膽固醇**。卵磷脂含有一種名為**磷脂醯膽鹼**（phosphatidylcholine）的物質和脂肪酸，可以幫助肝臟細胞保持健康、避免囤積脂肪。此外，卵磷脂還可以放鬆血管，清除血液斑塊，**讓血液流動更為順暢**，藉此**降血壓**，降低高血壓的發生率。

一般人可以從大豆食物中獲得卵磷脂，譬如豆漿、豆腐、味噌、有機雞蛋等，都是卵磷脂很好的攝取來源，也可以**每天食用 10 至 20 公克的卵磷脂顆粒粉，拌入三餐食物中**，藉以補充身體所需的卵磷脂。

每天服用高品質**各類維生素和礦物質**補充品。此外，每天至少服用 **3000 毫克**的**維生素 C**（依個人體重增減），即使綜合維生素裡頭已含有部分維生素 C，還是要另外補充才會足夠，維生素 C 對人體很有幫助，攝取足夠的維生素 C 對人體健康有百利而無一害。

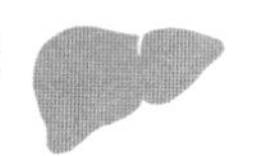

牛磺酸是一種天然化合物，保持肝臟健康需要牛磺酸（taurine），尤其是肝病相關病症更需要牛磺酸（如組織腫脹或積水）。它可以幫助肝臟生產膽汁、新陳代謝脂肪、分解膽固醇，也有助於膽汁流動，可以去除身體中的有毒化學物質，是人體中最豐富的胺基酸之一。

清潔肝臟和膽囊的方法

對於罹患重病、已顯現嚴重中毒徵兆、經常暴露在有毒環境中的人來說，清潔肝臟的工作是緩慢進行的，往往需要進行數個月才能完全清潔，但是卻刻不容緩，因為肝臟實在太重要了，倘若沒有一顆健康的肝臟，將會誘發很多疾病產生。

如果你懷疑自己罹患肝臟和膽囊疾病，請盡快請教醫生的意見，切勿再拖延病情。

乙醯基氨基苯（如 Tylenol、百服寧及普拿疼類似的止痛藥）是一種止痛劑，應該避免服用乙醯基氨基苯，因為**乙醯基氨基苯會摧毀肝臟中的榖胱甘肽**（glutathione），尤其是與**酒精**一起服用，**情況將變得特別嚴重**。

在清潔和保養肝臟期間，一定要嚴禁攝取酒精，因為所有的酒精一定會經過肝臟過濾，會增加肝臟的負擔，讓原本就已經負荷沈重的器官增加壓力。請注意，絕對不要服用任何非醫生處方開出的藥物，藥物的分解消化也需要肝臟的運作，不當服用藥物同樣會加重肝臟的負荷。

正確運動可以增加身體中的**氧氣**，而製造酵素正好需要氧氣，因此運動有助於肝臟和膽囊排毒。因此，在清潔肝臟期間，一定要保持正常運動的習慣，能讓肝臟的排毒效果更上一層樓。在清潔肝臟和膽囊毒素期間，最理想的運動時間是每天早餐前。

當背部朝下平躺時，可以溫和按摩肝臟和膽囊，溫和按摩肝臟和膽囊，有助於改善這個區域的循環，這個部分位於身體右側肋骨區域下半部。

深層清潔肝臟和膽囊的藥草

許多藥草都具有清潔肝臟和膽囊的效果，並且可以幫助這兩種器官恢復健康。在排毒的過程中，我們都會建議使用藥草來加強排毒的功效，藥效最好的藥草包括：奶薊草（milk thistle）、蒲公英根（dandelion root）、朝鮮薊（globe artichoke）、薑黃（turmeric）、榆樹（slippery elm）、大白屈菜（greater celandine）、伏牛花（barberry）、黑根（black root）、藍菖蒲（bluef lag）、波耳多葉（boldo）、流蘇樹皮（fringetree bark）、馬鞭草（vervain）、衛矛（wahoo）。請注意，如果你懷孕或罹患嚴重疾病，在服用任何藥草前都必須先請教醫生意見。如果你想要混合服用兩種以上藥草或混合服用西藥和藥草，請先詢問草藥醫生。如果沒有徵詢草藥醫生的許可，絕對不能服用任何藥草超過 **3 週以上**，以免產生副作用，或是藥性過強，產生藥物中毒現象。

奶薊草（milkthistle）

奶薊草中最主要的治療成份稱為水飛薊（silymarin），水飛薊是一種化合物可以抑制傷害肝臟細胞的物質，因此具有保護肝臟的功效。水飛薊還可以刺激肝臟細胞重生，因此具有幫助肝臟恢復健康的功效。此外，**水飛薊**可以防止穀胱甘肽消耗流失。

所謂的穀胱甘肽是肝臟排毒過程裡，非常需要的重要養分之一。請注意，攝取酒精和人工化學物質，將會消耗肝臟中的**穀胱甘肽**，也就會損耗肝臟的功能。在自然界的食物中，西瓜則是含有豐富穀胱甘肽的水果，多加食用對身體有益處。

很多藥草都具有肝臟排毒的療效，在所有可以幫助肝臟排毒的藥草中，奶薊草應該是最多人詳細研究過的藥草。至少有 100 餘項研究證明，它具有保護肝臟和肝臟重生的功效，因此如果想要清潔

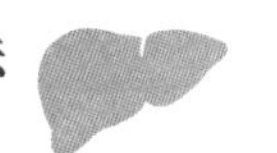

肝臟或恢復肝臟健康，奶薊草絕對是最佳的選擇。

研究證明，無論是肝炎、肝硬化、肝臟受損、膽汁停滯阻塞、酒精和化學物質引起的脂肪肝，服用奶薊草都可以有所幫助，症狀都可以有效的減緩或獲得治療。此外，水飛薊可以刺激肝臟細胞，以更新受損的組織，幫助肝臟再生。根據一項為期1個月、總共有129名病患參與的研究顯示，奶薊草可以讓肝臟中毒、新陳代謝受損、肝臟發生脂肪性病變（fatty degeneration）、肝臟肥大、慢性肝炎等症狀，出現50%大幅的改善情況，是非常高的比例，顯示奶薊草對於肝臟的修復，真的有明顯的幫助。

奶薊草裡另一個成份為水飛薊賓（silybin），它具有改善肝臟中蛋白質合成以及降低肝癌危險的功效，因為水飛薊賓可以保護肝臟細胞裡的基因物質。此外，由於它具有緩和黏膜的功效，因此可減輕膽結石或膽囊發炎的情況，降低身體發炎的發生率。

根據100餘項研究顯示，奶薊草中的水飛薊具有保護肝臟的功效，它不但可以增加肝臟酵素的產量，還可以修復受損的肝臟組織、阻擋某些毒素的傷害，對肝臟來說，是修補肝臟非常好的藥草。

根據一項科學研究顯示，從奶薊草中抽取出來的水飛薊，可以保護動物肝臟免於受到大量止痛藥中乙醯基氨基苯成份的傷害。另一項研究則是顯示，它可以將長期暴露在數種工業化學毒素中的傷害降到最低——包括甲苯（toluene，指甲油中通常都會含有甲苯）、二甲苯（xylene）。基本上，每當工人肝臟酵素指數異常時，代表肝臟已經受到傷害。

不過在他們每天3次、每次服用140毫克的水飛薊後，肝臟酵素都會恢復正常，顯示修補肝臟功能，水飛薊具有相當顯著的療效。

如果想要清潔和保護肝臟，每天可以服用140毫克的水飛薊。但是奶薊草籽裡的水飛薊並不容易溶解，因此並不能沖泡熱水後當作茶喝。

蒲公英根（dandelion root）

每年春天都會看到漫天飛舞的蒲公英，好不美麗。這是大自然送給我們最佳的禮物：清潔肝臟毒素的藥草。雖然大部分的人看見綠油油草地上長出黃色雜草時，都會忍不住咒罵，但蒲公英其實是大自然賜給我們最佳的肝臟藥草，對於**修復肝臟細胞**有很不錯的療效。

蒲公英不但具有清潔腎臟和泌尿道的功效，前面已經提及，它也是一種絕佳清潔肝臟的藥草。蒲公英可以清除阻塞、刺激肝臟清除毒素。此外，還可以刺激膽汁流動，而膽汁具**帶出毒素、防止肝臟靜脈阻塞**的功效。

《澳洲藥草醫學期刊》（The Australian Journal of Medical Herbalism）曾經報導兩項研究結論，蒲公英具有讓肝臟恢復健康的功效，也有助於治療**黃疸**、**肝臟肥大**、**肝炎**、**消化不良**等症狀，甚至它還有**通便**和**消炎**的效果；它可以刺激膽囊，促進膽汁流動和身體正常消化脂肪，還可以降低膽結石的形成，減輕風濕和風濕性關節炎的症狀，蒲公英不愧有「**天然抗生素**」的美名。同時服用蒲公英、奶薊草、楊梅效果更佳。

《脂肪作戰計劃》（The Fat Flush Plan）一書作者安・吉托曼（Ann Louise Gittleman）表示，蒲公英根可以從兩方面幫助肝臟和脂肪新陳代謝：蒲公英根可以刺激肝臟製造更多膽汁，刺激膽汁流動，將製造出來的膽汁送到膽囊，此時膽囊會釋出儲存已久的膽汁，此舉將有助於脂肪新陳代謝，達到減輕體重的效果。

如果決定使用蒲公英根清潔肝臟，每天可以服用 500 至 2000 毫克蒲公英根膠囊，或者在 1 杯水裡添加兩茶匙蒲公英根，煎煮沸騰 15 分鐘後始可飲用。每天飲用 3 杯蒲公英根水，相信就可以有不錯的療效。

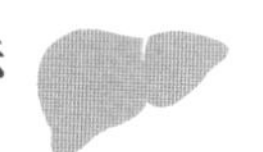

朝鮮薊（globe artichoke）

從中古世紀以來，朝鮮薊已廣被歐洲人所知，它具有保護與修護肝臟的功能。

朝鮮薊含有一種稱為 caffeoylquini cacid 的化合物，實驗證明這種化合物與奶薊草一樣，具有絕佳恢復肝臟健康功能的效果。研究證實，朝鮮薊可以保護肝臟、恢復肝臟健康、清潔血液毒素，具有治療肝臟功能不彰、肝臟損壞、肝臟疾病、消化不良、膽結石、長期便祕的功效。

此外，朝鮮薊還可以降低膽固醇和三酸甘油脂（triglyceride），它的莖根葉都可以製作成藥劑，每天服用 300 至 500 毫克朝鮮薊膠囊，便可以達到不錯的療效。

薑黃（turmeric）

薑黃是印度咖哩中經常使用的一種調味品，研究顯示，薑黃可以增加兩種肝臟酵素指數，這兩種酵素可以促進肝臟排出毒素。

此外，它還可以降低膽固醇指數，並且減輕身體其他部位的疼痛和發炎。此外，薑黃可以幫助肝臟細胞恢復健康、清除肝臟中的毒素，還可以增加膽汁產量，甚至減輕肝臟發炎的情況。使用薑黃有許多不同方法，可以將相同份量的薑黃和蜂蜜攪拌成糊狀的糖漿，每天服用 1 至 5 茶匙。

請注意，在服用薑黃蜂蜜糖漿後，牙齒可能會暫時變成黃色，所以服用後一定要趕緊刷牙。薑黃也有膠囊或藥片形式，有時候會標示為「薑黃素」（curcumin），薑黃素其實就是薑黃中最主要的成份，近年來已經有很多研究顯示，薑黃素具有抗癌、抗氧化、抗發炎、預防失智等功能。

印度人經常使用薑黃烹調出美味的咖哩食物，在後面章節裡將會詳細介紹如何使用薑黃做菜，讓你在食用美食時，同時兼顧保健身體。馳名全球的藥草專家詹姆斯・杜克（James Duke），在著作

《天然綠色藥房》（The Green Pharmacy）中，建議以這種方法製作美味可口的藥茶：首先混合甘草、蒲公英、菊苣、薑黃、生薑，然後將這些藥草儲存在玻璃罐中，在 1 杯沸水裡添加 1 茶匙藥草，浸泡之後始可飲用。每天飲用 3 杯這種混合藥草茶，身體可以獲得不錯的排毒療效。

榆樹（slippery elm）

榆樹皮最早是古印地安人用來治療腸胃炎與各種黏膜發炎的，現在有更多的研究顯示榆樹皮可以治療消化道黏膜問題，譬如胃炎、胃潰瘍。肝臟嚴重中毒和膽汁分泌異常的人，有時候會出現黏膜疼痛發炎的症狀，便可飲用榆樹皮來改善這個狀況。

在 1 杯沸水裡添加 2 茶匙乾燥榆樹皮，煎煮之後始可飲用。每天飲用 3 杯榆樹皮水。請注意，如果你的體質非常容易過敏，服用榆樹皮時一定要謹慎留意，最好是經過藥草醫師的指示，再進行服用。

大白屈菜（greater celandine）

大白屈菜是非常好的藥草，用於身體排毒非常有用。

由於它具有停止痙攣的功效，因此有助於放鬆各種輸送管肌肉、減輕抽筋時的疼痛。它所有部分（根、莖、葉、花）都具有療效，可以清除肝臟、泌尿道、腸道、血液中的毒素。

大白屈菜還可以減輕疼痛、治療膽囊發炎和膽結石。每天 3 次、每次服用半茶匙大白屈菜，可以有效清潔肝臟中的毒素，增進肝臟功能的運作。

伏牛花（barberry）

伏牛花是一種常見的中藥材，它可以刺激膽汁和消化液流動、減輕作嘔和嘔吐的情況、加強體質、刺激腸道蠕動。

針對膽囊引發的問題（如噁心作嘔、身體不適的感覺、發炎和

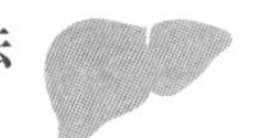

膽結石）及各種肝臟問題（無論是溫和的問題或嚴重的毛病），即使是嚴重到出現黃疸，伏牛花都可以發揮功效，具有不錯的療效。它的皮、根、莖、漿果，都具有清除肝臟和膽囊毒素的功效，是很好的排毒聖品。

此外，伏牛花還可以對付微生物，如瘧疾和白色念珠菌（Candida albican）等。在1杯沸水裡添加1茶匙乾燥伏牛花根，浸泡之後始可飲用。每天飲用3杯伏牛花水。

黑根（black root）

早在數百年前，塞尼加土著就知道黑根的好處，並且曾經將黑根的好處分享給前來北美的歐洲人。黑根可食用，以及用來刺激膽汁流動、促進排汗、經皮膚清潔體內、停止痙攣的功效、清除腸內毒素。

黑根可以治療膽囊炎、發炎的膽囊和黃疸。當肝臟充血腫脹時，同時服用黑根、伏牛花、蒲公英效果很好。請注意，絕對不要使用新鮮的黑根，因為它的藥效很強，嚴重時會導致嚴重嘔吐和排便狂瀉。

使用黑根時一定要小心謹慎，在1杯水裡添加一茶匙乾燥黑根，燉煮10分鐘後始可飲用。每天飲用3杯黑根水。

藍菖蒲（blue flag）

藍菖蒲的益處細數不完，它不但可以改善濕疹、牛皮癬、痤瘡以及其他皮膚發疹問題，還可以刺激膽汁流動、清除腸道穢物和毒素、減輕發炎的症狀、清潔血液和泌尿道等。

對於皮膚的各種問題，同時服用藍菖蒲、牛蒡、皺葉酸模（yellow dock），也能夠得到良好的效果，具有很好的排毒效果。在1杯沸水裡添加半茶匙至1茶匙乾燥藍菖蒲，每天飲用3杯藍菖蒲水。

波耳多葉（boldo）

波耳多葉是一種常見於南美洲的植物，這種南美洲的藥草葉，可以刺激膽汁流動、增進肝臟健康、增加排尿進而清潔泌尿道。

波耳多葉可以治療膽囊發炎、膽結石、膀胱炎。換言之，波耳多葉對於肝臟跟泌尿系統的排毒，有很大的助益。此外，它還具有鎮靜效果，有助於讓人的精神放鬆，達到情緒的舒緩。

在1杯沸水裡添加1茶匙乾燥波耳多葉，每天飲用3杯波耳多葉水。

流蘇樹皮（fringetree bark）

流蘇樹皮含有一些特殊的成份，主要被用於肝臟方面的問題。它具有強力清除肝臟和膽囊毒素的功效，可以治療膽結石、膽囊發炎、黃疸。

此外，它可以幫助腸道正常蠕動、刺激膽汁流動、增進肝臟健康、清除血液毒素、促進尿液流動，進而清潔泌尿道，對於泌尿器官的排毒也很有幫助。

在1杯沸水裡添加1至2茶匙乾燥流蘇樹皮，燉煮10分鐘後始可用。每天飲用3杯流蘇樹皮水。

馬鞭草（vervain）

我們經常聽到馬鞭草，多半是指精油。其實馬鞭草也是一個很棒的藥草，它可以強化肝臟健康、幫助肝臟和膽囊發揮正常功能。

雖然馬鞭草的主要功能並非治療肝臟或膽囊問題，不過與其他藥草一起服用時，仍然會有不錯的功效。而且，它還具有停止痙攣的功效，因此可以鎮定神經系統、強化整個身體的健康、促進排汗，進而經由皮膚清除毒素。對於產後婦女來講，它還具有刺激產後的婦女分泌乳汁之功效。

此外，馬鞭草還可以治療情緒沮喪，尤其是與黃芩（skullcap）、燕麥（oat）、拖鞋蘭（lady's slipper）一起服用效果更佳，對於情緒舒緩與穩定，具有十分明顯的療效。

在一杯水裡添加1至3茶匙乾燥馬鞭草，浸泡後始可飲用。每天飲用3杯馬鞭草水。

衛矛（wahoo）

衛矛、奶薊草和蒲公英，堪稱是三種清潔肝臟毒素的最佳藥草，談到清潔肝臟毒素，絕對不可以忘記這三種藥草。衛矛可以刺激肝臟和膽汁流動，進而治療任何一種肝臟和膽囊問題，包括黃疸、膽結石、膽囊發炎、疼痛，還可以清除血液、泌尿道、腸道中的毒素，衛矛正是藉由通便清除腸道中的毒素。

此外，如果你感覺全身無力、異常疲倦的時候，服用衛矛也會有不錯的效果。

在1杯水裡添加半茶匙至1茶匙乾燥衛矛，煎煮後始可飲用。每天飲用3杯衛矛水。

西洋蓍草（yarrow）

有兩項動物實驗均證明，西洋蓍草可以保護肝臟，免於受到有毒化學物質傷害。

印度更有一項研究顯示，西洋蓍草具有治療肝炎的功效。另外，我們在前面曾經提過，西洋蓍草具有治療泌尿道問題的功效，以及清除肝臟毒素的作用。

在1杯沸水裡添加1茶匙乾燥西洋蓍草，每天飲用3杯西洋蓍草水。

黃耆（astragalus）

麥可凱索曼（Michael Castleman）在著作《神奇的藥草》（The New Healing Herbs）中表示，根據一項中國研究顯示，當老鼠服用傷害肝臟的癌症化療藥物後，其中有部分服用黃耆的老鼠卻絲毫沒有任何損傷。那些只有服用化療藥物的老鼠，肝臟普遍出現嚴重的傷害，但是同時服用黃耆的老鼠卻非常健康，顯示黃耆具有修補與保護肝臟的功能。

此外，除了保護肝臟的功能外，它還可以清潔淋巴系統。黃耆主要是膠囊或藥片的形式，由於各種廠牌的藥效差別很大，因此一定要依照包裝盒上的指示服用，不可任意更改處方籤。

全力清潔肝臟和膽囊

除了藥草的攝取外，你可以藉由一些非常有效的能量醫學技巧，改善身體清除肝臟和膽囊毒素的能力，進而達到肝臟與膽囊的排毒功能。

其中兩種最有效的方法為：指壓這些排毒器官，以及按摩與膽囊和肝臟有所關連的神經淋巴按摩點。

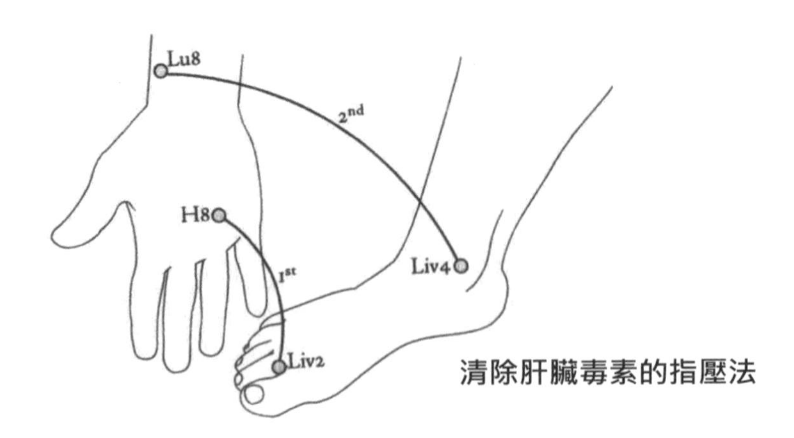

清除肝臟毒素的指壓法

清除肝臟毒素的指壓法

- 心臟 8（H8）：位於手掌上，大約距離小指和無名指根部交接處 2.5 公分。
- 肝臟 2（Liv2）：位於腳部上方，第一個腳指和第二個腳指交接處。
- 肺臟 8（Lu8）：位於手臂內側、大姆指那一邊，大約要比手腕高出 2.5 公分左右。
- 肝臟 4（Liv4）：位於腳踝骨前方、腿部內側。

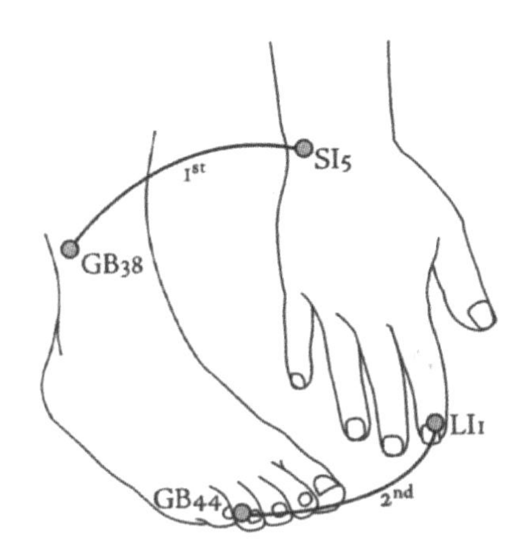

清除膽囊毒素的指壓法

清除膽囊毒素的指壓法

- 小腸 5（S15）：位於手背上，大約在手腕的位置，靠近小指那一邊。
- 膽囊 38（GB38）：位於小腿外側，大約比腳踝高出幾公分，兩塊骨頭交接的凹陷處。

然後再進行：

- 大腸 1（L11）：位於食指外側邊緣（靠近大姆指那邊），食指指甲的底部。

- 膽囊44（GB44）：位於第四個腳趾外側邊緣（靠近小趾那邊），第四個腳趾甲底部。

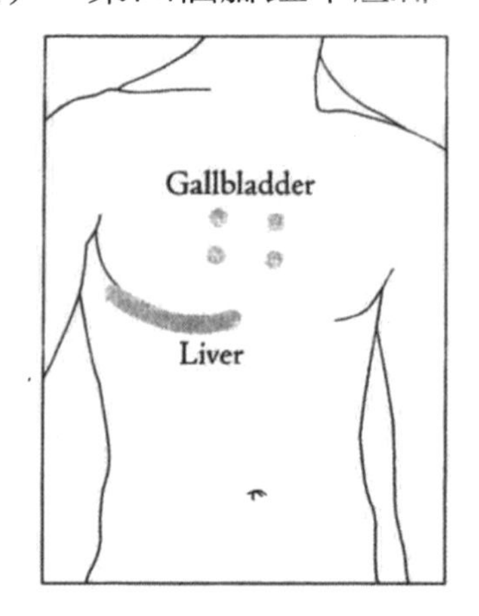

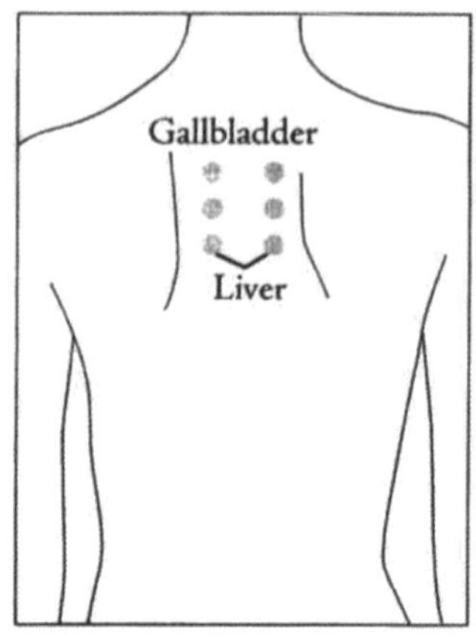

加強清潔肝臟和膽囊的按摩法

加強清潔肝臟和膽囊的按摩法

你可以按摩與肝臟和膽囊有所關聯的淋巴系統，這些按摩點包括：

- 右胸之下，從肋骨的外側邊緣一直按摩到身體中間。
- 按摩第三節和第四節肋骨內側邊緣的下方。
- 按摩肩膀和肩胛骨之間，脊椎兩側2.5公分處。

請參照圖示，用力按摩（或敲擊）上述部位。無須煩惱找不到正確位置，因為這些部位要比按摩點大，按摩時如果有柔軟的感覺，恭喜你，表示已經找到正確位置。這種用力按摩的動作並不需要脫掉衣服進行，並沒有強制規定。

肝臟和膽囊要負責將近500餘種的功能，不妨把身體排毒想像成保險，當定期清潔肝臟和膽囊毒素時，就等於是在確保數百種身體功能維持正常，因此定期清潔兩個器官之中的毒素，是維持它們正常運作必要的步驟，這一切都攸關身體健康與否，絕對不容忽視。

Chapter

10

28 日細胞分子矯正排毒（第 4 週）

血液、肺部、皮膚

西方世界裡超過 50%的人，都是死於動脈硬化方面的疾病。如果努力清潔動脈，就不會發生這種憾事！使用含有刺激性、人工合成原料的化妝用品， 不但會阻礙皮膚清除毒素，同時還會讓身體吸收更多毒素！當肺部功能不正常或肺臟受損的時候，也會產生很多併發症……

本章將分享清潔血液、肺臟和皮膚的排毒自淨法，包括壓力檢測、深層清潔飲食、能量穴位按摩等。

血液和血液循環系統的排毒

本章節，將會談論到血液、肺部與皮膚對身體的重要性，特別是當它們內部機能累積過多毒素，造成身體生病時，該怎麼處理。

對於身體來說，保持健康的血液、肺部和皮膚非常重要。身體細胞是浸潤在**血液**裡，血液負責運送維持細胞生命的**氧氣**。**肺部和呼吸系統則是確保血液能夠獲得氧氣**，身體每個細胞都有賴血液中的氧氣才能發揮正常功能。

至於皮膚，並不是只有美觀作用，它具有整體保護和清潔身體的功能，避免身體器官受到傷害。**當身體其他排毒系統面臨無法處理的垃圾時，皮膚將會嘗試排除這些毒素**，如果不行，皮膚也會顯現出一些症狀，提醒我們身體出了狀況。換言之，當皮膚出現問題時，通常是因為排毒機制無法清除體內毒素的結果，所以當皮膚出現問題，通常就是身體在發出警訊了。

血管是人體輸送血液的管道，主要分為靜脈跟動脈。**人體的靜脈和動脈總長 9 萬公里**，再加上跳動的心臟，每分鐘大約在全身壓縮輸送 **5 公升**的血液、氧氣、養分。在循環全身的血液系統裡，除了血液之外，還有著血液斑塊（plaque）和膽固醇（全部是來自大家最喜愛的薯條、冰淇淋、漢堡、蛋糕，以及其他會阻塞動脈的食物）。根據許多研究都指出：心臟病主要是源自糖份、甜食，以及所有油膩的食物。如果你自認身體非常健康，不妨參考一下這個數據，平均每 2 個人就有 1 人是死於心臟病或中風。

沒錯，在西方世界裡超過 **50%**的人，都是死於**動脈硬化**方面的疾病。但如果努力清潔動脈，就不會發生這種憾事，顯見動脈毒素的清潔有多麼的重要，而動脈為何會堵塞、硬化呢？歸根究柢，跟現代人的飲食習慣有非常高度的關聯性。

或許曾經聽過「**血液斑塊**」（plaque）（「低密度脂蛋白」LDL、「高密度脂蛋白」HDL」等名詞。所謂低密度脂蛋白，也就是人們所說「壞的」膽固醇，高密度脂蛋白有時候則被稱為「好的」膽固醇。

你也可能曾經聽人家談過**三酸甘油脂**（triglyceride）和**同半胱胺酸**（homocysteine）【編審註】，這裡所談的並非是化學實驗中的物質，除非是指發生在身體中的化學反應。這些乍看之下是很艱深的醫學名詞，其實不難理解。為了幫助了解這些深奧的醫學名詞，在此讓我們先簡單解釋一下：所謂的「**血液斑塊**」（plaque）多半是在**動脈硬化**的基礎上所形成的，就是阻塞動脈引發心臟疾病的物質，硬塊絕對不會阻塞靜脈。動脈內有一層靜脈所沒有的肌層（muscular layer），這層肌肉壁會壓縮和擴張增加血液的壓力，至於靜脈中的血液壓力則比較低。

血液斑塊並非只是一個東西，它的形成是一個複雜的過程，和我們的生活型態、壓力、飲食習慣、情緒、年齡都有一定的關係。這個硬塊是由許多物質組合而成，包括**纖維蛋白**（fibrin）、**膠原蛋**

編審註

同半胱氨酸（Homocysteine）為人體必需胺基酸——蛋胺酸（又稱甲硫胺酸 Methionine）的前趨物，來源大都來自於人體對動物蛋白的消化，但在消化過程若缺乏 B 群維生素的參與，尤其是 **B_2、B_6、B_{12} 及葉酸（B_9）**，人體便無法順利完成其消化過程而在血液中留下過多的同半胱氨酸，濃度太高的結果會破壞血管壁的內皮層，患者若伴隨較高的 **LDL**（低密度壞的膽固醇）則表示共同加重了**動脈血管粥狀硬化**產生的可能性，若患已有 **hsCRP** 過高的情形，則表示隨時會有**心肌梗塞**、**腦中風**或**腦血管阻塞型失智**的高度風險。長期吃素而忽略 B 群維生素及礦物質**鎂**補充的人口尤其容易有高同半胱氨酸過高的現象。

嚴重**腎衰竭**及**洗腎**患者，由於無法留住體內大部分的水溶性維生素（B 群、維生素 C 等），因此皆有嚴重的同半光胺酸指數過高的問題。足量及高頻率的補充 B 群才能有效化解嚴重腎衰竭及洗腎患者血管極度硬化的危機，及處理伴隨而來的相關症狀如：高血壓、極度疲憊等。避免中風、心臟病、失智的發生。長期吃素的族群由於長期缺乏 B 群維生素的來源，也較容易導致同半胱胺酸指數偏高。

理想中的同半胱氨酸指數不可超過 **10**，補充足量的 B_2、B_6、B_{12} 及葉酸（B_9）可有效的改善血液中的同半胱氨酸濃度、降低血心管疾病的風險，同半胱氨酸指數過高患者需同時留意 **Ω3 亞麻仁油**的補充以提供有效的**抗凝血機制**，避免心血管疾病產生。

白（collagen）、**磷脂**（phospholipid）、**三酸甘油脂**（triglyceride）、**膽固醇**（cholesterol）、**黏多醣**（mucopolysaccharide）、**異種蛋白質**（foreign protein）、**重金屬**（heavy metal）、**肌肉組織**（muscle tissue）、**殘渣碎片**（debris），這些物質碰到**鈣**之後，會全部黏在一起。

其實你並不需要完全了解這些物質，只需要知道膽固醇絕非引發心臟病的唯一因素。事實上，**人體需要膽固醇才能保持生命**。某些專家研究發現，膽固醇可以保護紅血球和白血球，避免受到全身循環血液中的酸性傷害。由於膽固醇也含有豐富的抗氧化物質，因此可以保護身體。只是過去我們對於膽固醇有太多的誤解了，目前已經有很多研究，**開始替膽固醇洗刷「污名」**。

膽固醇（主要是由身體產生的）會不斷修補動脈內壁，藉此嘗試保護動脈。事實上，膽固醇指數過高並不是一種疾病，而重點在於如何減少血管壁的發炎【編審註】。

正確的飲食方法，可以讓血液和血液循環系統更有效率工作，首先要做改變的第一步驟就是：停止大量攝取肉類食物、乳製品、糖份和甜食、油炸食物、添加鹽分的食物，這些食物通常不具營養價值，而且會給身體帶來大量的毒素。

在改變飲食習慣大約 1 週以後，味蕾將會逐漸適應新的飲食口味，將會更容易品嚐出食物的真正味道。

前面曾經提過，**腎臟**是血液淨化器官，具有**過濾血液**的功能，所以在處理心血管問題時，一定也要同時進行清潔腎臟的工作，才能有效且全面性的處理心血管問題。

編審註

牙周病的牙菌斑被認為是造成血管壁，尤其是冠狀動脈發炎的元凶，因此減少牙周病的程度，便可有效降低膽固醇（LDL）。

血液和血液循環系統壓力的自我檢測

請評估自己是否有以下困擾？

- □ 1. 背痛。
- □ 2. 手指或腳趾是否會經常發冷？
- □ 3. 在身體用力或情緒處於壓力下，出現胸部疼痛？
- □ 4. 是否有高血壓的問題？
- □ 5. 是否有四肢發麻的狀況？
- □ 6. 耳垂是否會有明顯的皺紋？
- □ 7. 雙腿會在短暫走路後，出現抽筋或疼痛的情況？
- □ 8. 在稍微用力或身體躺下來時，出現喘不過氣的情況？
- □ 9. 在晚上睡覺時，起來小便兩次以上？
- □ 10. 是否持續不斷地咳嗽？
- □ 11. 記憶力是否大不如前？
- □ 12. 嘴唇或手指是否會刺痛？
- □ 13. 雙手是否會因為寫字而抽筋？
- □ 14. 腳踝是否會在晚上腫脹？

如果有上述任何一種情況，心臟和血液循環系統可能出現了問題，或許需要找出問題之所在，或是需要進一步清潔。

低密度脂蛋白（LDL）及三酸甘油脂，是構成血液斑塊最主要的物質，當你提高高密度脂蛋白（HDL）指數時，將會有助於降低低密度脂蛋白（LDL）及三酸甘油脂的指數。

你可以在飲食中添加大量的類黃酮（flavonoid），藉此增加身體天然的清潔能力，類黃酮的最佳來源包括蔬菜、水果，尤其是含有果核的水果，譬如杏桃、桃子、李子、櫻桃，都可以從這些蔬果當中，攝取到足量的類黃酮。此外，**菸鹼酸**（niacin，**維生素 B_3**）也可以增加 HDL，並降低 LDL 及三酸甘油脂。

攝取大量的**纖維質**，可以幫助**沖洗動脈**。但是請注意，並非所有高纖食物都具有相同效果。無法在水中溶解的纖維有小麥麩（wheat bran）、纖維素（cellulose），它們對降低動脈硬化的效果有限，通常不建議。水溶性纖維有燕麥、洋車前子、瓜爾豆膠（guar gum）、果膠裡的纖維，這些食物對於動脈清潔，則有效許多。

同半胱胺酸（homocysteine）有可能會傷害身體細胞、加速身體老化的過程，而**葉酸**（folate，**維生素 B_9**）則是具有降低體內多餘同半胱胺酸的功能。如果想要攝取更多的葉酸，可以多吃柳橙，因為柳橙含有豐富的葉酸，是非常好的葉酸來源。

體內的脂肪酸維持在一個平衡的狀態，有助於身體機能的正常運作。攝取適量的脂肪酸，對於清除體內毒素和動脈中的血液斑塊非常重要。我們在前面的章節裡，曾經討論過不同種類的脂肪酸。絕大部分的人攝取 **Omega-6** 多元不飽和脂肪酸和 **Omega-3** 多元不飽和脂肪酸的比例大約為 **20：1**。

不過，根據專家估計，這兩種多元不飽和脂肪酸的理想比例應該為 1：2，也就是應該要多攝取 Omega-3 多元不飽和脂肪酸，可惜現代人的飲食內容，讓我們攝取了過多的 Omega-6 多元不飽和脂肪酸，卻又 Omega-3 多元不飽和脂肪酸的攝取量遠遠不足。換言之，大部分人所攝取的 Omega-6 多元不飽和脂肪酸，已經遠遠超過身體所需要的 20 倍之多；**Omega-3 多元不飽和脂肪酸不但能清潔動脈，同時還可以防止心臟病和中風的發生。**

它的來源很多元，深海魚（魚油）、**低溫壓榨的亞麻仁籽油，**這些原料都很容易可以在有機食品店的冷藏區找到，購買後一定要保存在冰箱裡，否則這些原料有可能會腐臭，造成營養素的流失或變質。

上述這些原料絕對不能高溫烹煮，因為高溫會使得這些有益身體的脂肪酸，轉變成為有害身體的氫化植物油，反而破壞了它的營養價值。

深層清潔血液和血液循環系統的藥草

蘆薈

蘆薈是一種熱帶植物，人類使用蘆薈治療身體已經有幾千年歷史，而了解蘆薈的療效已長達4000年。

蘆薈汁有助於清潔動脈之外，蘆薈可以治療胃部和腸道疾病、腹瀉和腎臟感染、日曬灼傷、減緩老化過程、清除動脈硬塊，並且促進血液循環、清除血液中的不好物質。除此之外，蘆薈是很好的天然原料，它含有豐富的胺基酸、酵素、葉綠素、精油、維生素、礦物學，以及其他有益身體健康的養分。

由於蘆薈富含許多有益健康的成份，因此也經常被草藥專家拿來作為藥材使用，蘆薈具有**抗菌**、**抗濾過性病原體**、**止痛**、**消炎**、**退燒**、**清潔**等療效。此外，蘆薈還可以擴張微血管、增加正常細胞生長速度，進而幫助治療動脈硬化和癌症。

每天2次、每次飲用4分之1或2分之1杯蘆薈汁。請注意，蘆薈汁並非凝膠狀的蘆薈。此外，**避免飲用蘆薈或蘆薈乳，因為這兩種的通便汁**（aloe latex）**效果過於強烈**，腸道在無法承受如此強烈刺激之下，往往會**出現嚴重腹痛和腹瀉的情況**，這種副作用很可能造成我們身體的損害，因此**懷孕**和**哺乳**期間的婦女，避免飲用蘆薈汁。

皺葉酸模

皺葉酸模（yellow dock）是一種清潔血液非常好的草本植物，對於皮膚、腸道、肝臟等器官的治療，具有相當的療效。

此外，皺葉酸模還具有抗濾過性病原體的功效。在1杯水裡添加 1 至 2 茶匙乾燥皺葉酸模，煎煮沸騰後始可飲用。每天飲用 3 杯皺葉酸模水。

肺臟和呼吸道

所有人體內部各種器官當中，肺臟是最經常接觸外在世界的器官。

空氣中的灰塵、污染、化學物質、微生物等，在進入肺部之後都必須與氧氣分開。當肺部功能不正常或肺臟受損的時候，會產生很多併發症，舉凡氣喘、支氣管炎、肺氣腫等不適症狀，都與肺部功能不正常或肺臟受損有關。

所有這些不適的症狀或其他肺部問題，都有可能因為毒素而發病或是更形惡化，尤其是空氣裡的各種毒素，譬如香菸燃燒出來的煙霧等。

肺部裡有許多天然酵素，這些酵素可以將化學物質分解成水溶性的物質，幫助新陳代謝各種化學物質（如藥物），以利腎臟將這些物質排到體外，以免這些化學物質的廢棄物形成毒素累積在身體，造成身體的損害。

如果有肺部方面問題或呼吸道不適症狀，非常推薦你落實「28 日細胞分子矯正排毒計劃」，而且在進行完畢「28 日細胞分子矯正排毒計劃」後，繼續更進一步排毒的工作，深層清潔自己的肺部。

肺臟和呼吸系統壓力檢測

☐ 1. 是否長期不停的咳嗽？
☐ 2. 是否經常流鼻水？
☐ 3. 是否經常有支氣管炎的毛病？
☐ 4. 是否經常有鼻竇問題？
☐ 5. 是否有氣喘或其他呼吸方面的不適症狀？
☐ 6. 是否會過敏？

如果有上述任何一種症狀，顯示你的肺臟和呼吸系統可能出現問題了，需要進一步深層清潔。

清潔肺部和呼吸系統的飲食

多補充維生素 E，有助於肺部的保養。維生素 E 具有抗氧化的功效，可以保護肺部免於受到毒素侵害，或是保護已經受到傷害的肺部，修復受傷的肺部。

多喝水有助於清潔肺部。每天至少要喝 8 至 12 杯水、未添加糖的果汁、藥草茶、清淡的湯。

多吃水果、蔬菜、以及不含**小麥麩質**（gluten-free）的穀物——譬如小米和糙米。許多人對於麩質敏感，於是當他攝取了麩質食物後，身體就出現各類病狀，經常顯現在肺部和呼吸道，而通常只要停止攝取麩質後，症狀立即有所改善。另外，也建議多吃含有豐富葉綠素的食物，所謂葉綠素就是指蔬菜裡的綠色，它富含非常多有益人體健康的營養成份。

多吃綠色葉子的食物，因為這些食物有助於清潔肺臟，並且在飲食中多補充「**綠色營養品**」（如綠藻、螺旋藻、麥綠素）。

每天食用 1 至 2 湯匙亞麻仁籽粉：在烹煮好的食物上灑些亞麻

仁籽粉，或是將亞麻仁籽粉混合在果汁中，會有助於**減輕咳嗽症狀**、防止肺臟受到病毒感染，藉此緩和及保護肺部組織，要再次提醒，亞麻仁籽粉絕對不可以加熱或烹煮。

攝取富含類黃酮（flavonoid）的食物，它為人類飲食中含量最豐富的一類多酚化合物，廣泛存於水果、蔬菜、穀物等等，這種物質具有強大的抗氧化功能，可以降低毒素對身體的傷害。在蘋果、藍莓、山桑子（bilberry）、洋蔥、綠茶，以及含有果核的水果（包括杏桃、桃子、李子、櫻桃）當中，都含有豐富的類黃酮（flavonoid）。

此外，類黃酮還可以吸附重金屬。截至目前為止，人類已經發現 4000 餘種不同的類黃酮。事實上，植物生產類黃酮主要是保護自身免於受到**細菌**、**寄生蟲**侵害。

有些水果和蔬菜裡的類黃酮，抗氧化的功效甚至比維生素 C、E、β 紅蘿蔔素還要出色。類黃酮甚至還可以保護維生素免於受損，以便讓維生素在人體中發揮神奇功效，達到身體保健的目的。據統計，多吃蔬果有益身體的理由共有 4000 餘種，十分驚人。

徹底清潔肺部和呼吸系統的方法

一、避免二手菸

許多研究都明確顯示，二手菸的傷害要比抽菸更大。

不用說你也應該知道，如果你有任何肺部或呼吸道問題，就應該避免任何形式的香菸煙霧——當然也包括二手菸在內，只是很少人知道，二手菸對人體的損害，竟然比一手菸還可怕。

二、停止使用化學品

市面上有各式各類的化學用品，充斥在我們的生活周遭。如果你希望肺部問題能夠痊癒，就應該立刻停止使用添加香味的化學清潔用品、個人衛生用品、化妝品、身體及頭髮保養品，唯有完全杜絕自己暴露於化學環境中，才有可能改善肺部問題。

三、避免粉塵

曾經看過許多容易過敏的人，在停止食用乳製品和精糖後，季節性過敏問題立刻不藥而癒。如果你非常容易過敏，就應該盡量不要暴露在充滿灰塵、塵蟎、黴菌、花粉的環境裡。

如果有呼吸方面的困擾，首先應該改善家中空氣品質，建議你可以使用高品質的空氣清淨機，改善清潔用品和建築材料所散發出來的空氣品質；如果可以的話，最好也改善工作場所的空氣品質，畢竟除了家裡以外，工作環境便是你最常處的空間。

因此，住處和工作空間的空氣品質也很重要。

四、運動

運動的好處很多，包括可以**清除肺部多餘的黏液和毒素**。

運動時，身體所增加的氧氣，可以讓肺部功能變得更有效率，全身細胞在獲得更多氧氣之下，可以積極進行清潔和治療工作，進而讓整個人更加充滿活力。請注意，如果你有呼吸困難的問題，絕對不能運動過量，必須量力而為。心血管的活動耐力必須循序漸進慢慢培養，不可躁進，才能達到最好的治療效果。

前面的章節裡，曾經介紹過的呼吸運動和情緒釋放運動，可以增加身體中的氧氣和改善呼吸道功能，我認為即使是罹患非常嚴重呼吸問題的人，一樣可以進行氣功呼吸運動。這兩種運動只需耗費極少時間和力氣，卻可以帶來無窮的好處。

深層清潔肺部和呼吸系統的藥草

款冬（Coltsfoot）

款冬經常被製成藥草茶供人飲用，具有醫療的效果，具有絕佳清除肺部和支氣管中多餘黏液的功效。

款冬可以清除鼻黏膜炎，有助於舒緩咳嗽、保護和舒緩黏膜、增加尿液流動、清除尿道毒素。事實證明，款冬可以治療支氣管炎、慢性和劇烈咳嗽、氣喘、大聲咳嗽、肺氣腫，具有非常多的療效，對於肺部系統的機能有相當不錯的修復效果。

在1杯水裡添加1至2茶匙乾燥款冬，熱水浸泡後始可飲用。每天飲用3杯款冬水。

紫草（comfrey）

紫草是一種常見的中藥材，具有清除黏液、舒緩和保護身體黏膜的功能。此外，它還可以舒緩過敏性咳嗽和支氣管炎。

由於紫草可以治療受損的消化道黏膜，因此對裂孔性疝氣、胃潰瘍或十二指腸潰瘍、小腸、大腸發炎、潰瘍性結腸炎、皮膚問題等病情都有所幫助。

在1杯水裡添加1至3茶匙切碎的紫草，熱水浸泡後始可飲用。每天飲用3杯紫草水。

雛菊（daisy）

雛菊是一種常見的草本植物，具有醫學上的療效，使用雛菊作為藥草時，主要是使用雛菊的花，而非雛菊的葉——新鮮或乾燥的雛菊皆可。

如果是使用新鮮雛菊，必須使用正確的品種，而且一定要採用有機栽種的，以免攝取了農藥，造成身體的損害。雛菊具有祛痰功效，因此可以清除肺部中多餘的黏液、穩定肺部組織。如果因為排毒過於激烈，而出現腹瀉情況，雛菊也可以改善這種症狀。此外，它還可以治療風濕病、關節炎、肝臟和腎臟問題。

在 1 杯水裡添加 1 茶匙乾燥雛菊花，熱水浸泡後始可飲用。每天飲用 3 至 4 杯雛菊水。

土木香（elecampane）

使用土木香作為藥草時，主要是取土木香的根，因為土木香的根可以殺死有害身體的細菌、舒緩咳嗽症狀、去除多餘黏液、減輕胃部問題。至於在呼吸系統方面，它可以緩和任何因為病毒感染所引起的發燒症狀，並且藉由身體的排汗功能，達到排出體內毒素的目的。

除此之外，土木香還可以改善喉嚨癢、想咳嗽，或是支氣管炎的症狀，有這類困擾的患者，土木香或許可以幫助你舒緩病情。由於它具有清除呼吸道多餘黏液和毒素的功效，因此有助於治療肺氣腫、氣喘、支氣管哮喘、肺結核。除了對呼吸道有所助益外，土木香還可以改善消化系統的狀況。

在 1 杯水裡添加 1 茶匙土木香，熱水浸泡後始可飲用。每天飲用 3 杯土木香水。

膠草（grindelia）

由於膠草可以放鬆肺部和支氣管肌肉，清除上呼吸道中多餘的黏液，因此非常適合治療氣喘、支氣管不適、喉嚨發癢、咳嗽等症狀。

此外，如果有黏膜炎方面的問題，膠草絕對是解決問題的最佳選擇，而且它也非常適合治療因肺部不適，連帶引發心跳加速或神經緊張等症狀。對於少數病患有痙攣的問題，膠草也具有停止痙攣的功效，可以放鬆心臟和動脈肌肉，有助於穩定高血壓。

在 1 杯水裡添加 1 茶匙乾燥膠草，熱水浸泡 10 至 15 分鐘後始可飲用。每天飲用 3 杯膠草水。

夏至草（horehound）

夏至草（苦薄荷）很苦，主要療效是來自其乾燥後的樹葉。

由於夏至草非常苦（所以服用時經常會添加糖），因此還可以解決消化問題，它的苦味可以刺激膽汁流動，有助於正常清潔腸道，進而達到消化道排毒的功效。

另外，夏至草可以放鬆肺部肌肉，清除肺部中多餘的黏液。由於它具有停止痙攣的功效，因此可以治療支氣管痙攣和咳嗽。

在 1 杯水裡添加 1 茶匙乾燥夏至草，熱水浸泡後始可飲用。每天飲用 3 杯夏至草水。

半邊蓮（lobelia）

對於肺臟問題、咳嗽、病毒感染、支氣管炎、多餘的痰，半邊蓮都具有絕佳的療效，它可以舒緩支氣管痙攣因此有助於治療哮喘問題。

由於半邊蓮的藥效非常強，因此一定要謹慎使用，最好有藥草醫師的指示。

在 1 杯水裡添加 4 分之 1 或半茶匙乾燥半邊蓮，熱水浸泡後始可飲用。每天飲用 3 杯半邊蓮水。

肺草（lungwort）

肺草對於支氣管炎有所助益外，它還可以清除上呼吸道、鼻子、喉嚨、上支氣管中的黏膜炎，也有助於減輕這些部位的黏膜和咳嗽症狀。

在 1 杯水裡添加 1 至 2 茶匙乾燥肺草，熱水浸泡後始可飲用。每天飲用 3 杯肺草水。

毛蕊花（mullein）

毛蕊花的葉子和花朵，可以清除呼吸道中多餘的黏液，舒緩呼吸道黏膜之外，它還可以減輕發炎和疼痛的狀況，包括鼻子發炎疼痛、喉嚨發炎疼痛、支氣管發炎疼痛、消化道發炎疼痛等症狀，毛蕊花都有減輕疼痛的功能。

再者，毛蕊花還可以溫和清潔尿道，以及毛蕊花可以治療咳嗽、喉嚨疼痛、支氣管炎等症狀。

在 1 杯水裡添加 1 至 2 茶匙乾燥毛蕊花，熱水浸泡後始可飲用每天飲用 3 杯毛蕊花水。

馬利筋根（pleurisy root）

馬利筋根是另一種清除呼吸道中多餘黏液的絕佳藥草，如果你有黏液分泌過多的困擾，最好可以同時服用馬利筋根和款冬。

如果有慢性呼吸方面的問題（包括哮喘），可以同時服用馬利筋根和半邊蓮。如果單就馬利筋根的療效，它具有停止痙攣、減輕胃腸脹氣、藉由增加尿液流量排出尿道毒素等功效。

在 1 杯水裡添加 2 分之 1 至 1 茶匙乾燥馬利筋根，熱水浸泡後始可飲用。每天飲用 3 杯馬利筋根水。

紅花苜蓿（red clover）

你或許沒有聽過紅花苜蓿這個名詞，但是我敢保證你對這種植物應該並不陌生，因為它幾乎遍布全美國。

幾乎全美國各處草地上都可以看見紅花苜蓿的身影，絕大部分的人在看見這種植物時，通常總是立刻拿出有害身體的化學除草劑，想要把它斬草除根。

然而，大部分的人並不了解，這種俗稱雜草的植物，是大自然賜給人類最好的一種良藥。紅花苜蓿可以清除呼吸道中多餘的黏液，並且具有絕佳清潔淨化血液的功能。

在 1 杯水裡添加 1 至 3 茶匙乾燥紅花苜蓿，熱水浸泡 10 至 15 分鐘後始可飲用。每天飲用 3 杯紅花苜蓿水。

美洲商陸（pokeroot）

講到清潔淋巴系統，美洲商陸同樣也是具有絕佳清潔淋巴系統功效的藥草，它還可以清除呼吸道中多餘的痰，治療絕大部分呼吸方面的症狀。

此外，美洲商陸還具有絕佳清潔血液的功效。在溫水或冷水裡添加 3 至 10 滴美洲商陸，每天飲用 1 杯。

請注意，服用美洲商陸水時，絕對不能超過指示劑量。

全力清潔肺部

唐娜伊登和大衛費恩斯坦認為，按摩身體前方肋骨的正中央（胸骨以及第二、第三、第四肋骨下方的點），以及按摩接近肩胛骨的脊椎兩側、距離脊椎骨 2.5 公分處，都有助於清潔肺部和皮膚。

請參見附圖尋找正確的按摩點。這些神經淋巴按摩點都與肺部關聯密切，每天用力按摩或敲擊這些點 1 至 2 分鐘，有助於徹底清潔肺部和皮膚，達到恢復肺部跟皮膚機能的目的。

皮膚

由於無論你在皮膚上塗抹任何東西，大部分的物質都會被身體吸收，因此絕對不要使用含有人工化學成份的肥皂、乳霜、衛生用品和化妝品。

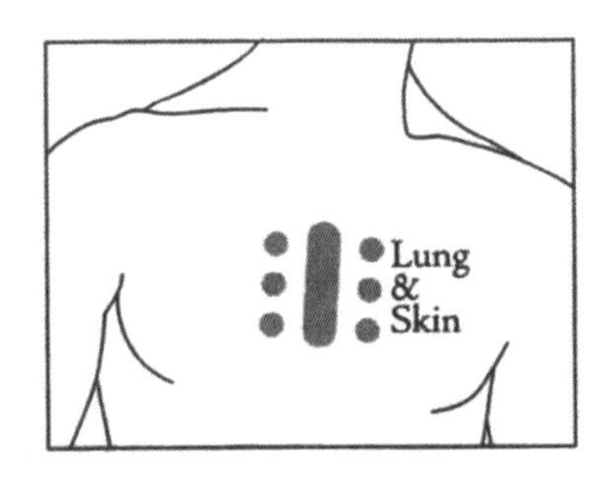

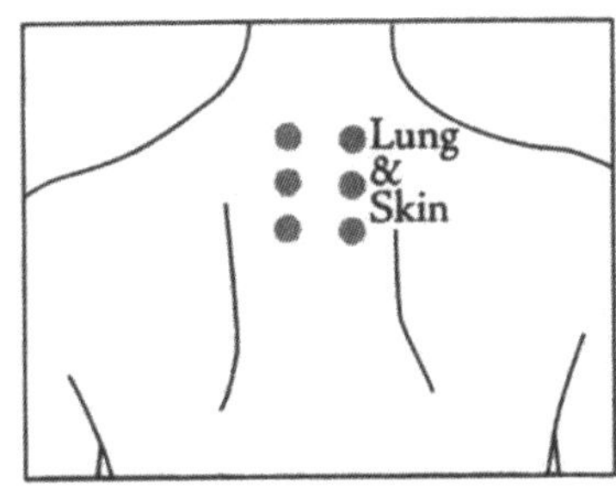

清潔肺部和皮膚的指壓點

皮膚是人體中面積最大的器官，不但可以阻絕身體與外在環境接觸，同時還可以幫助其他排毒系統清除身體內部毒素。一旦使用了這些常見的生活用品，不管是用的、擦的，不但會造成身體接觸更多毒素，同時還會降低皮膚清除體內毒素的能力，能夠盡量避免就盡量避免。

基本上，皮膚可以保護身體免於受到微生物、太陽、冷熱溫度的傷害。此外，皮膚的不透水性，可以防止身體含水過多或過於乾澀。皮膚裡的汗腺，可以藉由製造汗水來防止身體過熱，毒素也可以經由汗水排出體外。

自我皮膚壓力檢測

□ 1. 是否長期不停的咳嗽？

□ 2. 是否有痤瘡、黑頭面皰、白頭粉刺的困擾？

□ 3. 是否曾經起過疹子或蕁麻疹？

□ 4. 是否曾經罹患牛皮癬、濕疹、皮膚乾燥、皮膚出現鱗片？

□ 5. 是否有皮膚出現斑點或發紅的情況？

□ 6. 是否有皮膚乾燥的困擾？

如果有以上任何一種情況，就表示皮膚應該需要進行清潔排毒。

如何藉由飲食讓皮膚變得更好

請依照 Chapter 5 的飲食建議，如果在依照建議更改飲食習慣後，仍有皮膚方面的困擾時，我會建議可以繼續採取其他排毒器官的飲食和藥草方式。

一般來說，皮膚出現問題通常是因為其他器官充滿過多毒素的結果，所以不能只改善皮膚的問題，還要從其他器官下手，做一個全面的排毒。

深層清潔皮膚的藥草

人們經常花許多錢在購買保養品和化妝品上，希望能夠藉由這些東西改善自己的皮膚。然而，事實上，如果想要改善皮膚問題，從身體內部著手往往會更有成效。以汽車為例，當一部汽車生鏽不堪快要解體時，如果對汽車進行噴漆，或許外觀會有所改善，但是卻無法改變汽車即將生鏽解體的情況，想用化妝品跟保養品改善自己的皮膚，也是同樣的道理。

皮膚可以反映出身體其他排毒器官的狀況。當一個人出現皮膚問題時，有可能是肝臟、腸道、血液或淋巴系統功能不彰的徵兆。

因此，**假使想要改善皮膚問題，首先應該清潔身體其他系統**。有些藥草對於改善皮膚問題特別有效。有趣的是，這些可以改善皮膚問題的藥草，通常也可以清潔其他排毒系統。

皺葉酸模

皺葉酸模（yellow dock）可以改善皮膚問題（如痤瘡和牛皮癬）。如果要使得療效加倍，建議可以同時服用皺葉酸模、牛蒡、美洲商陸三種藥草，效果往往會特別顯著。

皺葉酸模可以溫和地刺激肝臟，有時還可以治療黃疸。由於它能抗濾過性病原體，因此可以清潔血液。此外，它還具有通便的效果。

在 1 杯水裡添加 1 至 2 茶匙乾燥皺葉酸模，煎煮後始可飲用。每天飲用 3 杯皺葉酸模水。

草決明

我們在前文中已經介紹過，草決明可以清潔腎臟和淋巴系統不過經常服用草決明，還可以清潔皮膚、治療痤瘡。

在 1 杯水裡添加 2 至 3 茶匙乾燥草決明，熱水浸泡後始可飲用。每天飲用 3 杯草決明。請注意，糖尿病患者不能服用草決明水。

全力清潔皮膚

如果想要保持身體健康，一定要徹底清潔血液和循環系統、肺部和皮膚。只有在這些排毒器官維持良好功能的情況下，你才有可能更有生氣、活力、免於病痛纏身的苦惱。

請參考前面的「清潔肺部」內容，可以同時清潔肺部和皮膚。

如何選擇化妝用品

立刻停止在皮膚上——身體最重要的排毒系統——塗抹各種會殘害皮膚的乳霜、潤膚油、乳液、化妝品止汗劑等。

使用含有刺激性、人工合成原料的化妝用品，不但會阻礙皮膚清除毒素，同時還會讓身體吸收更多毒素！因此，趕快改變過去的惡習，使用天然的保養品及化妝品，是降低身體負擔最簡單有效的方法。

以下是在購買化妝品、皮膚和頭髮保養品，以及清潔用品時，最重要的參考依據：

◆避免購買標籤上原料成份標示不清的產品。這些產品通常含有許多低劣的原料成份， 因此製造商並不希望消費者注意到這些成份。

◆避免購買標籤上標示「芳香氣味」（fragrance）的香水和古龍水。這些產品大部分都含有石化物質，裡面往往充滿數百種危害人體的有毒成份。我曾經在 Chapter 2 裡提過，僅僅「一種」原料可能就含有 400 餘種化學物質。如果你一定要身體香噴噴的話，請到有機食品店選購由純天然精油製造的高品質產品。此外，避免使用含有芳香氣味的清潔用品、洗髮精、潤髮乳、乳液、乳霜、面膜、止汗劑、化妝品等。

◆避免使用標示沈澱顏料（FD&C）或色素（D&C）的產品，譬如 FD&C 紅色 6 號。

◆避免使用知名品牌的**腋下體香劑**（deodorants），因此這些產品裡往往含有**鋁**——一種引發中樞神經失調和其他疾病的重金屬。使用天然成份的腋下體中的香劑，並且產品上要有「絕不含鋁」的標示文字。

◆小心留意不是在有機食品店裡販賣的「天然產品」。許多化妝品製造商往往厚顏宣稱，他們的產品是「天然」的，這些產品或許看起來，聞起來都很像天然的，不過經常充滿許多有毒化學物質。

由於「天然」這個名詞缺乏正式的法律規範，因此這種產品所標榜的「天然」，其實根本不是真正的天然。不幸的是，繽紛亮麗的廣告和銷售人員，總是喜歡不斷強調產品的「天然」性質，但是，在大部分的產品裡，這種說法其實是欺騙消費者。

◆養成到有機食品店裡購買洗髮精、潤髮乳、腋下體香劑、潤膚乳、面膜、乳液、肥皂、沐浴精、髮膠、化妝品等的習慣。

◆使用有機食品店裡販賣的天然染髮用品 雖然許多美髮沙龍都會宣稱他們的產品「天然」，但是如果你仔細察看這些產品的原料成份，我敢保證你再也不會使用這些東西。小心留意自己經常使用的清潔、美容和衛生用品。如此一來，就能夠避免身體增加新的毒素。

接續下來的章節裡，將會持續告訴你，如何清除身體中累積已久的毒素。

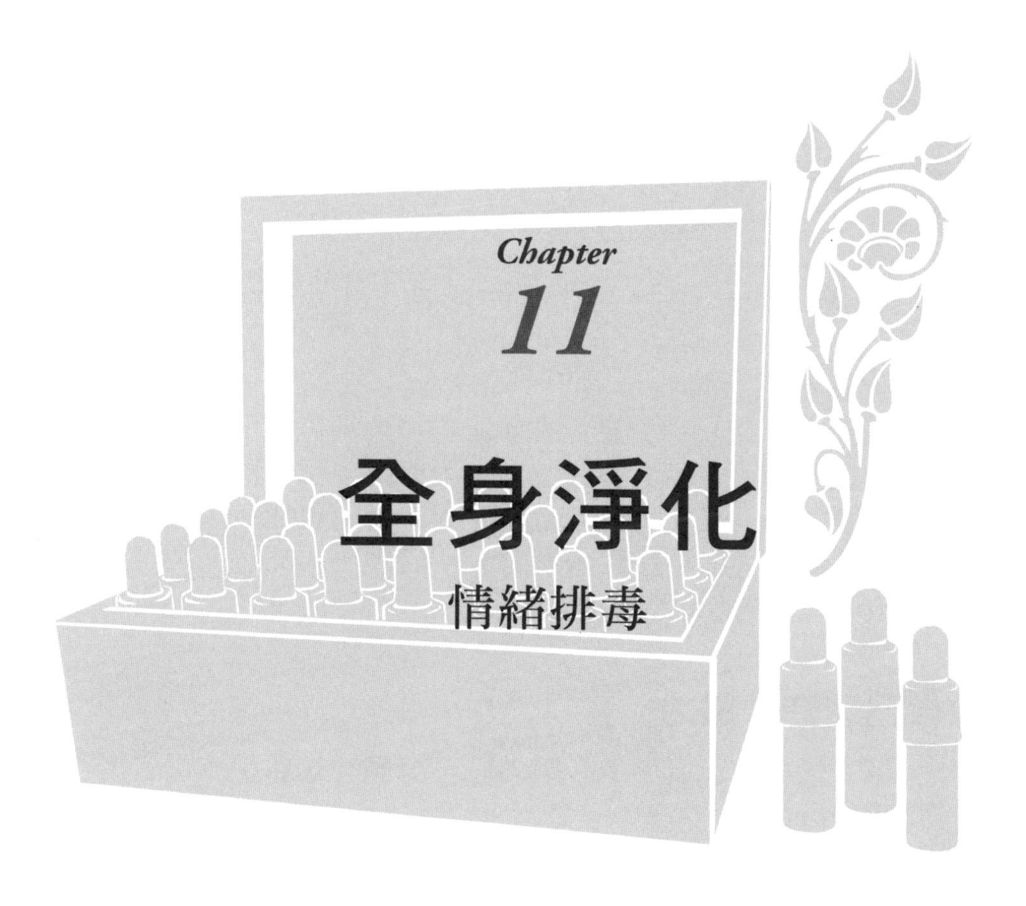

Chapter 11

全身淨化

情緒排毒

人的精神狀態（樂觀與悲觀）和身體有著密切關係，相較於樂觀的人，持悲觀態度的人所展現出來的各種狀況，不管是生理或心理上的狀態，都較為負面。

根據研究顯示，情緒會儲存在細胞之中，壓力會妨礙人體的能量系統，沒有獲得適當紓解，長期下來將有害健康。你想體會全身舒暢的感覺嗎？就從改變自身的情緒開始著手吧！

根據研究顯示，人的精神狀態和身體有著密切關係，不管是正面積極的態度，或是負面消極的態度，均足以影響身體的健康、病痛的復原，以及抵抗疾病的能力。

現今也有很多研究指出，抱持積極正面的態度，是身體健康最重要的要素之一，有助於身體健康的維持，擁有正面的情緒，雖然不保證一定擁有健康的身體，但絕對比悲觀的人，更具備對抗疾病的能力。

明尼蘇達大學出版的個性測驗報告（Minnesota Multiphasic Personality Inventory，MMPI）是心理健康領域最常使用的一套量表，研究人員根據該量表發展出一套樂觀／悲觀量表（Optimism Pessimismscale），這項研究結果顯示，抱持悲觀態度的人，通常健康狀況比較差、情緒容易沮喪、較常服用藥物；另外，也容易出現精神上的問題、腦力衰退、免疫系統受損、壽命也比較短暫等等問題，相較於樂觀的人，持悲觀態度的人所展現出來的各種狀況，不管是生理或心理上的狀態，都較為負面。

釋放自己製造的壓力

當一個人情緒上承受著過多壓力時，身體往往會釋放具有傷害性的荷爾蒙和毒素。

腎上腺是身體最主要的「壓力」腺，它會分泌荷爾蒙，幫助我們應付短期壓力。但是現代人生活緊張，長期處於壓力之下，身體無法分辨壓力的真正屬性，到底是面臨威脅生命的壓力（譬如被張牙舞爪的老虎追逐的壓力），還是目前生活境遇之中碰到的壓力（譬如工作壓力、感情問題、經濟上的煩惱）。

因此，我們必須學習釋放壓力的方法，改進自身應付壓力的能力，才不會讓身體在無時無刻之下，都釋放出這些具有傷害性的賀爾蒙或毒素，進而造成健康的損害。

過去我曾經從事國際貿易工作，這個情況讓我不禁回想起，當初在工作時所接觸的客戶。北美洲的客戶總是習慣表示自己的事情非常緊急，他們總是期望我能夠日以繼夜地工作，在最短時間內完成他們所交付的所有事情。雖然有些歐洲客戶也會說他們的案件非常緊急，但還是會給我數週的時間完成。相較之下，歐洲客戶的態度顯然比較悠閒及合乎人性，也比較不會產生過重的壓力。

不論是何人，大老闆或小員工，人們似乎有一種傾向，總是喜歡高估自己工作的急迫性，喜歡放大眼前事情的重要性，認為身邊充滿各種壓力。曾經有一陣子我也是如此，甚至直到現在，我仍偶爾會陷入這種不實的迷思中。

不過，每當我病得非常嚴重，嚴重到以為自己就快要失去性命時，對壓力的看法就會立即改觀。當我躺在床上，全身無力動彈不得、什麼事也不能做時，就會體認必須好好愛惜自己，並不是因為完成什麼工作、或是達到什麼成就才愛自己，純粹是愛惜自己的本質。也通常要到了此時此刻才會了解，過去的生活總是圍繞在成功與失敗中，整個人像個空殼般；所有的壓力，其實都是自己想像出來的，而生活中的壓力，也都是自己製造的，在疾病與生命的面前，這些成功與失敗、壓力與得失，顯得微不足道。

唯有自己，才是自己生活裡唯一的導演。也只有我們自己，才可以主宰對事情的反應。對於生活的感受，完全取決於自身對生活的看法。每當面臨壓力時，我總是會問自己：「這件事情最後會影響我的生活嗎？這件事情的影響力有可能會超過 1 年嗎？」如果答案是否定的，我會先深呼吸幾次，開始進行能量運動，然後繼續正常生活，不讓這件事情影響到我的情緒，甚至造成我身體的負擔與損害。

壓力會影響荷爾蒙，長期下來有害健康，是我們普遍具備的常識。根據研究顯示，情緒會儲存在細胞之中。或許正是因為如此，我們往往會深陷在創痛之中無法自拔。其他研究則顯示，壓力會妨礙人體的能量系統。然而，知易行難，即使我們都知道過多的壓力沒有獲得適當紓解，長期下來將有害健康，我們卻仍經常深陷其中，難以自拔。

要想完全清除體內毒素，不能只著眼於身體內的毒素，一定要遵照情緒排毒方法，完全同時排除身體和精神上所累積的壓力，才算是達成完整的排毒計劃。在進行情緒排毒之前，首先你必須了解情緒對於身體健康的重要性，雖然任何疾病都有身體上的發病根源，但是我個人認為，情緒也是造成發病的根源之一，目前也有很多研究支持這個論點。

根據眾多的研究顯示，每一個思想、每一次經驗、每一種情緒都會發送訊息給免疫系統，進而強化或削弱系統功能；快樂、喜悅、樂觀的情緒會增加它的功能，而悲觀和沮喪的情緒則會增加罹患癌症的機率。根據**精神神經官能免疫力學**（psychoneuroimmunology）研究顯示，人類免疫系統的每一部分都與頭腦關係密切。顯示情緒的確對人體健康影響甚大。

科學家在一項針對老年人的長期研究裡，發現極度樂觀的人與比較不樂觀的人做比較，罹患心絞痛、非致命性正臟病、冠狀動脈心臟病的機率，要低於 45%。其他研究也顯示，經常憂慮和憤怒的人，罹患心血管疾病的機率較一般人高。

為了防止情緒上的壓力影響身體健康和人生幸福，一定要認清自己對生活的態度是否已經影響到健康。在此，我列出了 10 個情緒排毒原則，希望可以幫助你改善生活的態度，進而達到情緒排毒的功效，健全身體的健康。

情緒排毒原則一：
標準既定的目標大步邁進，就能肩負起自我人生的導演重責

每個人都是自己生活的導演，唯有自己才是自我生活的主宰者。人難免都會因為生活環境和情勢所苦惱，不過唯有不肯屈服或是自怨自艾的人，才會讓生活出現明顯改變。你檢視自己的生活，當你不滿意目前的狀態時，此時你有兩種選擇：你可以選擇自怨自艾，也可以選擇創造自己的人生，做自己生命的主角。要想真正掌

握人生，瞄準既定的目標大步邁進，你就必須完全肩負起導演的責任，為自己的生命導出精彩的篇章。

情緒排毒原則二：要想眞正改變生活，首先必須改變態度

如果你很滿意現在的生活，那麼就保持下去。有句諺語是這麼說的：「**如果你重覆做相同的事情，就會不斷得到相同的結果。**」但是如果你不滿意現狀，想要改變自己的生活，那麼就必須改變態度和習慣。

普魯斯特（Proust）曾經說：「真正的發現之旅不是看到新的陸地，而是要拓展新的視野。」改變自己的觀點和視野是一種正面的做法，你將會非常驚訝改變後的變化。正面積極與負面悲觀的觀點，往往會造成兩種截然不同的結果，而正面樂觀的態度與積極的作為將有助於你在生活中實現夢想，達到理想中的目標。

情緒排毒原則三：誠實地面對自己

正所謂「生於憂患，死於安樂」。如果你不喜歡生活中的某些事物，一定要有勇氣誠實地面對自己，雖然這會比想像中還要困難。人經常喜歡欺騙自己、安於現狀，因為只要如此，就不必費力地做任何改變，耽於安樂是人的慣性。因此如果你想要生活變得更理想，必須誠實面對自己，勇於的做出改變。

情緒排毒原則四：好好保養和尊重自己

印度教古聖典《奧義書》說道：「人的內心其實就如同浩瀚無垠的宇宙一般，寬廣遼闊地內心裡，有天堂、有地球、有太陽、有月亮、有星辰、有火焰、有閃電、有微風，內心可以包羅萬象，也可以空無一物。」

假如你真的愛惜自己，請善待你的身體、精神和心靈，餵食垃圾食物給身體，拒絕產生傷害性的負面情緒，也不要做出有害身體的行為，好好地保養與尊重自己。

情緒排毒原則五：今日的思想和行動為明日實現之本

每個人都是自己思想的唯一主宰，而且這些思想遲早都會實現。最近我詢問一位客戶：「當妳懷疑自己能否從疾病中痊癒時，還有誰對此也會產生懷疑？」她的答案非常簡單，只有她自己有這種想法。

雖然有許多外在條件都會影響我們，但是唯有我們自己才可以選擇是否要接受，自己才是最終的決定者。如果你並不喜歡自己想像中的結果，那麼就趕緊當機立斷改變自己的思想，進而調整自己的行為與舉動。

許多研究都已經證明，思想或情緒與健康關係密切，這不是相不相信的問題，而是科學研究結果的實證。但是直到今天，我還是非常驚訝，有許多人——甚至許多醫生——都會說：「我不相信思想或情緒會影響一個人的健康。」當你說：「我不相信思想或情緒會影響一個人的健康。」就彷彿在說：「我不相信有電流存在，因為我從來沒有看見過。」即使你完全不了解電流的原理，你仍舊享受著它所帶來的好處，而且也不因為你不了解或看不見，它就不存在。人會成為自己思想和感覺之中的模樣。科學研究甚至證實，當一個人思想和感覺熱情澎湃時，在心電圖上也會產生變化，顯示思想與感覺確實會影響我們的生理與健康。

肯塔基大學（University of Kentucky）的蘇珊．塞格絲特博士（Dr. Suzanne Segerstrom）最近針對情緒壓力和免疫系統做了一個研究，研究顯示：法律系一年級學生在龐大課業壓力下，**抱持樂觀態度的學生會比悲觀的學生，擁有更多的輔助 T 細胞（helper T cell）和殺手 T 細胞（killer T cell）**，兩種免疫系統健全與否的指標性白血球。

你想體會全身舒暢的感覺嗎？就從改變自身的情緒開始著手吧！現在就開始正面的思考事情，積極的表達自己的情緒，你會有意想不到的獲得。

情緒排毒原則六：慶祝成功

有位朋友總是喜歡嘲笑我，因為我經常慶祝自己微不足道的成功。

我認為，在人生的旅途上，慶祝自己的每一次成功——無論成功是多麼渺小，這件事情雖然微不足道，但卻十分重要，它代表著一個意涵：好好地愛自己。

但不是縱情狂歡式的慶祝，而是小小犒賞自己一下。我會抽出一點時間享受一杯好茶、燒幾道最喜歡吃的菜、泡個香噴噴的芳香精油澡、與丈夫分享我的成功喜悅。此外，選擇慶功的方式也很重要，一定要選擇有益身體健康的事。如果每次稍微有一點成功，你就跑出去和大家喝啤酒，或是徹夜不睡地狂歡、大量攝取無益身體的垃圾食物，這樣就完全違反情緒排毒原則四——好好保養和重視自己。

除了慶祝自己的成功之外，慶祝別人的成功也非常重要，當你蔑視別人的成功時，不但嚴重違反情緒排毒原則，也會限制自己未來的成功。仔細檢視生活裡，是否存有對於成功者的酸葡萄心態，譬如許多人認為有錢人就是非常勢利、自負傲慢，雖然有些人的確如此，但是許多窮人同樣非常勢利、自負傲慢，無關有錢與否。

所以慶祝別人的成功，包括金錢上的成功，才是一種健康的心態，成功不分貧賤富有、不分男女老幼、不分種族性別，任何形式的成功都值得被讚賞與慶祝。

情緒排毒原則七：多接近支持及鼓勵自己的人

沒有人喜歡被潑冷水。

尤其每當自己生活出現轉變時，旁邊的人立刻踢自己一腳，無論這個是變好或變壞。

更沒有人喜歡每當自己追逐夢想遇到挫折時，旁邊的人立刻說道：「哦！早就告訴你了。」生命彷彿像是一座花園，**定時去除雜**

草是非常重要的一項工作，若沒有落實做到，雜草會長得比花朵還要茂盛。

人生的道理也是一樣。每個人都有潛力向偉大的目標邁進，但是有些人就是喜歡抱持負面的想法。每個人每天的時間都非常有限，每人都是一天只有24小時，與其浪費時間在抱怨、在自怨自艾，不如多接近支持及鼓勵自己的人，充分珍惜寶貴的光陰。

情緒排毒原則八：要怎麼收穫，先怎麼栽

根據科學研究顯示，當人臉上掛著微笑、不斷訴說世界非常美好時，頭腦也會誤以為自己真的非常快樂開心。

當臉上掛著微笑時，世界也會對你微笑。有一次某個人注意到，他在爬山時，沿途遇到的每個人都對自己微笑。後來這個人才恍然大悟，原來是我先對每個人開口微笑。當你表現得非常友善時，別人的態度也會變得更加友善。

如果你總是表現得非常討厭、消極、令人無法忍受，你會發現生活也變得如你想像的一樣糟糕。因此，給世界一個微笑吧！

情緒排毒原則九：與人分享自己的成功

每個人都與大自然及其他生物，有著錯綜複雜的關係，當我們與人分享自己的成功時，別人也會經常與我們分享勝利。

藉著分享自己成功的原則、幫助需要幫助的人、提供有價值的意見，與人分享自己的經驗。在此，我謹以印度聖雄甘地的《和平祈禱文》與大家共享：「我給你和平，我給你愛意，我給你友誼，我看見你的美麗，我聽見你的需要，我感覺你的感受。我的智慧是來自上天，我向上天和你致敬。讓我們一起為團結和愛攜手努力。」

人的一生不一定永遠順遂，希望這段文字能夠對你的人生有些幫助，特別是你可能處於低谷的時候。

情緒排毒原則十：不懈的毅力

要想成功，專業技能是不可或缺的，這點毫無疑問。然而，所有職業作家都有一個共同認知:「成功作家和失敗作家的最大分野，與寫作技巧毫無關係，主因在於不懈的毅力」。

唯有堅持不懈的恆心毅力，才是能夠成功與否的關鍵，才有可能將人生轉化為成功的生命。

梭羅（Henry David Thoreau）曾經寫道：「充滿自信地朝著夢想前進，努力過著想像中的理想生活。」唯有大步邁向自己的夢想，才有可能實現快樂的生活，我希望你充滿自信地往夢想邁進，祝福你早日實現自我的夢想，獲得快樂的生活。

接下來，我將與大家一同分享數個情緒排毒的技巧，這些技巧能夠幫助大家清潔情緒上的毒素，進而達到身心靈和諧一致的理想狀態。

記錄排毒情緒內觀日誌

首先了解了上述了 10 個情緒排毒原則之後，緊接著就是把這些原則應用到排毒計劃中。在接下來的四週裡，養成記錄排毒情緒的習慣。每天花個幾分鐘，記錄自己的情緒。

通常在進行「28 日細胞分子矯正排毒計劃」期間，人們對於困擾自己許久的老問題會產生新的觀感。藉由記錄排毒情緒日誌，身體比較容易放開這些惱人的情緒，整個人的態度將會變得更積極正面，有助於改善負面情緒的產生。

首先，我們要先知道：在排毒日誌中到底該寫些什麼呢？記錄你在排毒期間，身體、精神、情緒上的感受，包括記錄目前遇到的問題，以及尚未解決的困擾。這是一本你個人的排毒日誌，沒有人會為你的日誌打分數，因此盡情抒發自己內心裡的思緒，任何事情都可以紀錄，包括自己的夢想、希望、恐懼、疑問、生活的意義。

如果你感覺非常憤怒，寫下來；如果你感覺非常悲傷，寫下來；如果你感覺非常開心，寫下來；寫下最真實的感受。

當你在撰寫排毒情緒日誌時，不要特意檢視感覺和思緒，讓感覺自然而然流露出來，不要加以評論和判斷。藉由這種情緒排毒過程，許多人才發現自己所想的和內在的真正感覺，其實差距十分遙遠。

我們可以藉由記錄排毒日誌，重新尋找內心裡的真實感受，畢竟在快速及繁忙的現代生活裡，人們很容易遺忘真實的感覺，透過排毒日記，有助於我們面對內在的真實想法與感受。

巴曲花精療法

針對情緒失衡的治療，英國醫生和細菌學家愛德華·巴曲博士（Dr. Edward Bach）發明一套使用花精治療的方法。巴曲博士發現，許多病人在遭遇情感問題時，往往會對身體造成負面影響。為了幫助這些病人，巴曲博士在英國研究野花多年後，終於發現治療精神和情緒的方法，有助於這些病人改善他們情緒失衡的問題。《編審註》

這種療法的基本原理其實非常簡單：情緒恐懼、憂愁、沮喪的人，生病痊癒的速度比起積極、愉悅、充滿希望的人，往往都相對的緩慢。

進行情緒失衡的治療之前，必須先仔細檢視下列各種花種的對應描述，尋找最符合自己現階段感受或個性的敘述，才可以進行巴曲花精療法。你也許會覺得，有些描寫得很像自己多年以前的個性，但與現階段的情緒仍有落差，這種情況下千萬不可使用。畢竟，我們是要治療目前情緒上的問題，除非是完全符合現階段的情況，絕不可使用巴曲花精療法。

你可以根據瓶身上的指示服用花精原液，或是在舌頭下滴幾滴花精，又或著是在一杯水裡添加幾滴花精，然後一小口、一小口地持續飲用。花精療法是一種服用小瓶子裡的花精原液的治療方法。

- 龍芽草（agrimony）——內心裡有些痛苦難過，但是並未流露出來；
- 白楊（aspen）——對於未知情況的恐懼；
- 山毛櫸（beech）——傲慢自大、吹毛求疵、偏執；
- 矢車菊（centaury）——意志薄弱、卑躬屈膝，容易被人利用、不敢拒絕別人；
- 水蕨（cerato）——缺乏自信，四處詢問他人意見；
- 櫻桃李（cherryplum）——恐懼自己會發瘋、突然失去控制、或是大發雷霆；

編審註

聯合國衛生組織 (WHO) 唯一認可的情緒療法：巴曲花精之應用與療癒哲學

疾病的根源不在於物質，而在於生理層面之外，必須採用心理與精神層面的治療，否則無法真正根除病源。人類的根本疾病是人格缺失所造成，如抑制、恐懼、不安、優柔寡斷、漠不關心、意志薄弱、懷疑、過度熱心、無知、沒耐心、驚嚇、鬱鬱寡歡這些缺點才是真正「疾病」(disease) 的根源，其目的是要讓我們的獨特人格更貼近真我的旨意。病痛是一種指標 (corrective)，告訴我們人生中哪一段課程沒學好，健康完全取決於自我是否與真我和諧共存，直到我們領悟之後，才能根除病痛。

愛德華．巴曲 (Edward Bach) 生於 1886 年 9 月 24 日英國伯明罕 (Birmingham)，1906 年巴曲開始在伯明罕大學的醫學院研讀醫學，畢業於 1912 年，完成了正式的醫學訓練，成為一位合格的醫師，共取得皇家學院內科醫師 (L.R.C.P.)、外科醫師 (B.S.) 皇家學院外科醫師 (M.R.C.S.)、醫學士 (M.B.)、公共衛生學位 (D.P.H) 等學位。巴曲醫師就讀醫學院時就主張理想的治療是無痛的、溫和的。畢業之後致力於同類療法與免疫學之研究，發現腸道細菌可開發成注射疫苗以緩和慢性病，這些疫苗於 1981 年全球流行性感冒盛行之際，救治許多患者而轟動一時。

巴曲花精是同類療法的一個延伸，其臨床的應用以輔助治療為主，「根據口腔衛生科學研究結果顯示，現代人的顳顎關節疼痛大部份是焦慮、憂鬱壓力等等情緒障礙所造成，由於每個人背後的負面情緒不同，必須依不同個案開立不同的巴曲花精配方。而磨牙則是自己許多負面情緒無法發洩，想要攻擊別人卻又不敢，因此轉而攻擊自己變成夜間磨牙。根據英國巴曲花精研究中心的研究結果顯示，磨牙的病人第一處方為龍芽草 (Agrimony），之後再依個案的人格特質與情緒困擾開立花精配方，則能發揮有效的治療效果。」

- 栗苞蕾（chestnut bud）——恐懼自己會重蹈覆轍、重覆犯下相同的錯誤；
- 菊苣（chicory）——強烈佔有慾、自私自利、希冀別人的注意；
- 鐵線蓮（clematis）——心不在焉、不切實際、愛做白日夢、逃避現實；
- 野生酸蘋果（crabapple）——討厭自己，覺得自己很骯髒、有潔癖；
- 榆樹（elm）——因責任感過重而導致有力不從心的感受；
- 龍膽（gentian）——非常容易灰心氣餒；

編審註

巴曲 12 種人格類型	對應花精	趨近美德
抑制 Restraint	菊苣 Chicory	愛心 Love
恐懼 Fear	枸酸醬 Mimulus	融合 Sympathy
坐立不安 Restlessness	龍芽草 Agrimony	和平 Peace
優柔寡斷 Indecision	線球草 Scleranthus	堅定 Steadfastness
漠不關心 Indifference	鐵線蓮 Clematis	親切 Gentleness
意志薄弱 Weakness	矢車菊 Centaury	力量 Strength
懷疑 Doubt	龍膽 Gentian	理解 Understanding
過度熱心 Over Enthusiasm	馬鞭草 Vervain	寬容 Tolerance
無知 Ignorance	水蕨 Cerato	智慧 Wisdom
沒耐心 Impatience	鳳仙花 Impatiens	體諒 Forgiveness
驚嚇 Terror	岩薔薇 Rock Rose	勇氣 Courage
鬱鬱寡歡 Grief	水堇 Water Violet	歡樂 Joy

- 荊豆（gorse）——情緒沮喪，覺得所有事情都毫無意義；
- 石南（heather）——喋喋不休，全部精神都放在自己的問題上，不在乎周遭人事物；
- 多青（holly）——忌妒、多疑、報復、恨意；
- 忍冬（honeysuckle）——活在過去，無法面對現實；
- 鵝耳櫪（hornbeam）——凡事都喜歡拖延；
- 鳳仙花（Impatiens）——沒有耐性、脾氣不好；
- 落葉松（larch）——缺乏自信、自卑、總認為自己會失敗；
- 猿猴花（mimulus）——對於已知事情的恐懼；
- 芥菜（mustard）——毫無原由的極端沮喪、莫名的憂鬱；
- 橡樹（oak）——勇敢、果決、工作辛勤、拼命三郎；
- 橄欖（olive）——精神和身體精疲力竭、身心俱疲；
- 松樹（pine）——內疚、自責；
- 紅栗（red chestnut）——過度擔心他人（親友）；
- 急救花精（rescue remedy）——在急救休克、驚嚇，外部和內部創傷時，可以混合使用桃李；鐵線蓮鳳，仙花、聖星百合
- 岩薔薇（rockrose）——恐怖、驚慌失措；
- 岩泉水（rockwater）——自我要求極高、自我節制；
- 線球草（scleranthus）——優柔寡斷、情緒陰晴不定；
- 聖星百合（Star of Bethlehem）——震驚；
- 甜栗（sweet chestnut）——絕望、痛苦至極；
- 馬鞭草（vervain）——狂熱、緊繃、過度熱情；
- 葡萄（vine）——雄心勃勃、專橫、標準嚴苛、不屈不撓、追求權力；
- 胡桃（walnut）——無法適應身心及環境的變化；
- 水堇（water violet）含蓄、孤傲、自視甚高；

- 白栗（white chestnut）——胡思亂想；
- 野燕麥（wildoat）——缺乏目標，不知該何去何從；
- 野玫瑰（wildrose）——覺得人生索然無味，消極認命；
- 柳樹（willow）——怨天尤人，充滿憤世嫉俗的感覺；

本章推薦了數種情緒療法，雖然並非一定要進行本章所推薦的所有療法，但是如果能綜合運用這些療法，包括記錄排毒情緒日誌、氣功呼吸技巧、神經血管固定點壓力釋放法、冥想療法和巴曲花精療法，對於排除情緒中的毒素、緩和被壓抑的情緒、減輕細胞記憶裡的舊有創傷，都有非常顯著的療效，搭配使用將能使得排除情緒毒素的效果加倍，也會讓自身更有能力面對生活上的壓力，進而達到身心靈的平衡狀態。

古老的氣功呼吸技巧

降低壓力可以讓身體專門應付體內毒素，反之，龐大的壓力會讓荷爾蒙發生變化（特別是腎上腺素、副腎皮質荷爾蒙），進而造成身體更沈重的負擔。

因此，我要介紹一種情緒排毒技巧，是起源自中國古代氣功的呼吸運動。這種呼吸運動可以改善人體能量、增加專注力以及釋放壓力。

首先雙腳與肩同寬，站立於地上。兩膝稍微彎曲。雙臂自然垂在身體兩側，兩肩放鬆，自然下垂收下巴，頭部往後與脊椎成一直線。閉上雙眼，舌頭抵住口腔上方，用鼻子深呼吸一口氣，吸氣時膨脹腹部，吸氣時不要用力吸，而是慢慢地愈吸愈深。

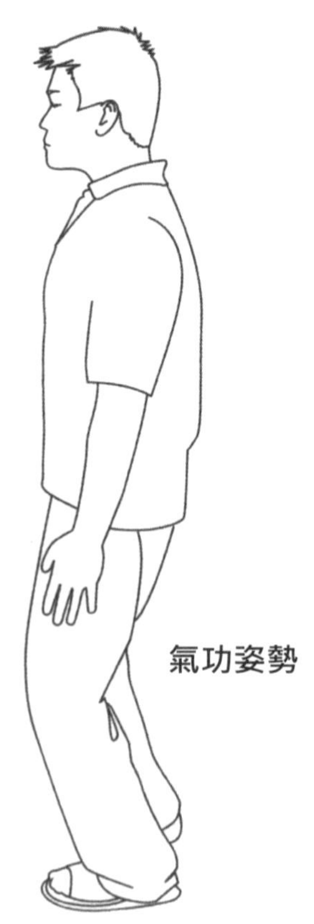

氣功姿勢

每次吸氣時想像地球能量穿過腳底，然後不斷上升，直到貫穿全身，當能量通過全身時，身體也因此得到淨化。緊接著，每次用鼻子吸氣時，想像能量流動到身體背後，更進一步淨化整個身體。呼吸運動必須至少持續進行5分鐘，呼吸運動的過程中，請試著想像充滿毒素的污濁能量，經由不斷地呼吸回到地球，然後繼續從地球呼吸新鮮的能量。

無論在任何時候，都可以立刻進行這種簡單的呼吸運動。不論是你需要能量、放鬆或是尋求平靜安詳的感覺時。氣功有許多不同種類，包括不同的姿勢和動作，氣功的學問博大精深，但是起頭一點也不難，只要透過這種簡單的呼吸運動，絕對是探索深奧氣功的最佳切入點。

修煉身體技巧

中國5000年的悠久歷史中，有一種名為「修煉」的方法，是為一種清潔和治癒身體的技巧，沙志剛醫生曾經在著作《能量治療》（Power Healing）裡有詳細的敘述。

根據沙志剛醫生的講法：「『修』的意思是淨化人的心靈、精神和靈魂，也就是要有愛心、關心、同情心、真誠、正直、寬大、誠實、無私心、教養，同時還要發揚各種美德，為他人和社會貢獻己力。『煉』的意思是在日常生活當中，在行為和思想上實踐上述所有事情。」

要如何實行這種簡單卻功效宏大的技巧呢？沙志剛醫生在書裡也有清楚地描述：「舒服地坐下，背部打直，不要倚靠任何東西。雙腳平擺在地板上，全身放鬆，雙手放在胸前。兩個手掌最下端輕輕靠攏，兩個大姆指輕輕靠攏，兩個小姆指輕輕靠攏。張開雙手和十根手指，彷彿捧著一朵美麗蓮花的模樣。全身放鬆，保持這個姿勢數分鐘（時間愈久愈好），心境則維持平和、愉悅或冥想的狀態。」

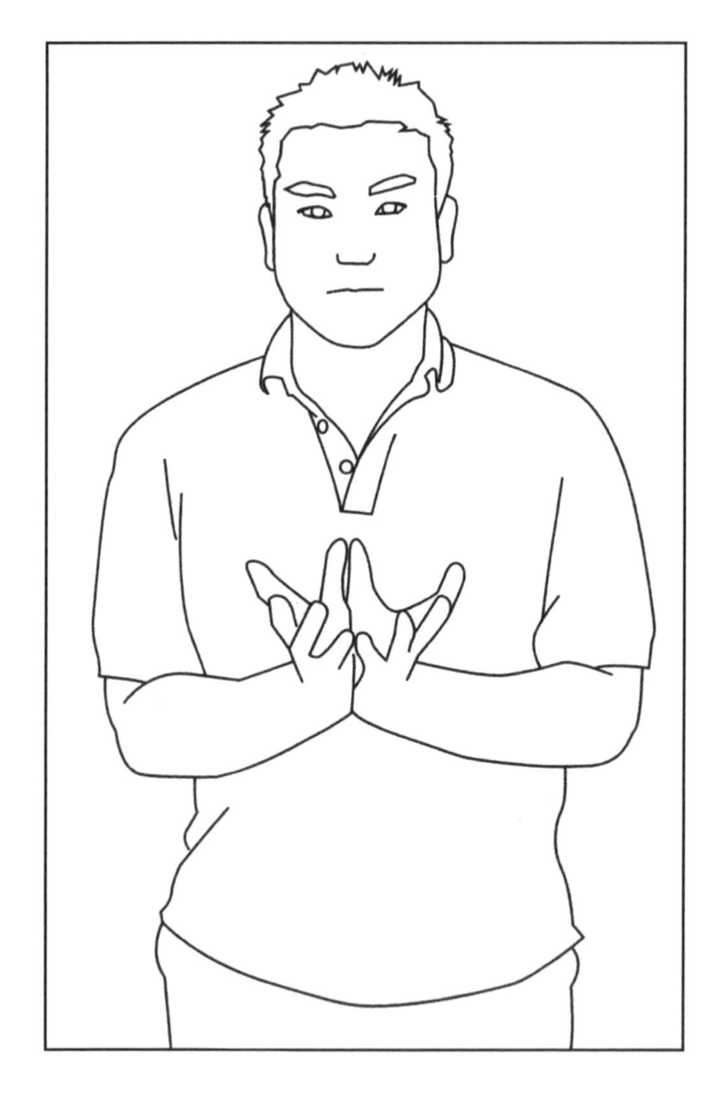

修練身體技巧的動作

用冥想淨化情緒

冥想是一個很容易施行且有效淨化情緒的動作，雖然大部分的人都會把冥想和宗教聯想在一起，不過這個簡單的動作卻超越宗教信仰範疇。

冥想的功效非常驚人，它可以讓人暫時擺脫生活上的壓力，集中精神，製造平靜安詳的感覺，達到情緒的平穩。

有一項研究實驗是針對48名員工的生物科技公司為研究對象，其中半數員工在接受冥想訓練後，每週6天、每天1小時使用輔助錄音帶進行冥想，另外半數員工則未進行冥想訓練。結果令人驚訝，威斯康辛大學（University of Wisconsin）李察・戴維森博士（Dr. Richard Davidson）發現，參與冥想的員工腦部電流活動比較頻繁，甚至有些人在停止冥想後，它所帶來的影響仍然會持續長達4個月，冥想的功效非常不可思議。

同時，也有其他研究則顯示，冥想可以改善人的情緒、疼痛、免疫系統、肌肉張力、降低緊張時分泌的荷爾蒙、減少長期壓力所帶來的負面影響等，可謂是好處甚多。

每天進行冥想，透過一段時間的練習後，冥想會變得愈來愈容易。在養成冥想的習慣後，你只需集中注意力，整個人就可以立刻放鬆、釋放壓力，達到情緒的排毒與舒緩。

冥想有好幾種不同的方式，包括：呼吸冥想、走路冥想、坐下冥想、諦觀冥想、引導冥想、想像冥想、祈禱冥想。呼吸冥想是最簡單、最方便的冥想方式，你可以在任何時間、地點進行，因此即使只有幾分鐘的時間，依然可以進行冥想。呼吸冥想無須任何特殊的器材（除了肺之外），可以在醫院等候看診時、排隊準備結帳時、或是坐在辦公桌前進行冥想。你可以選擇一種最適合自己生活和健康目標的冥想方式。你可以使用便條紙或其他物品，隨時提醒自己要深呼吸。譬如，在開車遇到紅燈時，立刻進行深呼吸。一天當中的任何時刻，都可以隨時進行深呼吸的動作，不受任何時間與空間的限制。

身心都專心一致的在呼吸上，規律的呼吸可以幫助身體補充氧氣，並且達到立即放鬆的效果。

如果你想逃避冥想，就會有各式各樣的藉口，你也許會說：「我沒有時間！」「我太累了！」「我不知道應該如何冥想。」但這些都是理由和藉口，不是以健康和生活為考量，千萬別忘記情緒排毒原則第一條和第四條：「你是自己生活的導演、好好保養和重視自己。」因此，選擇一種最適合的冥想方法，然後像耐吉（Nike）廣告詞所說的：「Just do it!」將會得到意想不到的收穫。

每天都一定要進行冥想，一定要想辦法騰出時間進行冥想，也許是下班途中坐公車時，也許是坐在辦公桌前時，反正就是每天都要落實冥想的動作。

冥想所帶來的好處，絕對會比付出的時間和努力高出許多，好處會出乎你的意料，事實上，你很快就會發現，進行冥想毫不費力。在此，介紹一種非常簡單的冥想方法：在進行冥想之前，你可以先營造一種自己比較喜歡的情境，例如你可以先播放平靜安詳的背景音樂，也可以在寂靜的環境中進行。

一、在不會被打擾的情況下，舒服地坐下來，閉上雙眼，頭部挺直，肩膀放鬆。如果你有小孩，一定要教導孩子尊重大人也有需要安靜片刻的時候。當你釋放壓力和重新充電後，絕對會成為更稱職的父母。

二、一邊呼吸，一邊觀察自己的呼吸狀況。慢慢地深呼吸，絕對不要用力吸氣。從容舒適地用力吸氣。

三、吸氣時膨脹腹部，呼氣時收縮腹部，讓呼吸逐漸擴展到腹部。

四、持續深呼吸 5 分鐘，時間愈久愈好。

養成每天冥想的習慣，並且逐漸增加進行冥想的時間。可以利用各種工具幫助自己順利進入冥想狀態，例如購買各種冥想 CD、錄音帶、錄影帶、DVD 等等。

神經血管固定點壓力釋放法

前面章節中，已經詳細說明能量的本質，想必大家已經充分了解能量的本質，以及保持健康與平衡能量的重要性。

甘德絲・柏特博士（Dr. Candace Pert），在著作《情緒分子的奇幻世界》（Molecules of Emotion：The Science Behind Mind-Body Medicine）中解釋，情緒絕對儲存在人類身體細胞之中，情緒的好壞絕對會影響人體的健康。

唐娜伊登和大衛費恩斯坦則是在著作《能量醫學》裡，將壓力解釋為：「當我們感受龐大的壓力時，前腦無法讓人避免眼前的危險，而人類具有爬蟲類特性的大腦，會讓你立即做出非理性的防禦反應，但並無法分辨腦中的警訊，到底是起因於身體遭受威脅、與親人發生爭吵、工作上的壓力，還是日常上令人煩心惱怒的事情。身體並不會讓自己坐下來，冷靜地思考該如何解決，當生理出現這種毫無意義的危機反應時，不僅無助於解決眼前面臨的困難，反而還會破壞身體的健康和平靜。」顯示當我們承受著龐大壓力時，人無法做出理性判斷與適當反應，對於身體健康與平穩影響甚鉅。

不過要消除儲存在身體內的壓力也不困難，只要進行這個簡單的運動即可——腦中想著一件讓你充滿壓力的事情，然後觸摸額頭上的特定兩點，名為「神經血管固定點」（neurovascular holding points），此時頭腦對於這個原本有壓力的事件，會出現比較沉著的反應，不會再有緊急反應。

這是一種重新設定神經系統的方法，往後記憶再度出現時，生理上將不會再出現壓力反應，有助於我們消除體內累積的壓力。

一、將指尖輕輕的放在額頭上，蓋住整個前額的凸起處，亦即雙眼上方前額隆起處。

二、將大姆指放在眼睛旁邊的太陽穴上，並且深呼吸。

三、幾分鐘之後，血液會回到前腦。此時，將會發現自己的思緒變得更為清晰、透澈！

當頭腦中充滿負面想法、身體感受龐大壓力時，只要持續按住前額和太陽穴 3 至 5 分鐘，將會有助於改善前腦和全身的血液循環，進而達到舒緩情緒，與解放身體壓力的功效。

Chapter 12

全身淨化

其他排毒療法

愛因斯坦發現，無論是有生命或無生命物體、人類或非人類、活的或似乎不是活的生物，世界上所有事情都是由能量所構成，所有事情都會散發能量。

能量會流入、流經、流過身體中的每個細胞、所有器官和系統。唯有讓能量均衡地流過全身，細胞、器官和系統也才能發揮正常功能，達到身體平衡與健康的狀態。

許多療法都可以增加身體的排毒能力，接下來，我將要介紹我最喜歡使用的幾個療法，包括針灸、亞歷山大技巧、芳香療法、巴曲花精療法、顱骨薦骨平衡療法、能量醫學或人體能量學、遠紅外線蒸氣浴、同類療法、淋巴引流按摩療法、自然療法和自然醫學。

這些療法的確可以對身體排毒產生極大的幫助，雖然在「28日細胞分子矯正排毒計劃」裡，並非一定要採用上述這些療法，但我希望你多多了解，至於最後到底要採用哪些療法來幫助排毒，則必須考慮個人的喜好、預算、時間、方便與否等來做選擇，並沒有限定一定要選擇哪一種。

遠紅外線烤箱（乾式溫泉）

蒸氣浴無論是北美洲的原住民、北歐的斯堪第納維亞人或全世界的人，都了解**讓體溫上升度對於健康的好處**。不幸的是，如今能夠讓人**出汗**的地方並不像從前那麼普遍，所幸在現代科技幫助下**遠紅外線**（Far-infraredradiation，FIR）產品，可以提供現代人提高體溫的機會。

目前無論是加熱燈、電毯、甚至吹風機，都可以提供治療身體所需要的溫度。不過根據我個人的經驗，在排毒過程中最佳的遠紅外線科技還是烤箱——**芬蘭浴**。

輻射線？我當然很清楚在現代社會裡，大家對於輻射線都有許多負面聯想，大家對於輻射線都避之為恐不及。但是大部分的人並不了解，輻射線其實有許多不同的形式。當核子彈爆炸時會出現致命的原子能輻射線，陽光裡的紫外線在穿透臭氧層之後會曬傷和損壞皮膚。

但是**陽光中的溫暖和溫和的輻射線，卻也具有治療疾病的效果，這種遠紅外線可以直接對物體加溫，也就是說，並不會讓物體之外的空氣變熱，並避免由日曬、紫外線所帶來的傷害**。

在此我們先以簡單的科學觀點，解釋溫度／輻射線／能量三者之間的關係。

所謂**紅外線**是指使用電磁波譜（electromagnetic spectrum）測量光線，由於正好落在電磁波譜上紅色光線部分，因此命名為紅外線。雖然人類的肉眼無法看見紅外線，但是紅外線卻可以**穿透皮膚表面**，身體的**細胞**也會吸收紅外線。

基本上，人類肉眼可以看見的光線，在碰到皮膚後會立刻彈開。另一方面，皮膚表面會吸收近紅外線，近紅外線會適度增加皮膚表面的溫度。

遠紅外線則會**穿透身體**最高達到 **4 公分**的深度，並且對身體細胞產生積極能量刺激的作用，產生中醫所說的「氣」。

科學研究顯示，這種**具有穿透性的輻射熱力，可以促進新陳代謝和血液循環、並且提高身體內部的溫度，最終達到身體排毒和治療疾病的目的**。

在此我必須強調，遠紅外線乾式溫泉和傳統的芬蘭浴並不相同。在進行遠紅外線乾式溫泉時，你完全無須將水澆在炙熱的石頭上製造蒸氣和熱力。雖然蒸氣芬蘭浴對於人體有益，但**高溫**和**高濕**卻會引發**心血管危險**。

遠紅外線乾式溫泉是模仿天然芬蘭浴，藉由陶瓷紅外線加溫器提供輻射高溫，但將濕度和溫度控制在安全範圍內。

不過，在進行遠紅外線乾式溫泉時，完全沒有任何石頭、水分和濕氣，只有許多從身體中流出來的汗水，如此所提供製造的「汗水量」，要比進行傳統芬蘭浴所流出的汗水**多出 23 倍**。由於遠紅外線乾式溫泉溫度較低（攝氏 60 度以內），因此對於人體的危險性也比較小。

一般而言，遠紅外線蒸氣浴乾式溫泉的溫度通常是介於攝氏 40 度至 60 度之間，而蒸氣芬蘭浴的溫度則是介於攝氏 82 度至 112 度之間，**因此在使用遠紅外線乾式溫泉進行流汗排毒時**，得到**心臟病和高血壓的機率都會大大降低**。

請注意，在進行遠紅外線乾式溫泉之後，一定要飲用純淨的水補充流失的水份和礦物質（電解質），藉此防止脫水及電解質失衡現象【編審註】。

一般來說，每個人每天需要飲用 8 至 10 杯的水，但在進行芬蘭浴後則必須多補充 2 杯水。

如果經濟能力許可，不妨購買一台遠紅外線乾式溫泉，將會讓你的生活變得更加多采多姿。因為在排毒過程中如果能夠進行遠紅外線乾式溫泉，會讓整體的排毒效果更佳理想。

從外表看起來，遠紅外線乾式溫泉有點像小木屋，尺寸大小並無標準規格，不過通常可以容納 1 至 6 人。

針灸（acupuncture）

針灸（acupuncture）的歷史至少在 5000 年以上，遠比「現代醫學」歷史悠久許多，是一種廣受各界推崇的醫學形式。針灸對身體排毒可以產生絕佳的效果，是目前廣被醫學界所認定的。

針灸的療效是一種身體能量或生命力，存在於身體、空氣、水

編審註

大量排汗注意事項：利用運動及遠紅外線熱療法進行排汗，非常有益於淋巴系統毒素的排除，尤其是針對重金屬與其他脂溶性毒素之排除有明顯的效果，亦能將血液中過多的鐵蛋白有效排出體外，**讓鐵蛋白指數（Fe）**過高的患者降至理想區間，大量排汗雖然有益體質改造卻同時也會一併將體內的重要礦物質排出體外，若不注意額外補充，長期下來則會造成明顯的耗損。
因此在大量排汗淨化身體的同時應注意**礦物質的額外補充**。避免礦物質（電解質）失衡造成不適症狀，最明顯的是**鎂、鉀離子**缺乏的相關症狀，嚴重者則會有**心臟衰竭**或休克的疑慮，**體質虛弱者**則不建議使用此法大量排汗。

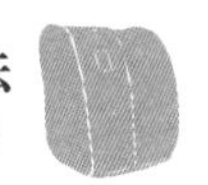

和食物中，或許肉眼無法辨識，但是科學證明這的確是生命不可或缺的元素。針灸的療效是基於幾種不同原理，其中最主要的原理是**「刺激身體能量」，也就是中醫師口中所說的──「氣」**，現在已有許多科學研究對於針灸的理論，都提供了相關支持。

根據中國哲學理論，生命能量中有兩個最重要的主流──陰和陽。只要平衡身體中陰、陽兩種能量，就可以保持身體健康。

另一方面，身體器官、關節、脂肪細胞、組織中的多餘毒素，往往會干擾天然能量在身體中自然流動，進而引發疼痛、發炎以及其他無數症狀。

中醫師在看診時也有不同的方法，他們會使用不同的方式診斷病情，最常見的診斷方式包括看舌頭、摸脈搏，詢問病患的症狀、觀察患者的面部和眼睛。

首先，中醫師會決定在哪些穴位針灸，藉此讓病患的身體系統恢復平衡緊接著，中醫師會將很細的針插進這些穴位裡。當針插進身體時，大部分的人都不會有感覺。

事實上，針灸具有絕佳消除疼痛的功效。大部分的中醫院並不使用麻醉藥，中醫院在進行小手術或消除疼痛時，都是採用針灸方式進行麻醉。

對於清除累積在關節、器官、組織中的毒素（會干擾身體正常能量流動的毒素），針灸的功效特別顯著。當身體疼痛時，針灸通常可以止痛。大部分中醫師都會建議病患，在接受針灸治療的前3週裡，每週最好接受2至3次針灸。至於在3週以後，醫生會根據病情的需要和問題的嚴重性，決定病患接受針灸治療的頻率。

亞歷山大技巧（Alexander Technique）

19世紀，亞歷山大技巧（Alexander Technique）是由一位名叫佛萊瑞克・亞歷山大（Frederick Mathias Alexander）的澳洲演員所發明的，由於他的嗓音問題已經嚴重威脅舞台劇的演藝事業，因此開始對著鏡子研究自己的動作和姿勢、模仿自己所飾演的角色，希望能夠找出原因。

於是發現，自己經常以某種方式轉動頭部，這個動作會增加頸部、喉嚨、呼吸的壓力。經過研究，在重新調整身體姿勢和修正不良的姿勢後，居然可以改變某些身體上的問題，所謂亞歷山大技巧（Alexander Technique）就此誕生。

如今許多人都警覺到在躺下、坐下、站立、走路時，改正身體姿勢的重要性，便是亞歷山大技巧（Alexander Technique）理論基礎之所在。

亞歷山大技巧的主要功能是幫助身體疼痛或受傷患者，讓他們的身體能夠變得更有效率和舒服，因為不正確的姿勢會製造身體額外的壓力，而壓力則會增加身體內的毒素。亞歷山大技巧可以治療彎腰駝背、背痛、頸部和喉嚨僵硬、頭痛、腕隧道症候群、關節炎，甚至呼吸方面的問題，這些都是現代人久坐電腦桌前，常見的文明病，相信透過亞歷山大技巧（Alexander Technique），有助於改善這些症狀。

亞歷山大技巧是一種非侵入性治療方式，指導老師會溫和引導你採取不同的姿勢，這些姿勢將會降低脊椎、肌肉、神經、軟組織的壓力，進而達到促進身體健康的目的。

芳香療法（aromatherapy）

芳香療法（aromatherapy）的歷史非常久遠，根據考古學家證據顯示，在埃及、希臘、羅馬古文明中，當時的人已經會使用精油進行芳香療法。花朵、樹木以及其他植物的香氣，往往會對其他的生命造成影響和衝擊。

至於目前，使用芳香療法的風氣更是風起雲湧。事實上，全球知名大學和研究機構早已證實，天然精油的確具有治療身體的功

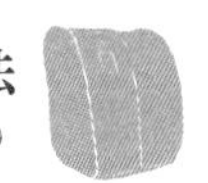

效。芳香療法所使用的精油，具有絕佳治療疼痛、發炎、感染、情緒沮喪、老年痴呆症以及其他許多症狀的功效。

芳香療法的好處實在太多了。你可以在按摩時將精油輕輕塗抹在身上，也可以把精油加熱呼吸空氣中的香氣，你或許很難置信：「如此美好的芳香精油，怎麼可能是治療毛病的方法？」

事實上，從科學的角度研究，芳香療法可以讓鼻子中的細胞，傳送一連串的訊號給頭腦（這些傳送到頭腦的訊息，往往會因為不同的香氣而有所變化），緊接著，頭腦會將這些訊號再傳送給身體其餘部分。

芳香療法所使用的精油，有可能是單一種植物精油，也有可能是混合許多不同種類的精油，通常都具有一種以上的療效。芳香精油主要有三種不同種類療效：「提振精神」、「平衡」、「鎮定」。進行芳香療法時，一定要選擇適當的精油，請盡量選用高品質的精油。如果使用品質不良的精油，將會大大降低芳香療法的功效。

一般來說，大部分「沐浴用品」連鎖店或百貨公司裡，所販售的產品通常都不是高品質精油。請注意，排毒過程裡一定要盡量減少暴露在化學物質中的機會，因此絕對不可使用標示「香味」或含有純植物精油以外成份的產品。

顱骨薦骨平衡療法

有誰曾經想過，在頭骨狹小的接縫處施加輕微壓力，結果竟然會產生驚人的治療效果？

20世紀初，一位名叫威廉・蘇特蘭（William Garner Sutherland）的整骨醫生赫然發現，頭顱骨竟然可以移動，這與他所學的醫學知識完全相反。雖然頭顱骨移動的範圍非常有限，但已經足以減輕病患所承受的壓力。

此外，蘇特蘭更進一步確定，頭蓋骨上存在著有節奏的韻律，腦脊液（cerebrospinal fluid）流動時存在反射波動。

當腦脊液流動超出正常狀態時，也就是每分鐘的跳動超過 10 至 14 次時、就會出現受傷或生病的情況不過對頭部和薦骨（脊椎下半部）施以溫和的動作，再加上顱骨薦骨平衡療法（Cranio-sacral therapy），往往可以讓跳動的情況恢復正常，並且幫助疾病逐漸復原。

顱骨薦骨平衡療法是一種絕佳、非侵入性的排毒輔助療法，這種治療的動作手法非常細緻微妙，許多人都懷疑是否真的有效？在整個療程結束後，他們才會信服顱骨薦骨平衡療法的功效。1 次療程大約需要 60 至 90 分鐘。

大部分顱骨薦骨平衡療法治療師，都不是正統醫學院畢業的醫生，而是在美國醫生約翰艾普萊吉（John Upledger）所創立、並且獲得國際認證的學校接受特別訓練。

能量醫學或人體能量運動學

所謂能量是指支撐人類生存的無形力量，這種力量在身體裡有許多不同形式，包括新陳代謝能量（metabolic energy）、生化能量（bioelectrical energy）、生物光子能量（biophotonic energy）。

看完本書以後，你將會了解所有事情都有能量，包括你的身體、思想、所坐的椅子、所吃的蘋果，以及石頭、花朵、樹木、花園裡的泥土等。

儘管能量有許多不同的形式，我所要強調的是兩種主要能量系統，而這兩種能量系統可以用東方傳統得到最佳詮釋。

基本上，這兩種能量系統已經清楚描繪出人類身體的力量來源，但是各種形式的毒素卻會干擾能量在全身流動，進而導致各種不適和疾病出現。

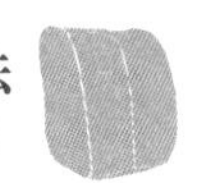

在中國的傳統裡，能量醫學的基礎是——氣。氣（也就是能量ATP，粒腺體）可以在全身器官和四肢到處流動。在印度的傳統裡，氣稱為——普拉納（prana，梵文）。普拉納系統主要是指在脊椎和身體其他部位上下流動的能量，這種能量與生命能量轉動所形成的輪穴（chakras，梵文）有關。

事實上，無論各種內在（人體）能量療法或外在（宇宙）能量療法，多少都與能量醫學有些關連，甚至可以說，所有物理療法其實都是能量醫學，只是名稱有所不同：譬如針灸治療和指壓按摩，可以減輕體內能量阻塞的情況。靈氣療法（reiki）和輪穴療法（chakra），可以將宇宙的能量導入身體。

此外，許多平衡身體能量系統的技巧，其實都是能量醫學的一部分，包括觸摸身體、特定的動作和運動（這裡的運動，並非指一般的伏地挺身、仰臥起坐等「運動」）、治療人的靈光。

所謂靈光（aura）是指圍繞在每個人身邊的能量場（energetic field）以及形成人類存在的一部分。靈光是利用克里安照相技術（Kirlian photography technique）捕捉下來，克里安照相技術是利用高伏特電壓瞬間激發，將人的影像攝入底片中，從中看出人的靈光或能量場。

每當我看見人們在經歷正面經驗之後，靈光所出現的大小和力量變化，經常讓我驚訝萬分，這些正面經驗包括沈醉在愛河之中、接受自然療法治療、享受一頓健康食物、向自己生命中的目標邁進等等。

基本上，在能量醫學的觀念裡，人體必須先在能量層面出現變化，肉體層面才有可能發生改變，然後疾病才會有痊癒的可能。能量醫學（Energy medicine）是人類最古老、最有效的醫學形態之一。可惜在現代社會裡，很難找到信譽卓著、醫術高明的能量醫學治療師。此外，改變身體的能量，也將會有助於身體排毒。

同類療法（Homeopathy）

根據德國醫生赫尼曼（Dr. Samuel Hahnemann）的研究，原本會引發疾病的物質，在物理形式停止後功效反而會變得更強。這種理論聽起來也許有些奇怪，不過卻是同類療法的基本前提——不斷稀釋一種物質，直到原先的物質完全不存在後，剩餘物質反而具有積極的治療功效。

事實上，不是只有哈尼曼抱持這種觀念和想法。現代醫學之父——希波克拉底（Hippocrates），早在許多世紀以前就已經表示類似的看法。經過多年實驗之後，哈尼曼發現對抗特定疾病最有效的方法，就是將原本會引發疾病的物質高度稀釋後注入體內。

基本上，「同類療法」（Homeopathy）這個名詞，是由兩個希臘字衍生出來：hornos 的意思是「類似」，pathos 的意思是「痛苦」。

如果覺得這個理論聽起來過於古怪，不妨換個角度思考：現代醫學裡的接種疫苗，其實也是採取這種原理對抗疾病。不過與同類療法不同的是，接種疫苗是直接將有毒的化學物質（如重金屬和其他可以幫助身體的物質）注入體內。

根據我個人的經驗，如果能夠找到一位經驗豐富的治療師來做治療，同類療法往往會非常有效。同類療法是一種全方位的治療方法，可以全面改善身體、情緒、精神、性靈方面的毛病。為了達到最佳的治療效果，治療師可能會詢問患者許多問題，希望藉此了解症狀的全貌。

淋巴引流按摩療法（Lymphatic drainage）

我們在前文中曾經提過，適當的淋巴液流動對於健康的重要性。不過淋巴液與心血管系統並不相同，由於淋巴系統裡並沒有肌肉，因此無法藉由壓縮推進而循環全身，必須依賴身體活動才能順利流動。

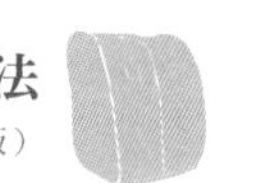

所幸，按摩可以刺激淋巴節網狀系統，進而幫助身體排出累積的毒素。現在社會裡，淋巴引流按摩療法（Lymphatic drainage）對於每個人都有益處，因此幾乎每個人都有淋巴液停滯不動的問題。用力**按壓手臂下方或大腿內側，如果出現酸痛的感覺，淋巴系統應該已經累積不少毒素**。

淋巴引流按摩療法，主要是使用深層、韻律、有條不紊的動作，然後依照淋巴液流動的方向伸展身體組織。此外，當我們在刺激淋巴系統時，同時也刺激有助於身體痊癒的免疫系統。淋巴引流按摩療法是一種絕佳的排毒輔助療法，尤其是對於無法運動或行動不便的人。

指壓按摩

關於指壓按摩的起源，眾說紛紜，其中一個神奇的說法是相傳古代的戰爭中，曾經有士兵慘遭中箭，沒想到當傷口復原之後，困擾多年的胸口疼痛和呼吸困難的毛病，居然也連帶消失得無影無蹤，這便是指壓按摩的神奇傳說。

根據傳說記載，指壓是在中國黃帝與宰相交談之後才出現的，然而，卻沒有一個確切的時間點跟文字記載。雖然沒有人確切知道這個古老的療法到底是從何而來，但它確實歷經了時間的考驗，由於具有絕佳療效和降低疼痛的功效，因此它在1萬多年後依然屹立不搖。

不過，中國指壓與印度指壓、古阿茲特克（Aztec）指壓，三者之間存在些許的不同之處。指壓已經存在1萬多年，相較之下，「現代醫學」不過才出現100餘年，兩者相差甚鉅。

從眾多的古老文獻中都有記載，更有多達數千種科學研究已經證實，將針刺進身體的特定部位（也就是穴位）具有療效，而且數百萬人都已經親身見證針灸的功效。至於在科學證據方面，有位工程師發明了一種名為針灸觀測器（acupuncture scope）的儀器，藉由判讀皮膚表面的電流指數，證明針灸所刺激的穴位是確實存在的。根據古書和繪畫上所記載的穴位，身體上的這些點的確會出現電流變化的情況，只要刺激這些點，便能產生電流的變化，進而達到疾病治療的效果。

雖然許多研究早已證實，針灸穴位確實存在，但是仍有許多科學家懷疑經絡與身體的關連性。大約 10 幾年前，有一群法國科學家想要證實或是否定經絡存在：他們找來兩群受測者，然後為這兩群人注射放射性的染劑。一群人是在針灸穴位處注射放射性染劑，另一群受測者則是在其他地方注射染劑。然後科學家監看放射性染劑的移動情況。

結果驚訝地發現，注射到穴位中的染劑所移動的路線，居然跟 1000 多年以前中國古書所描述的經絡完全相同。至於注射到其他地方的染劑，則是完全沒有流動，只是逐漸擴散消失，顯示中國古書所描述的經絡是確實存在，而身體上的這些針灸穴位的點與所謂的經絡相連接。

即使是國際性的組織，例如世界衛生組織（World Health Organization，WHO）也都出版過數十種針灸可以治療疾病的書籍，包括頭痛、偏頭痛、骨關節炎、滑液囊炎、肌腱炎、坐骨神經痛、骨骼肌肉問題、神經上的毛病以及其他無數種疾病，都可以透過針灸來進行治療，正式認可針炙的療效。

一般而言，經絡是身體精力能量的通道路線，當穴道流通順暢時，身體就會是健康的狀態，充滿活力。但是當經絡不通（有可能是起因於壓力、身體受傷、感情受創、過敏和營養不良等等）、精力能量流動受到阻礙時，就會引發疼痛、發炎，以及各種健康方面的問題。

經絡就像一條河流，當一棵大樹倒落在河流中，不但有可能妨礙水流的速度與方向，甚至還有可能會影響到河水的支流。同樣的，當經絡受到阻礙時，就會妨礙全身精力能量的正常流動，當流動不順暢時，身體就可能產生問題、疼痛，甚至是疾病。

這些所謂的精力能量流動的路線，顯現在身體表面的位置就是穴位之所在。中國人早在5000年以前，就已經清楚記載這些經絡的位置，近代科學也證實這些穴位是確實存在。指壓和按摩這些穴位，往往會有非常良好的反應，具有醫療的效果。

在中國，無論醫院、診所都會廣泛使用針灸治療病患，針灸治療是中醫非常重要的一環；在西方，使用針灸治療病患的情況仍不普遍。或許是因為西方人長久以來，總是習慣用針來抽血或注射疫苗，因此對於針總是心生疼痛與恐懼感。

不過中醫所謂的針灸所使用的針，與西醫注射抽血的針是完全不同，針灸所使用的針非常細，並不會帶給患者太多疼痛感，扎針的點是穴位為主，而抽血扎針以人體血管為主要對象。

排毒必須具備的能量平衡技巧

身體中的確存在活力和能量，這在許多關於指壓的研究報告都已經充分證明了。

事實上，許多其他研究也證實這個論點。當愛因斯坦創造出數學方程式 $E=mc^2$ 後，同時也拓展了我們對於能量的認識。雖然在排毒過程裡，不一定要了解這個方程式的意義，但是如果「E」是代表能量，愛因斯坦的理論和身體中的能量，完全是指同一件事，只是形式的呈現不同罷了，但本質都是相同的。

關於能量存在這件事，愛因斯坦絕非是第一個相信能量存在的人。許多不同的古老文化也都認同，我們的環境與身體周圍充滿著不可思議的力量。中國人早在1萬年以前，就認為人體中存在能量，進而創造出指壓技巧。

在傳統的瑜珈運動裡，印度人和西藏人早就具有「呼吸可以帶來能量」的觀念，他們把這種觀念稱之為「菩拉那」（prana）；

傳統猶太教的克巴拉學說（Kabbalistic），則認為人類可以通過潛意識儲存能量，進而進入完美境界；而在基督教的信條裡，則是將能量稱為聖靈（Holy Spirit）；北美洲的蘇族人（Lakota tribe），將能量稱為靈力（wakan）；伊洛魁族（Iroquois）則是將這種難以捉摸，但是卻不可思議的強大力量稱為奧倫達」（Orenda）。不論這些古老文化與先民怎麼稱呼這股力量，它神祕且存在的事實，是不容質疑的。

雖然大部分的人都無法看見能量，但是能量確實存在，這是不容質疑。這種情況就像電力一樣：雖然我們可以看見電線及電力產生的結果——燈光和熱能，但是卻無法看見電力本身。我們不但可以看見電力的結果，也可以看見電力出現問題的結果。

因此，即使絕大部分的人也許無法看見能量。但是，如果身體不存在能量，生命不是只會產生問題而已，甚至也將就此告終。

愛因斯坦發現，無論是有生命或無生命物體、人類或非人類、活的或似乎不是活的生物，世界上所有事情都是由能量所構成，所有事情都會散發能量。能量會流入、流經、流過身體中的每個細胞，流過所有器官和器官系統。我們一定要幫助能量均衡地流過全身，藉此確保所有器官和系統都能發揮正常功能，進而達到各個器官跟系統的正常運作，達到身體平衡與健康的狀態。

能量醫學基本的前提是順從能量，因為身體了解如何運用能量治癒問題、保持健康、防止疾病。

唐娜．伊登（Donna Eden）和大衛．費恩斯坦（David Feinstein）等人，曾經在著作《能量醫學》（Energy Medicine）中表示：「當一個人能量非常活躍時，身體也會充滿活力與生氣。」由於擁有活躍、流動的能量，才有可能擁有健康的身體，因此任何優良的排毒計劃都要與能量平衡技術相互配合，才能有效達到排毒的效果。

能量醫學技巧適用於第一、二、三、四階段排毒，我將會在相關章節裡，摘錄唐娜．伊登和大衛．費恩斯坦在《能量醫學》一書裡所推薦的能量醫學技巧，做一個概略的介紹，這些技巧不但有助於清潔身體和各種排毒器官，同時還可以改善身體內部能量流動的情況，有助於促進身體健康，並且進行身體的排毒工作。

Chapter

13

排毒參考食譜

身體自淨排毒可以怎麼吃？別擔心，這裡彙整了 28 天細胞分子矯正的排毒食譜。

本章節將提供排毒期間建議的食譜，包括果汁和冰沙、藥草茶、沙拉和沙拉醬、主餐、湯品、火鍋、燉菜、麵包和鬆餅、甜點等。

果汁和水果冰沙

根據我個人的經驗，許多果汁食譜經常都會使用冷凍香蕉。最好是購買有機香蕉來使用，因為傳統香蕉多半是在青澀時，就從樹上採摘下來，然後使用乙烯催熟（gas-ripened）。

此時，可以先把幾串香蕉剝皮，接著，把剝完皮的香蕉放在托盤上，然後放進冰箱裡冷凍。當香蕉冷凍之後，再放進塑膠袋，儲存在冷凍庫裡。如此，在製作果汁需要使用冷凍香蕉時，只需要從塑膠袋中拿出一根即可，非常方便且快速。

紅蘿蔔排毒果汁

促進身體肌肉的運行，增加血液和氧氣對抗毒素，薑是一個很好的食材。此外，薑還可以減輕疼痛和發炎。許多排毒過程都需要紅蘿蔔素，而紅蘿蔔是紅蘿蔔素（beta carotene）絕佳的來源。

- 6 根大紅蘿蔔（要把紅蘿蔔的頭去掉）
- 1 顆蘋果（挖掉中間的果核）
- 1 片約 2.5 公分的薑

把上述所有原料放進果汁機中攪拌均勻，然後立刻飲用。

身體降溫飲料

炎熱的夏天有許多身體降溫的方式，飲用一杯夏日特調果汁，可以讓身體保持涼爽。

- 4 根紅蘿蔔
- 2 根芹菜莖
- 1 顆蘋果（挖掉中間的果核）

把上述所有原料放進果汁機中攪拌均勻，然後立刻飲用。

柑橘排毒果汁

- 1 個柳橙
- 1 個葡萄柚
- 1/2 個檸檬
- 1 杯水

使用檸檬榨汁器將柳橙、檸檬、葡萄柚的果汁壓榨出來；或是將柳橙、檸檬、葡萄柚剝皮後，把上述所有原料，一同放進果汁機中攪拌均勻。加水後立刻飲用。

鹼性果汁

- 3 根紅蘿蔔
- 12 根黃瓜
- 1/2 個甜菜

把上述所有原料放進果汁機中攪拌均勻，然後立刻飲用。

血液、肝臟、腎臟排毒果汁

蒲公英具有清除血液毒素的功能，可以去除組織和關節中的毒素，因此能增加痊癒的速度、減輕疼痛和發炎的情況。請注意，如果你在短時間內大量飲用這種果汁，有可能會立刻引發一些「副作用」，如疲倦或是頭痛的症狀。這是體內正在清除毒素的反應，當身體逐漸變得「清潔」之後，這些症狀也會隨之消失。

- 3 顆蘋果
- 1 把新鮮的蒲公英葉（如果你是自己挖掘蒲公英葉，一定要摘取使用有機方式種植的蒲公英葉，也就是說種植的土壤已經有數年未噴灑農藥，而且遠離車輛來往頻繁的區域，否則土壤倘若受到

農藥污染，即使蒲公英具有療效，我們同時也攝取了農藥的毒素，得不償失）

把上述所有原料放進果汁機中攪拌均勻，然後立刻飲用。

皮膚排毒果汁

- 1 根黃瓜
- 4 根芹菜莖
- 1 至 2 顆蘋果（主要看個人喜好，看你喜不喜歡甜一點）

把上述所有原料放進果汁機中攪拌均勻，然後立刻飲用。

強力治療酵素水果冰沙

無論木瓜、鳳梨、成熟的香蕉，都富含消化和分解毒素、脂肪、發炎情況的酵素。這些水果冰沙不但美味可口，而且還具有驚人的治療功效。鳳梨酵素（bromelain）可以分解血液中的膽固醇，減輕血液和組織中的發炎情況。研究顯示，鳳梨酵素有助於消除肌肉疼痛、關節疼痛和頭痛。此外，它也有助於分解脂肪；木瓜酵素（papain）則具有分解血液中蛋白質分子、減輕過敏性發炎或疼痛發炎的功效。此外，木瓜酵素還會攻擊癌細胞的蛋白質外層，可以幫助身體對付這些不良的細胞，是功能非常多的營養酵素。

- 1 杯切成塊狀的木瓜
- 1 杯切成塊狀的新鮮鳳梨（不要使用罐裝鳳梨）
- 1 根冷凍香蕉

把上述所有原料放進果汁機中，然後加入適量的水攪拌成冰沙。

清腸果汁

- 1/2 顆去除外皮的鳳梨
- 1 片約兩公分的薑

把上述所有原料放進果汁機中攪拌均勻。加入純淨的水稀釋攪拌後，然後立刻飲用。

蔓越莓西瓜強力果汁

蔓越莓西瓜強力果汁是非常美味的果汁，具有清除泌尿道和肝臟毒素、減輕身體發炎情況的功效。根據研究顯示，這種美妙果汁的科學意義包括：蔓越莓和藍莓可以排列泌尿道和膀胱細胞，具有防止有害身體細菌與細胞連結的功效。此外，藍莓含有一種強力防止發炎的成份，這種成份的功效要比阿斯匹靈強 10 倍，有效抑制體內發炎的狀況，但是卻不會產生危害身體的副作用。西瓜是少數含有穀胱甘肽（glutathione）營養成份的食物，穀胱甘肽是一種同時具有營養和治療功效的食物成份，非常適合人體攝取。西瓜不但可以在第二階段的排毒時徹底改善肝臟功能，同時還具有絕佳的功效，可以有效清除體內人工化學物質。

- 2 大片西瓜
- 1/2 杯藍莓
- 1/2 杯蔓越莓

把上述所有原料放進果汁機中攪拌均勻，飲用時可以隨意添加冰塊。

香蕉堅果奶昔

- 2 根香蕉
- 4 顆去核的蜜棗
- 1/2 杯杏仁

把上述所有原料放進果汁機中攪拌均勻，加水後繼續攪拌到適宜的黏稠度。

巴比草莓戴克利（Bobbi's Strawberry Daiquiri）

- 1 顆柳橙，壓榨成汁
- 1 杯冷凍草莓
- 1/2 顆萊姆，壓榨成汁

把上述所有原料放進果汁機中攪拌均勻，然後立刻飲用。或者也可以把 1 顆柳橙、1/2 顆萊姆剝皮後，與冷凍草莓一起放進果汁機裡，充分攪拌均勻後飲用。

藥草茶

純淨血液的茶

這種溫和的茶不僅可以純淨血液，亦可以清除肝臟、皮膚的毒素、舒緩胃腸道的不適，同時具有降低膽固醇、尿素、含氮廢棄物、受損細胞的功效。將下列乾燥藥草混合之後，放在玻璃罐裡：

- 1/4 杯薄荷
- 1/4 杯薑
- 1/4 杯朝鮮薊

在茶杯中添加1茶匙混合後的藥草，倒入滾燙的沸水浸泡5分鐘後，始可飲用。如果喜歡飲用較甜的口味，可以添加1至3滴甜菊。

肝臟 / 膽囊茶

肝臟 / 膽囊茶可以幫助身體消化脂肪，當人體無法處理飲食中的大量脂肪，就會引發頭痛症狀，這也是許多人之所以會飽受頭痛困擾的主要原因。

將下列乾燥藥草混合之後，放在玻璃罐裡：

- 1份奶薊草籽
- 1份朝鮮薊葉
- 1份蒲公英根

在加入水的茶杯中添加1茶匙混合後的藥草，並在爐子上燉煮15分鐘（不要使用鋁鍋），每天飲用3杯這種藥草茶。

沙拉和沙拉醬

◆訣竅：

如果你想要攝取更多的纖維和蛋白質，可以在自己最喜歡的沙拉中，再添加1罐豆子。

藍莓排毒沙拉醬

藍莓是一種絕佳防止發炎的食物，並且具有增加熱休克蛋白質（heat-shock protein）的功效——一種廣泛存在於哺乳動物中的功能性相關蛋白質。一般而言，人類隨著年齡的增長，身體中的熱休克蛋白質會逐漸減少，進而引起發炎和受損的情況－尤其是腦部。但根據研究顯示，如果定期食用藍莓，熱休克蛋白質會停止減少，發炎和疼痛的情況也會逐漸降低而獲得改善。此外，藍莓還具有絕佳止痛的效果，其中的某項成份要比阿斯匹靈的效果強10倍。如果身體中的毒素會引發疼痛和發炎，食用藍莓比吃阿斯匹靈要健康且有效多了。

・1/2 杯藍莓（新鮮或冷凍皆可）

・3/4 杯低溫壓榨亞麻仁籽油（亞麻仁籽油一定要放在冰箱裡保存）

・1/3 杯蘋果醋（請到有機食品店購買瓶底有沉澱物的蘋果醋）

少許凱爾特天然海鹽（凱爾特天然海鹽是一種潮濕、灰色的鹽，其中含有數十種礦物質，而非僅僅只有鈉的成份，跟一般市面上的鹽完全不同。凱爾特天然海鹽與一般海鹽也不太相同，可以的話，我建議你日後都改用凱爾特天然海鹽）

・1 湯匙純楓樹糖漿（maple syrup）

把上述所有原料以手動攪拌器攪拌混合。在攪拌混合的過程中，可以使用叉子將藍莓搗成糊狀。

藥草排毒沙拉醬

・3/4 杯低溫壓榨亞麻仁籽油（亞麻仁籽油一定要放在冰箱裡保存）

・1/3 杯蘋果醋（請到有機食品店購買瓶底有沉澱物的蘋果醋）

・1/2 茶匙凱爾特天然海鹽

・1/2 茶匙羅勒（basil）

・1/2 茶匙百里香（thyme）

・1/2 茶匙牛至（oregano，別名：奧勒岡草）

・ 少許番椒（cayenne pepper）

把上述所有原料以手動方式攪拌混合均勻，或是把所有原料放在玻璃瓶中之後，用力搖動混合。

味噌香醋沙拉醬

- 2/3 杯低溫壓榨有機菜籽油
- 1/3 杯米醋
- 2 大茶匙赤味噌
- 1 茶匙蜂蜜

把上述所有原料放在玻璃瓶中用力搖動混合，或是以手動方式攪拌均勻。

純天然莓果沙拉醬

- 1/2 杯各種莓果和漿果（新鮮或冷凍皆可）
- 1 至 2 湯匙蜂蜜
- 1 湯匙特級初榨純橄欖油
- 3 湯匙新鮮檸檬汁
- 1 湯匙柳橙汁

把上述所有原料以手動方式攪拌混合均勻。

生菜絲沙拉

- 1/2 顆包心菜（刨成絲狀）
- 2 根紅蘿蔔（刨成絲狀）
- 1/4 個洋蔥（刨成細絲狀或切碎）
- 1 根芹菜莖（切成細絲狀）
- 1/2 杯有機葡萄乾
- 1 顆蘋果（刨成絲狀）

◆沙拉醬：

・1/2 杯特級初榨純橄欖油

・3 湯匙未經過高溫殺菌的蜂蜜

・1/4 杯未經過高溫殺菌的蘋果醋

把所有生菜絲放在大碗裡攪拌混合。

把所有沙拉醬原料放在玻璃瓶中用力搖動混合。把沙拉醬倒在生菜絲上，混合均勻後即可新鮮食用。

強力痊癒沙拉

・1 罐烹煮過的綜合豆子，包括菜豆、鷹嘴豆等（沖洗乾淨）

・2 根芹菜莖（切碎）

・1/4 個紫洋蔥（切碎）

・1/2 個綠辣椒（切碎）

・1/2 個紅辣椒（切碎）

・1 個綠洋蔥（切碎）

・3/4 杯低溫壓榨亞麻仁籽油（亞麻仁籽油一定要放在冰箱裡保存）

・1/3 杯蘋果醋（請到有機食品店購買瓶底有沉澱物的蘋果醋）

・1/2 茶匙凱爾特天然海鹽

・1 湯匙純楓樹糖漿

・1/2 茶匙羅勒

・1/2 茶匙百里香

- 1/2 茶匙牛至
- 少許番椒

把所有烹煮過的豆子和切碎的生菜放在大碗中混合。把亞麻仁籽油、蘋果醋、凱爾特天然海鹽、楓樹糖漿、羅勒、百里香、牛至、番椒等食材與調味料，放進玻璃瓶裡攪拌均勻。將一半的沙拉醬倒在豆子和蔬菜上。如果想要品嚐最美妙的滋味，將沙拉醬倒在生菜上之後，等待數小時或隔夜，待入味後再行食用，風味會更加倍。至於另一半剩餘的沙拉醬，可以放在玻璃瓶中密封，儲存在冰箱裡下次使用。

墨西哥沙拉

- 1 個蘿蔓萵苣（清洗後晾乾）
- 1 個番茄（切成塊狀）
- 1 個酪梨（切成塊狀）
- 少許凱爾特天然海鹽
- 1 把新鮮蕪荽葉（cilantro）
- 1 湯匙低溫壓榨亞麻仁籽油
- 1 顆萊姆
- 1 小瓣大蒜

把生菜萵苣切碎或撕碎，然後放在大碗裡作為其他沙拉原料的底部。把番茄、酪梨、凱爾特天然海鹽、蕪荽葉、亞麻仁籽油平均放進大碗裡，接著把萊姆汁擠在混合後的番茄和酪梨上。把大蒜切碎，然後加在混合後的番茄和酪梨上最後把所有原料攪拌均勻後，即可食用。

甜花椰菜沙拉

- 1 顆花椰菜（切碎）
- 1 根紅蘿蔔（刨成絲狀）
- 2 顆蘋果（去核後切成塊狀）
- 1 杯葡萄乾（使用前浸泡在水中至少半小時，然後晾乾水分）
- 1/4 杯天然未添加鹽分的葵花籽
- 把所有原料混合均勻。

◆沙拉醬：

- 1/2 杯特級初榨純橄欖油
- 1 湯匙未經過高溫殺菌的蘋果醋
- 1 湯匙未經過高溫殺菌的蜂蜜

把所有沙拉醬原料攪拌後，倒在蔬菜上攪拌混合後，即可食用。

全餐沙拉

- 1 個蘿蔓萵苣（清洗後切成小塊）
- 1 顆酪梨（去核）
- 1 個番茄（切成塊狀）
- 1/2 個紅洋蔥（切成薄片）
- 1/2 個紅辣椒（切碎）

◆沙拉醬：

- 1/2 杯特級初榨純橄欖油

- 2 湯匙未經過高溫殺菌的蘋果醋
- 1 茶匙有機義大利黑醋（balsamic vinegar）
- 1 湯匙未經過高溫殺菌的蜂蜜
- 1 茶匙搗碎的大蒜、羅勒、牛至
- 把所有沙拉醬原料攪拌後，倒在蔬菜上攪拌混合即可食用。

菠菜沙拉

- 1 小包菠菜葉
- 1/4 杯天然未添加鹽分的胡桃
- 1 顆鱷梨（削皮、去核、切成塊狀）
- 2 顆煮熟的雞蛋（剝皮後切成薄片）

◆沙拉醬：

- 1/4 杯低溫壓榨胡桃油
- 1/8 杯有機義大利黑醋（balsamic vinegar）
- 1 茶匙純楓樹糖漿

把所有沙拉醬原料攪拌均勻後，倒在菠菜葉上，然後放到大碗裡。緊接著，在攪拌均勻的菠菜葉上，添加胡桃、鱷梨、雞蛋後，即可食用。

神清氣爽沙拉

- 1 顆葡萄柚（剝皮後切成塊狀）
- 1 顆柳橙（剝皮後切成塊狀）
- 1 顆酪梨（削皮、去核、切成塊狀）

- 1/2 個紅洋蔥（切碎）
- 2 杯豆芽（清洗後晾乾）

把所有沙拉原料攪拌混合。

◆ 沙拉醬：

- 3/4 杯特級初榨純橄欖油
- 1/4 杯有機紅酒醋
- 1/2 茶匙乾燥牛至
- 1/2 茶匙紅番椒粉
- 1/4 茶匙黑胡椒
- 1/4 茶匙搗碎的紅番椒

把所有沙拉原料攪拌混合，然後將適量的沙拉醬倒在沙拉原料上。

泰國米沙拉

- 1/2 杯杏仁（使用前在水中浸泡一夜，然後晾乾水分、切碎）
- 2 杯煮熟的糙米
- 3/4 杯切碎的芹菜
- 3/4 杯切碎的紅辣椒
- 1 根蔥（切碎）
- 一大把新鮮的荷蘭芹（parsley，切碎）

把所有原料混合均勻。

◆沙拉醬：

- 1/4 杯特級初榨純橄欖油
- 1/2 湯匙不含小麥成份的日本純天然醬油
- 少許凱爾特天然海鹽

把所有沙拉原料混合均勻，然後倒在沙拉原料上，攪拌後即可食用。

義大利通心粉沙拉

- 3 杯煮熟的通心粉或糙米或粗麥或卡姆（kamut）
- 1+1/2 杯切碎的花椰菜小花
- 1 個番茄（切碎）
- 1 根青蔥（切碎）
- 1 根紅蘿蔔（切成薄片）

◆沙拉醬：

- 2 茶匙乾燥牛至
- 1 湯匙乾燥荷蘭芹
- 1/4 杯特級初榨純橄欖油
- 3 湯匙有機義大利黑醋
- 2 湯匙未經過高溫殺菌的蘋果醋

把所有沙拉原料放在大碗裡混合，接著把所有沙拉醬原料放進玻璃瓶裡，攪拌混合，然後將沙拉醬倒在沙拉上後，即可食用。

主菜

一般而言，每種食用油開始冒煙的溫度都不盡相同。當食用油開始冒煙時，也就是溫度對油產生化學變化，換言之攝取，這種食用油有害健康。當你在烹飪時，絕對不要把油加熱到冒煙的程度。

烹飪時，最好使用較低的溫度，雖然會因此多費一點時間，而食物中有益健康的物質，也不會全部因為高溫而被摧毀，但為了保持食物中有益身體健康的營養素，即使多費一點時間也是值得的。

主菜有很多種，當然也包含穀物，可以依照下列的圖表烹煮穀物，圖表中的水量是以每杯穀物為標準。

穀物	水量	烹煮時間	備註
莧菜籽	2+1/2 ～ 3 杯	20 ～ 25 分鐘	
大麥	2+1/2 ～ 3 杯	2+1/2 ～ 3 杯	
小米	2+1/2 杯～ 3 杯	5 ～ 40 分鐘	最好先烘烤
燕麥	3+4 杯	45 ～ 60 分鐘	最好先浸泡水中一夜
滾壓過的燕麥	1+1/2 杯	10 分鐘	將燕麥放進滾燙的水中攪拌
藜麥	1 杯	15 分鐘	最好先烘烤
糙米	2+1/4 杯	35 ～ 40 分鐘	

◎印度豆莢

印度咖哩的料理非常美味，往往會讓人忘記自己在使用食物療法，進行清潔毒素的工作。這種食物可以穩定血糖、清潔腸道、保護肝臟免於毒素污染、降低膽固醇、減輕關節發炎，可謂是功效非常全面。這種食物非常容易烹飪，調理的過程既簡單又快速，非常適合作為排毒食物：

- 1 個地瓜
- 2 湯匙特級初榨純橄欖油
- 1 個大洋蔥（切碎）
- 1/2 茶匙芥末籽
- 4 個乾燥紅番椒
- 1 塊約兩公分薑（切碎）
- 2 瓣大蒜（切碎）
- 3 杯煮熟的扁豆
- 1/2 茶匙薑黃
- 1 茶匙凱爾特天然海鹽
- 新鮮的蕪荽葉
- 1/2 杯水

首先在一個中鍋或大鍋裡，把地瓜放進水裡煮到軟，接著把多餘的水倒掉，使用手動攪拌器將地瓜搗碎。在一個平底鍋裡，使用低溫的方式加熱橄欖油，然後將洋蔥、芥末籽、辣椒、薑、大蒜依序放進鍋裡，直到洋蔥炒到變成透明為止。把混合後的食物放進搗碎的地瓜裡，再添加扁豆、薑黃、凱爾特天然海鹽和 1/2 杯水，把所有的材料攪拌均勻，然後以小火燉煮到食材變熱、味道混合為止。把煮好的食物放到大碗裡，最後，只要添加新鮮蕪荽葉即大功告成，美味的印度料理即可上桌。

義大利白鳳豆

- 1 個小洋蔥（切碎）
- 1 瓣大蒜（切碎）
- 2 湯匙特級初榨純橄欖油
- 1/2 把菠菜（稍後切成幾段）
- 4 個番茄（切碎）
- 1 罐利馬豆（lima bean）或白鳳豆（white bean）
- 羅勒（清洗後晾乾、切碎）
- 凱爾特天然海鹽

在一個大平底鍋裡，使用小火煎炒洋蔥和大蒜，直到洋蔥、大蒜變成半透明為止。

把菠菜、番茄、利馬豆放進鍋裡，然後攪拌。不要蓋上鍋蓋，燉煮 10 分鐘左右，直到番茄和菠菜煮熟、湯汁變得濃稠為止。緊接著，添加切碎的羅勒和凱爾特天然海鹽，略為攪拌之後，即可食用。

酸辣湯

酸辣湯是一種非常容易烹調的湯，雖然這種湯的製作過程非常簡單，不過這碗湯卻相當於一餐的份量，攝取時必須注意熱量。

- 1 個洋蔥（切碎）
- 4 茶匙新鮮刨出來的薑絲
- 1 個乾燥小辣椒
- 2 湯匙特級初榨純橄欖油

- 8 杯水
- 2 湯匙蘋果醋
- 5 湯匙低鈉醬油
- 1 小把海菜
- 1 個檸檬榨出來的汁

在一個中型鍋子裡，倒入 1 湯匙橄欖油，然後煎炒洋蔥、薑、辣椒，直到洋蔥變成透明為止。把水和其他食材原料放進鍋裡，燉煮 10 至 30 分鐘，燉煮的時間愈長，各種食材的味道愈能混合，食材更入味，最後的酸辣湯也就愈加美味。

酸辣湯火鍋

- 在前面所述的酸辣湯中，添加下列食材原料：
- 紅蘿蔔絲
- 1 把米粉
- 切成薄片的紅椒和綠椒
- 切成薄片的磨菇
- 1 根蔥（斜切）
- 蕪荽葉（切碎）
- 2/3 杯豆腐

在一個小火鍋或幾個大碗裡，將所有火鍋原料排列整齊，在準備用餐時，把酸辣湯倒在火鍋食材原料上，等待數分鐘後，即可趁熱食用。

番茄湯

這是另一種烹調容易、卻又非常美味的湯，同時又具有豐富的營養價值。

- 1 杯番茄
- 3/4 杯水
- 3 湯匙橄欖油
- 1/2 茶匙凱爾特天然海鹽
- 1/2 茶匙百里香
- 1/2 茶匙蒔蘿（dill）
- 2 瓣大蒜
- 1/4 茶匙黑胡椒

把所有原料攪拌混合煮熟後，即可食用。

烤蔬菜迷迭香湯

這是作者丈夫最喜歡的湯。當你在品嚐烤蔬菜迷迭香湯時，它的美味絕對會讓你忘記這種湯具有排毒效果。烤蔬菜迷迭香湯含有具清潔效果的蔬菜，以及營養價值極高的特級初榨純橄欖油，不但美味可口，營養價值更是驚人的高。

◆ 蔬菜：

- 1 個地瓜
- 1 個紅椒
- 1 個綠椒
- 2 個馬鈴薯

- 1 個大洋蔥
- 5 瓣大蒜
- 1 根紅蘿蔔

◆滷汁：

- 3 湯匙特級初榨純橄欖油
- 1 小枝新鮮迷迭香（rosemary）或 2 茶匙乾燥迷迭香
- 1 茶匙乾燥百里香
- 1/2 茶匙凱爾特天然海鹽

把所有滷汁原料混合。

把所有蔬菜（大蒜除外）切成中等大小的塊狀，放進大碗裡，然後澆上滷汁開始攪拌，直到所有蔬菜表面都覆蓋滷汁為止。再把所有蔬菜分開，平擺在大烤盤上，然後以攝氏 350 度烘烤 1 小時。之後將烘烤完畢的蔬菜放進食物處理器或果汁機中，添加熱水加以攪拌直到濃度適當為止。稍微灑上一些凱爾特天然海鹽後，即可食用。

摩洛哥蔬菜野米湯

摩洛哥蔬菜野米湯看似食材繁複，其實烹煮這種湯非常簡單快速，千萬不要被它嚇到了——尤其如果你擁有切片的食物處理機，一切的料理過程更是簡單、快速。摩洛哥蔬菜野米湯不但味道動人，同時富含具有清潔效果的蔬菜和纖維，是非常好的排毒食物。

- 3 湯匙特級初榨純橄欖油
- 4 瓣大蒜（切碎）
- 1 個大洋蔥（切碎）
- 8 杯水

- 1/2 杯野米（wildrice）
- 1 個番薯（切碎）
- 2 根芹菜莖
- 2 根紅蘿蔔（切碎）
- 4 個小馬鈴薯（切片）
- 1/2 杯冷凍豌豆
- 3 茶匙肉桂
- 1/2 茶匙五香粉
- 1 茶匙糖漿
- 2 茶匙凱爾特天然海鹽
- 1/4 茶匙大蒜粉
- 2 茶匙小茴香少許番椒
- 1 個紅椒（切片）
- 1/2 杯烹煮過的菜豆或斑豆

在一個大鍋裡，放進橄欖油後，煎炒大蒜和洋蔥。當大蒜和洋蔥變成有點棕色後，再把水、野米、番薯、芹菜、紅蘿蔔、馬鈴薯、豌豆、肉桂、五香粉、糖漿、凱爾特天然海鹽、大蒜粉、小茴香、番椒放進鍋內。接著把鍋內的食物煮沸，當鍋內的水分沸騰時，立刻將火候轉成小火，然後繼續燉煮 45 分鐘。此時再把紅椒、菜豆或斑豆放進鍋內，然後繼續燉煮 15 分鐘，直到蔬菜煮熟、野米變軟為止。如果延長燉煮的時間，各種食材的味道會變得更為濃郁，這碗湯會變得更加香甜可口。

摩洛哥燉菜

- 2 湯匙橄欖油
- 1 個洋蔥（切碎）
- 3 瓣大蒜（切碎）
- 1 茶匙新鮮的薑（切片）
- 1 茶匙磨碎的薑黃
- 2 茶匙磨碎的茴香
- 1/2 茶匙乾辣椒片
- 3 個番茄（切塊）
- 1 罐 13 盎司鷹嘴豆（chick pea，清洗後晾乾）
- 1/2 杯白葡萄乾（golden raisin，一定要在有機食品店裡購買不含亞硫酸成份的產品）
- 1 杯水
- 1/2 個冬瓜（剝皮後切成塊狀）
- 1 個紅椒（切成約 2 公分的一段一段）

在平底深鍋裡，放進橄欖油後加熱。將洋蔥放進鍋裡，煎炒至半透明為止，再把所有調味品放進鍋裡，繼續烹煮 1 分鐘。然後將剩下的食材原料全部放進鍋裡，繼續加熱直到沸騰為止。在鍋內食物沸騰之後，降低溫度繼續燉煮 40 分鐘，即可上桌享用。

開胃菜和點心

芹菜棒

- 芹菜（清洗乾淨，約 7 公分切成一段）
- 天然杏仁醬

把杏仁醬塗抹在芹菜凹處

◆含有豐富 omega-3 脂肪酸的杏仁醬：

- 3 杯天然杏仁
- 1/2 杯低溫壓榨亞麻仁籽油

把天然杏仁放入食物處理器中，然後開始切碎杏仁。在切碎杏仁的過程裡，慢慢將亞麻仁籽油倒進杏仁之中，然後繼續攪拌杏仁醬，直到攪拌均勻為止。

墨西哥三明治醬

- 1/2 個綠椒（切碎）
- 1/2 個紅椒（切碎）
- 1/2 根芹菜莖（切碎）
- 2 根青蔥（切碎）
- 1 個檸檬榨出來的汁（只能使用新鮮的檸檬汁）
- 少許辣椒粉
- 少許茴香粉
- 少許番椒粉
- 1 個鱷梨（剝皮、去核）

混合所有食材原料，把鱷梨搗碎後，再放入蔬菜和香料裡，即完成了墨西哥三明治醬，是非常可口，且令人食慾大開的三明治醬。

芹菜籽麵包

把橄欖油塗抹在全穀麵包片上，然後再灑上芹菜籽。把麵包放進烤箱，以攝氏350度烘烤，直到麵包變成金黃色為止。芹菜籽含有20餘種消炎化合物，有助於清除腎臟和泌尿道毒素，是絕佳的排毒食物。

麵包和鬆餅

小麥麵包

- 1+3/4杯全穀小麥麵粉
- 1/2杯多種穀物玉米片
- 1+1/2茶匙泡打粉（baking powder，一定要使用不含鋁的產品）
- 2湯匙水
- 1+1/4杯豆漿
- 2湯匙蜂蜜
- 1/4杯菜籽油（canola oil，最好使用低溫壓榨的有機產品）
- 2湯匙磨碎的亞麻仁籽（可以使用咖啡豆研磨機磨碎）

使用食物處理器將麵粉、玉米片、泡打粉混合。在另一個大碗裡，將所有液體食材和亞麻仁籽攪拌混合。慢慢將液體食材原料倒進乾燥食材原料裡。把所有食材原料倒入塗抹上油的麵包盆裡，然後以攝氏350度烘烤50至55分鐘，即可上桌享用。

蘋果鬆餅

- 3/4 杯小麥麵粉
- 1 茶匙不含鋁的泡打粉
- 1/2 茶匙凱爾特天然海鹽（一定要磨細）
- 1 杯豆漿
- 1/2 茶匙肉桂
- 1 個蘋果（切片）

混合所有食材原料（蘋果除外）。在油鍋裡倒進一鏟子油，然後烹煮食材原料，接著將蘋果片倒進糊狀物之中。當食材變成金黃色後，翻面繼續烹煮另一面，烹煮完畢後立即食用。

甜點

莓果冰淇淋

我們要記住一個原則：排毒並非是要餓肚子，排毒也不是要剝奪享受美食的權利。當介紹到甜點這個篇章，排毒期間可以吃冰淇淋嗎？相信許多人看到這個段落時，首先就可能會有這樣的疑問。莓果冰淇淋含有許多強力天然植物化學物質（phytochemical），可以在清潔淋巴系統時，減輕身體器官和組織的發炎狀況。一般來說，最好是在空腹狀態下食用這種冰淇淋，你可以在每天早上進行水果療法時一起食用，或是在用餐結束後 3 小時食用，是較為理想的食用時段。

- 1 杯冷凍蔓越莓
- 1 杯冷凍藍莓
- 2 根冷凍香蕉

使用食物處理器攪拌所有食材原料，攪拌完畢後立即食用。

莓果派

◆派皮：

- 1 杯燕麥片
- 1/2 杯杏仁
- 1 茶匙肉桂
- 1 小撮凱爾特天然海鹽
- 1 杯小麥麵粉
- 1/3 杯低溫壓榨有機菜籽油
- 1/4 杯楓樹糖漿

使用食物處理器，將燕麥、杏仁、肉桂、鹽磨碎，接著把麵粉倒入燕麥混合物中，然後加以攪拌。最後，把油和糖漿倒進混合物中，形成柔軟的麵糰。把麵糰壓到塗抹油和麵粉的 10 吋派盆裡，然後以攝氏 350 度烘烤 25 分鐘，直到麵糰變成金黃色為止。同時，在準備內餡時，讓烘烤後的派皮逐漸冷卻，在旁備用。

◆內餡：

- 1/4 杯洋菜
- 2 杯未添加糖份的蔓越莓汁、草莓汁、綜合莓果汁或蘋果汁
- 1/3 杯竹芋（arrowroot）
- 1/4 杯楓樹糖漿
- 4 杯新鮮或冷凍綜合莓果

把所有洋菜和果汁倒入平底深鍋裡混合，然後加溫到沸騰狀態。沸騰後繼續烹煮 2 至 3 分鐘，烹煮過程中不斷加以攪拌。在一個小碗裡，將竹芋和楓樹糖漿攪拌混合，然後再倒進果汁和洋菜混

合物中，持續加以攪拌，直到黏稠為止。把莓果倒進混合物裡攪拌，緊接著立刻將內餡倒進派皮，然後放到冰箱 1 至 2 小時，直到內餡定型為止，便完成了一份美味的莓果派。

椰子球

這是一種非常美味、營養豐富，並含有大量纖維的甜點，非常有助於排毒期間食用。

- 1 杯天然未添加鹽的杏仁或胡桃（磨成粉狀）
- 1 杯未添加糖份的椰子片
- 1 杯天然杏仁醬
- 2 湯匙純楓樹糖漿磨碎的堅果

把所有食材原料（除了磨碎的堅果）放進食物處理器中混合。把混合後的食材做成小圓球狀，然後外表再滾上磨碎的堅果，即大功告成。

棗子堅果球

- 1 杯天然未添加鹽的核桃
- 1/2 杯切碎的棗子（去核）
- 1/2 杯葡萄乾

把所有食材原料放進食物處理器中混合，然後把混合後的食材做成小圓球狀。

莓果果凍

一般的果凍都是由凝膠（是一種動物產品）所做成的，但這裡所介紹的凝膠，卻是由洋菜所做成，洋菜是一種海草，具有豐富的礦物質成份。

- 1/4 杯洋菜片
- 2 杯蔓越莓汁或蘋果汁
- 2 湯匙楓樹糖漿（也可以不用）
- 1/3 杯竹芋
- 4 杯新鮮或冷凍莓果

在一個平底深鍋裡，先把洋菜和果汁攪拌混合。使用大火將洋菜和果汁煮到沸騰狀態，在烹煮的全部過程裡，必須不斷地攪拌。當果汁開始沸騰後，立刻將溫度轉為中火，然後繼續烹煮 2 至 3 分鐘，讓洋菜可以溶化。

在另一個大碗裡，把楓樹糖漿和竹芋攪拌混合。如果你不想使用楓樹糖漿，也可以改為將竹芋和 2 湯匙水攪拌混合。把混合後的楓樹糖漿和竹芋，倒進平底鍋裡的洋菜混合物中。不斷攪拌直到黏稠為止，此時需耗時 1 分鐘。把鍋子離開爐火，將莓果加進鍋內，把鍋內的食材倒進杯子裡，放進冰箱 1 至 2 小時，直到食材定型為止。

指紋餅乾

其實指紋餅乾並不適合在排毒期間食用，但是在排毒結束後偶爾吃一點這種餅乾，卻可以幫助你繼續保持許多清潔身體的好處，讓排毒工作得以持之以恆。這種餅乾不但滋味誘人，更重要的是非常容易製作，同時還含有豐富的營養、纖維和礦物質。

- 1 杯杏仁
- 1 杯燕麥片
- 1+1/4 杯燕麥麵粉或小麥麵粉
- 1 茶匙肉桂
- 1/2 杯楓樹糖漿
- 1/2 杯低溫壓榨胡桃油
- 1/2 杯未添加糖份的蔓越莓果醬或草莓果醬

首先把烤箱預熱至攝氏 350 度。使用食物器將杏仁和燕麥磨成粉狀。然後把麵粉、肉桂、楓樹糖漿、油倒進杏仁 / 燕麥混合物中，持續在食物處理器中攪拌直到均勻為止。將餅乾紙上塗抹一層油。將麵糰做成核桃大小的球狀。把球狀麵糰放在麵包紙上。使用大姆指在每個球狀麵糰中央用力按出一個凹處，然後在凹處中塗滿果醬。烘烤 10 至 15 分鐘，直到麵糰變成金黃色為止。一次大約可以製作 24 塊餅乾。

野生莓果甜點

野生莓果甜點是一種非常簡單、美味、健康的甜點。如果使用天然水果製作，這種甜點將具有鹼化身體的效果，有助於改善體內的酸鹼平衡。水果經過烹煮後，會使身體變成酸性，所以應該盡量避免。

◆底座：

- 1 杯燕麥
- 1/2 杯杏仁
- 1/4 茶匙肉桂
- 3 湯匙未經過高溫殺菌的蜂蜜

把上述所有食材原料放進食物處理器，混合至仍然有點粗糙即可。平均分配混合後的食材，然後把食材放到小碗中。

◆水果內餡：

- 2 杯綜合莓果（冷凍或新鮮皆可）

把水果平均放到 4 個小碗裡，放在燕麥 / 杏仁混合物上。

◆沾醬：

- 1/2 杯未添加糖份的果汁（蘋果汁、梨子汁或是其他任何果汁）
- 1 湯匙竹芋粉（大部分有機食品店都有販賣）

把果汁和竹芋粉放到平底鍋裡，然後加熱至沸騰狀態，加熱過程中必須不斷地攪拌，直到混合物變成黏稠為止。放進冰箱約 1 至 2 小時即可食用。

熱帶水果沙拉

- 1/2 個鳳梨（去除外皮和中間的莖，然後將果肉切成塊狀）
- 3+1 個柳橙（剝掉外皮，然後將三個柳橙切成塊狀，另一個柳橙暫時保留）
- 1/2 杯條狀、未添加糖份的椰子
- 1/2 杯天然、未添加鹽分的杏仁

把所有食材原料（柳橙除外）放在大碗裡混合。接著，把另外一個柳橙壓榨出來的汁，將柳橙汁灑在水果沙拉上後再次攪拌混合，完成後立即食用。

水果酥餅球

- 1 杯未添加糖份的燕麥片
- 1/2 杯棗子（去核）
- 1/3 杯未添加糖份的椰子絲
- 1 茶匙純香草精（非人工合成的香草香精）
- 1 湯匙未經過高溫殺菌的蜂蜜或純楓樹糖漿

把所有食材原料放進食物處理機裡混合 2 分鐘，然後把混合好的原料捲成核桃大小的球狀。接著放進保鮮盒裡、蓋上蓋子、放到冰箱裡保存，大約可以保存 1 週。

經過了 Chapter 7 到 12 的各個排毒淨化步驟之後，恭喜你！即將完成「28 日細胞分子矯正排毒計劃」。相信進行到這個階段，你的身體勢必感到更加健康有活力，精神生活也有所改善，不再被疾病症狀或負面情緒所困擾。

不會令你失望的排毒計劃

倘若你尚未感受到「28 日細胞分子矯正排毒計劃」所帶來的這些好處，你可能必須重新實踐 Chapter 7 到 12 的步驟，針對各個臟器與情緒進行再次的排毒工作，相信結果不會令人失望的！

如果你是長期飽受健康問題困擾的人，可以遵循本書建議的步驟進行深層排毒工作，需要進行更深層的排毒工作，亦可尋求排毒治療師的協助與診治。

我曾經目睹過許多人，在徹底執行了「28 日細胞分子矯正排毒計劃」之後，人生有了巨大的變化，包含我自身在內，我的夢想終於實現。每當某些負面症狀或情緒又悄悄出現時，我便立即開始新一輪的排毒工作，而身體馬上給予我正向的回饋，明顯感受到身體的改善。徹底實踐了排毒計劃，透過一連串的飲食、藥草、運動等等良好習慣的養成，進行身心靈全面性的排毒工作之後，我的人生重現光明。

每個人難免會在日常生活中壓力過大，偶爾會放縱自己亂吃東西，每當吃到不適宜的食物，記得要使用「28 日細胞分子矯正排毒計劃」幫助身體恢復健康狀態。但是這並不代表說有了「28 日細胞分子矯正排毒計劃」，在日常生活中就可以毫無節制地攝取這些會傷害身體的食物與飲料，或是放任身體處於一個高壓的環境之中，讓環境中的毒素進入你的體內，讓它恣意傷害你的身體，這並非「28 日細胞分子矯正排毒計劃」的本意。

事實上，偶爾為之的放縱生活型態，對身體健康並沒有好處，平常規律的生活習慣才是擁有健康身體的不二法門。過去 28 天裡，你已經學習並習慣了維持身體身體健康的生活模式，包括多喝無添加的純天然果汁、多吃天然、新鮮的食物、服用綠色食物補充品、規律的運動、每天早起飲用檸檬水、冥想與呼吸技巧、情緒排毒技巧、能量醫學技巧等。

如果能養成良好的生活習慣，久而久之，身體絕對會有所改善，病痛也會逐漸遠離你，整個人充滿活力，幸福感倍增，你絕對會獲得意想不到的收穫，會帶給你的人生充滿正面的能量。

踏出健康第一步，擁抱無毒人生

請注意，要保持身體的健康狀態，最基本的原則就是：「吃什麼，像什麼！」不管是攝取精緻食物、有機食物或是天然食物都一樣。有句電腦的術語是這麼說的—— GIGO，即是「垃圾進、垃圾出」（Garbage In Garbage Out），這句話同樣適用於身體健康的維護。世上並不存在什麼所謂的長生不老藥或仙丹妙藥，唯有正確的飲食、適當的運動、充足的休息、改善自己身體的能量活力，控制自我的生活，才是維持身體健康的唯一途徑。不要再羨慕別人擁有健康的身體、均勻的體態、漂亮的外表，想要享受生活的樂趣，擁有這一切美好，只要持續不斷地進行「28 日細胞分子矯正排毒計劃」，你也可以輕鬆擁有這一切，這完全不是遙不可及的夢想，而是唾手可及的生活型態，只要你願意踏出第一步，並且持之以恆。

每當一年的結束，我們都會為自己定下各式各樣的新年願望，期許自己來年更好。你可以在每年進行年度計劃安排時，事先將「28日細胞分子矯正排毒計劃」的時間訂下來，讓排毒工作成為你生活中不可或缺的一部分，畢竟擁有健康的身體，等於擁有美好的人生，不是嗎？這個世界上，能讓你擁有精彩圓滿的生活只有一個人，就是——你自己。

生命就是要圓滿充實的生活。有很多方法都可以達到這個夢想，最重要的是，要能夠充滿自信的大步朝向夢想前進，精彩、亮眼的人生就在不遠處。

在此，先行預祝大家身體都能健康快樂！

【關於作者】

米契爾·S·庫科（Michelle Schoffro Cook） 自然醫學醫師

美國自然醫學權威醫師和暢銷作家。

她同時也是自然醫學博士、針灸博士、身心靈生活教練、生物治療師、整體營養師、能量醫學和靈氣大師，目前為加拿大身心靈健康中心「Healing Body, Mind & Spirit」主任，在許多報刊、雜誌上定期撰寫專欄。

若想進一步深入瞭解，可造訪：www.energyeffect.com

相關暢銷著作：

《重建免疫療法：28 日細胞分子矯正排毒聖經（精華版）》
（*The 4-Week Ultimate Body Detox Plan*）
《文化廚師（暫譯）》（*The Cultured Cook*）
《做你自己的中醫（暫譯）》（*Be Your Own Herbalist*）
《60 秒快助燃脂減肥法（暫譯）》（*60 Seconds to Slim*）
《終極 pH 解決方案（暫譯）》（*The Ultimate pH Solution*）
《治療食譜（暫譯）》（*Healing Recipes*）
《療癒自然解方（暫譯）》（*Healing Injuries the Natural Way*）
《癌症防治的全天然解方（暫譯）》（*Cancer-Proof*）
《活力飲食（暫譯）》（*The Vitality Diet*）
《關節炎，無痛生活的秘密（暫譯）》（*Arthritis-Proof Your Life*）
《遠離過敏的自然療法（暫譯）》（*Allergy-Proof Your Life*）
《你需要知道的，關於健康飲食的一切（暫譯）》
（*Everything You Need to Know about Healthy Eating (but Were Afraid to Ask)*）

【關於編譯】

謝嚴谷 講師

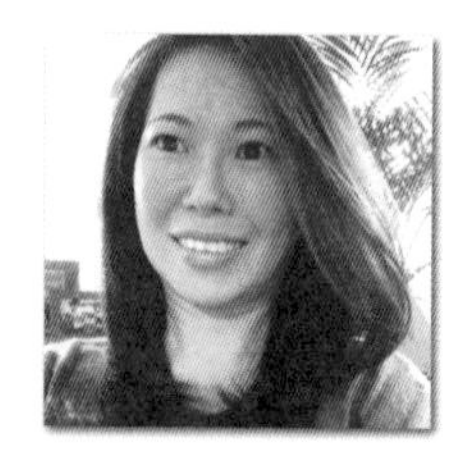

自幼成長於內科與小兒科診所家庭，受祖父與父親行醫數十年的耳濡目染，19 歲赴美求學，1991 年畢業於賓州州立大學財經系，1993 年取得俄亥俄州州立大學金融碩士。

2008 年與夫婿謝柏曜先生於台中市，共同創辦「德瑞森莊園自然醫學中心」，致力於歐美學者細胞分子矯正醫學與自然預防醫學著作之編譯與推廣。曾編審《長壽養生之道：細胞分子矯正之父 20 周年鉅獻》、《無藥可醫：營養學權威的真心告白》、《拒絕庸醫：不吃藥的慢性病療癒法則》、《B_3 的強效慢性疾病療癒臨床實錄》、《牙醫絕口否認的真相：致命的毒牙感染》《奇蹟好油：OMEGA-3 臨床療癒實錄》（以上為博思智庫出版）、《油漱療法的奇蹟》、《細胞分子矯正醫學聖經》、《維生素 C 逆轉不治之症》、《椰子生酮飲食代謝法》（晨星出版）。

謝講師自 2008 年起 10 年以來，於台中德瑞森細胞分子矯正衛教中心固定開課講授細胞分子矯正相關課程（詳細課程說明請參閱本書後頁）。

國家圖書館出版品預行編目（CIP）資料

重建免疫療法 :28 日細胞分子矯正排毒聖經 / 米契爾 . S. 庫科 (Michelle Schoffro Cook) 作 ; 謝嚴谷翻譯 . -- 第一版 . -- 臺北市 : 博思智庫 , 民 107.10 面 ; 公分

精華版

譯自 :The 4-week ultimate body detox plan : a program for greater energy, health, and vitality

ISBN 978-986-96296-8-3(平裝)

1. 健康法 2. 免疫療法

411.1 107016142

 預防醫學 20

重建免疫療法：28 日細胞分子矯正排毒聖經（精華版）

The 4-Week Ultimate Body Detox Plan

作　　者｜米契爾・S・庫科（Michelle Schoffro Cook）
編　　譯｜謝嚴谷
行政協力｜陳佩雯
主　　編｜吳翔逸
執行編輯｜李海榕
資料協力｜胡梭、陳瑞玲、涂沛宗
美術設計｜蔡雅芬

發 行 人｜黃輝煌
社　　長｜蕭艷秋
財務顧問｜蕭聰傑
發行單位｜博思智庫股份有限公司
地　　址｜104 台北市中山區松江路 206 號 14 樓之 4
電　　話｜（02）25623277
傳　　真｜（02）25632892

總 代 理｜聯合發行股份有限公司
電　　話｜（02）29178022
傳　　真｜（02）29156275

印　　製｜永光彩色印刷股份有限公司
定　　價｜450 元
第一版第一刷　中華民國 107 年 10 月

ISBN 978-986-96296-8-3

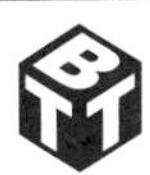

博思智庫股份有限公司
博思智庫粉絲團　Facebook.com/broadthinktank

細胞分子矯正優脂低碳排毒食譜

優脂低碳高纖Ω3補腦香酥手捲（香酥亦可當肉鬆使用）

- Ω3 亞麻仁油 **1** 份
- 大豆卵磷脂 **1** 份
- 啤酒酵母或 B 群酵母 **1** 份
- 熟白芝麻 **1** 份
  （亦可加入其他堅果類）
- 椰子粉 **1~2** 份
  （高尿酸及腎衰竭患者請用 **2** 份）

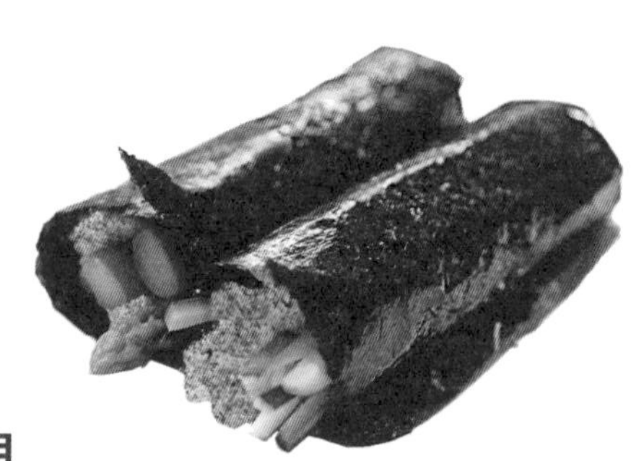

作法：照以上比例充分混合即可食用

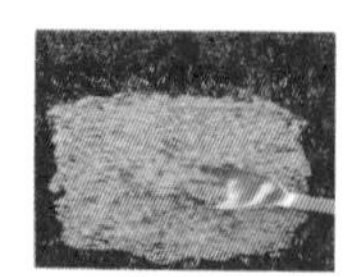

將香酥平均鋪平於海苔片 3 分之 2 處

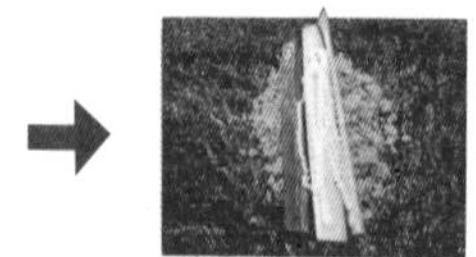

添加小黃瓜、蘆筍、堅果等其他配料，美乃滋用量自行斟酌

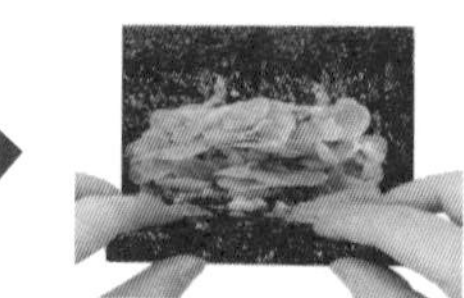

鋪上少許玉米片以增加酥脆口感

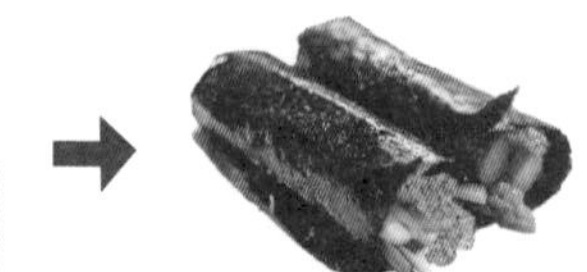

捲起後馬上食用即享酥脆口感！

亞麻蔓越莓排毒高纖果汁

（參考本書內文第114.115頁）

- 無糖蔓越莓濃縮果汁 **20**cc 加 **300**cc 淨水
  或 **1** 顆檸檬汁加 **300**cc 淨水
- 有機亞麻仁粉 **1** 杯
- 大豆卵磷脂 **1** 杯

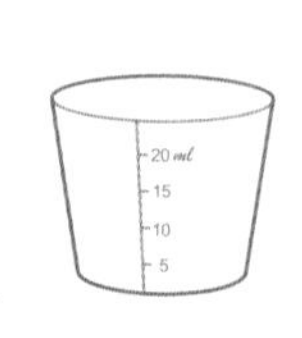

於果汁機中攪拌約 **2** 分鐘即可

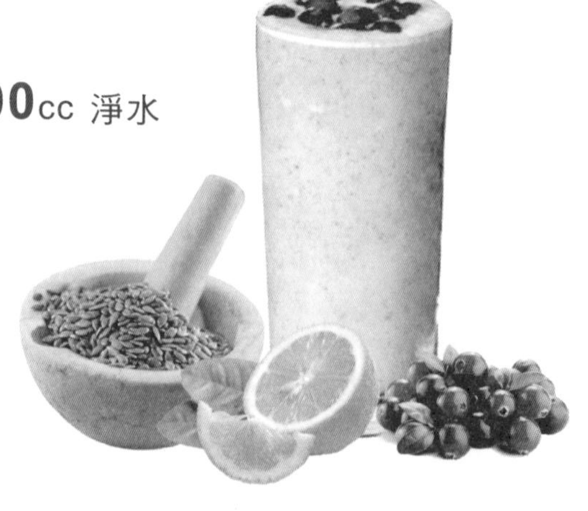

優脂低碳燕麥粥

將燕麥片（每份約 **3** 小杯）佐入喜愛之蔬菜（如：香菇、海帶芽、高麗菜、花椰菜）做成廣式粥品，以每份粥加入 **1** 小杯亞麻油與 **1** 小杯大豆卵磷脂，趁熱混入粥中攪拌均勻即可。

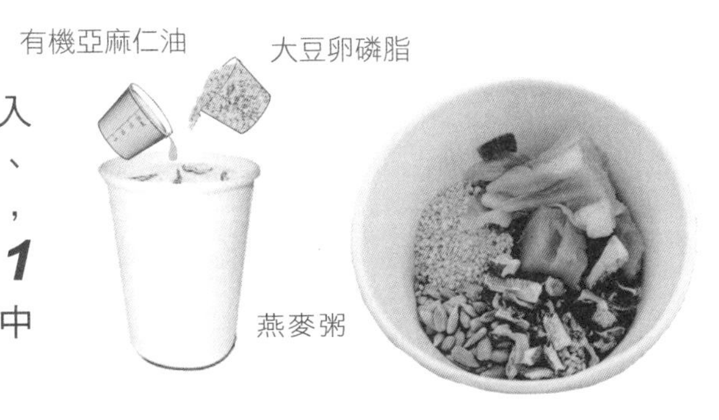

高優脂優格巴德維食療法 Budwig Diet

德國著名長壽血液腫瘤專家—巴德維醫師（Dr. Johanna Budwig）主張以原味優格或 cottage cheese 混入有機亞麻仁油給癌症病人食用，藉由優脂與優質蛋白質組合的攝取以達到細胞淨化與活化的效果。並且可有效避免癌末病人產生惡病質（Cachexia）而逐漸消瘦的問題。（此食療法中亦可同時添加**卵磷脂與椰子油**）

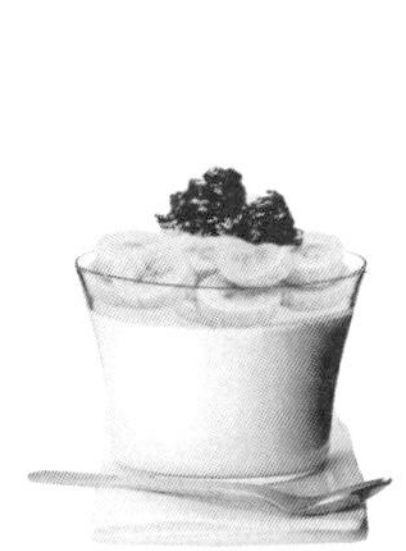

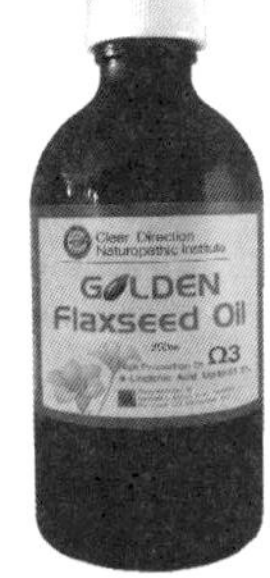

有機黃金亞麻仁油

香濃高纖亞麻奶

低GI強效穩定血糖

- 有機亞麻仁粉 ***1*** 又 ***1/2*** 杯
- 大豆卵磷脂 ***1*** 杯
- 黑糖 ***1*** 杯（或少許）
- 烘焙堅果類 ***1*** 杯
  花生、芝麻或香蕉等

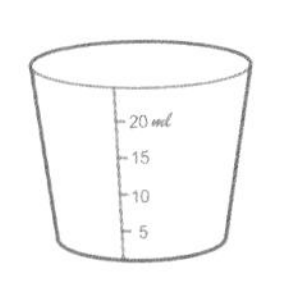

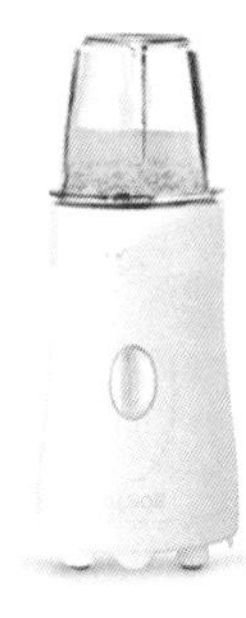

份量以20cc量杯（亞麻仁油量杯）為標準，黑糖與堅果之用量可依個人甜味需求或血糖狀況之必要調整放入

將以上食材及約 350~500cc 的熱水或冰水放入果汁機中以高段速度攪拌約 **2** 分鐘，再以熱水或冰水稀釋到喜好的濃度及溫度即可。

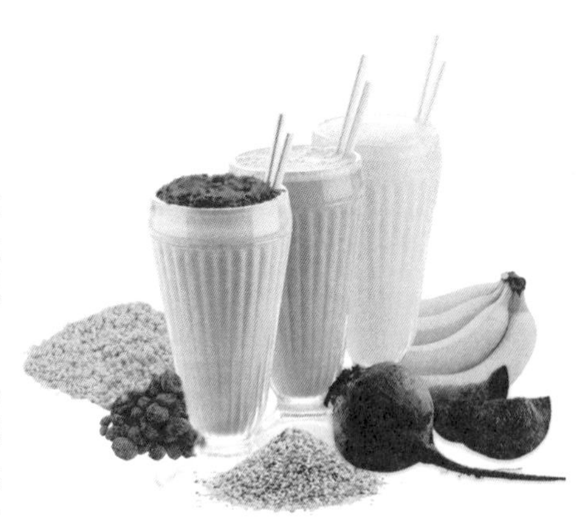

德瑞森莊園細胞分子矯正衛教中心 提供

讀者欲索取免費G2彩色大型細胞分子矯正器官排毒摘要
請洽：德瑞森莊園衛教中心

40346 台中市西區五權五街48號
TEL:(04)2378-6268 www.celllife.com
營業時間：9:30AM ~ 6:30PM
周休二日 / 國定假日休假

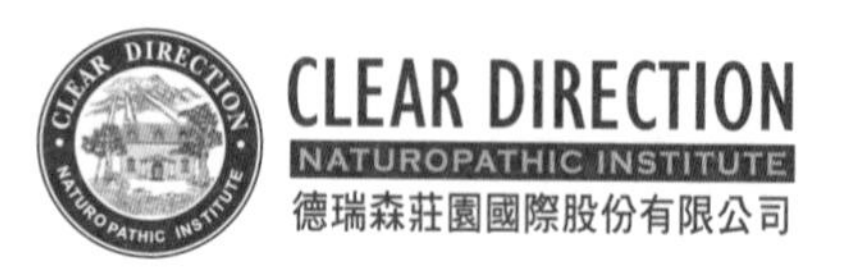

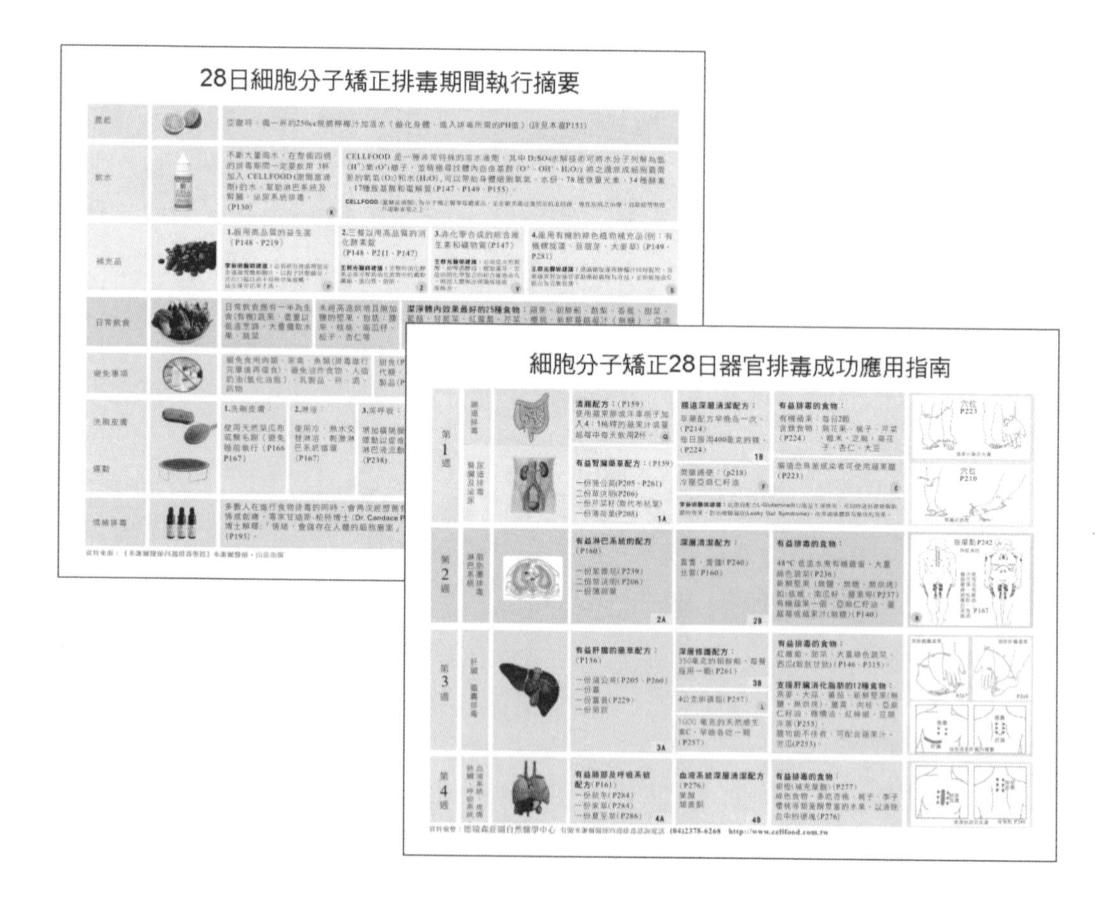

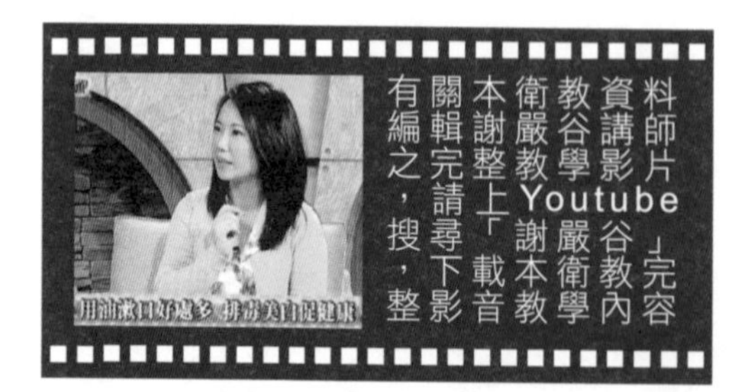

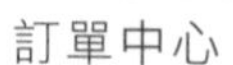
訂單中心

德瑞森官網

閱覽官網
謝嚴谷講師
Q&A專欄
超過 200 個
常見問題解答